医学免疫学同步练习与应试指南

主　编　冯永堂　鞠吉雨

第四军医大学出版社·西安

图书在版编目(CIP)数据

免疫学同步练习与应试指南/冯永堂,鞠吉雨主编. 一西安:第四军医大学出版社,2009.4
ISBN 978-7-81086-594-4

Ⅰ.免… Ⅱ.①冯… ②鞠… Ⅲ.医药学:免疫学-医学院校-教学参考资料 Ⅳ.R392

中国版本图书馆 CIP 数据核字(2009)第 055012 号

医学免疫学同步练习与应试指南

主　　编	冯永堂　鞠吉雨
责任编辑	杨耀锦
出版发行	第四军医大学出版社
地　　址	西安市长乐西路 17 号(邮编:710032)
电　　话	029-84776765
传　　真	029-84776764
网　　址	http://press.fmmu.sn.cn
印　　刷	潍坊市广源印务有限公司
版　　次	2009 年 4 月第 1 版　2009 年 4 月第 1 次印刷
开　　本	787×1092　1/16
印　　张	10
字　　数	350 千字
书　　号	ISBN 978-7-81086-594-4/R·502
定　　价	24.80 元

(版权所有 盗版必究)

医学免疫学同步练习与应试指南

主　编　冯永堂　鞠吉雨
副主编　孙　萍　邱大琳　魏　萍　栾希英
　　　　牟东珍　梁淑娟
编　委　（按姓氏笔画排序）
　　　　王丽娜　冯永堂　孙　萍　付　强　牟东珍
　　　　刘艳菲　邱大琳　宋　伟　肖伟玲　苗乃法
　　　　林志娟　胡　涛　栾希英　梁淑娟　魏　萍
　　　　魏　兵　鞠吉雨

前　言

医学免疫学是当今高等医学院校学生学习的一门基础医学主干课程和必修课程之一，也是医学基础和临床衔接的重要桥梁课程。免疫学知识几乎涉及医学基础和临床各个学科，免疫学的新理论、新技术、新产品在医学基础和临床应用研究上推动着生命科学的全面发展。医学免疫学已成为与其它基础医学和临床医学广泛交叉的生命前沿学科。

由于免疫学与其他学科广泛交叉渗透、内容更新发展迅速，对于初学者来说，普遍感到难理解、难掌握、难记忆。如何使学生学好该门课程，熟悉免疫系统的组成、结构与生理功能之间的关系，掌握免疫应答的规律和免疫相关疾病的发病机制、免疫学诊断、预防和治疗的方法，将来更好的为基础医学及临床医学研究服务显的尤为重要。由此我们组织编写了《医学免疫学同步练习与应试指南》，以供学习者自测时参考或考试前辅导用书。

《医学免疫学同步练习与应试指南》是以国内近期出版的金伯泉教授主编的第5版《医学免疫学》教材为蓝本，根据免疫学教学大纲要求组织编写，并在每章前面附有目的要求及内容精要，以便供读者快速浏览学习。组题是从名词解释、填空、选择和简答题及论述题五个方面进行组选试题，其中选择题部分包括A型题、B型题和X型题三种类型。全书共分23章，每章后附有参考答案。这些试题收集了历年来各种考试中经常涉及到的内容，覆盖面较广，同时附潍坊医学院、滨州医学院、泰山医学院免疫学期末模拟考试题及参考答案3套。本书读者对象为医学院校本科各专业学生、考研学生，也可供医学院校专升本、专科生和参加各类医学考试的医生参考。

本书作者是由潍坊医学院、滨州医学院、泰山医学院从事医学免疫学教学多年，在命题方面有丰富经验的资深老师组成编写，在编书过程，很多同仁都付出了辛勤的劳动，在此一并表示感谢。

由于编者水平有限，组织编写时间仓促，书中难免有疏漏和错误之处，恳切各位读者和同道们提出批评指正。

编　者
2009年1月

目　　录

第一章　免疫学概论 ··· 1
第二章　免疫器官和组织 ·· 6
第三章　抗原 ··· 12
第四章　免疫球蛋白 ·· 18
第五章　补体系统 ··· 24
第六章　细胞因子 ··· 31
第七章　白细胞分化抗原和黏附分子 ··· 36
第八章　主要组织相容性复合体及其编码分子 ·· 40
第九章　B淋巴细胞 ·· 45
第十章　T淋巴细胞 ·· 51
第十一章　抗原提呈细胞与抗原的处理及提呈 ·· 57
第十二章　T淋巴细胞介导的体液免疫应答 ··· 63
第十三章　B淋巴细胞介导的细胞免疫应答 ··· 69
第十四章　固有免疫系统及其应答 ··· 75
第十五章　免疫耐受 ·· 82
第十六章　免疫调节 ·· 89
第十七章　超敏反应 ·· 94
第十八章　自身免疫性疾病 ·· 103
第十九章　免疫缺陷病 ··· 110
第二十章　肿瘤免疫 ·· 115
第二十一章　移植免疫 ··· 119
第二十二章　免疫学检测技术的基本原理 ·· 125
第二十三章　免疫学防治 ·· 131
模拟题一 ··· 136
模拟题二 ··· 141
模拟题三 ··· 145

第一章 免疫学概论

掌握:①免疫学的概念;②免疫的含义及免疫系统的功能。

熟悉:①免疫系统的组成;②免疫应答的种类及其特点。

了解:免疫学的发展简史及21世纪的发展趋势。

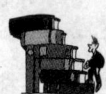

一、医学免疫学简介

免疫学(immunology):是研究免疫系统的结构与功能、免疫系统识别抗原后发生免疫应答及其清除抗原的规律,探讨免疫功能的生理与病理机制,以及免疫学在疾病预防、诊断、治疗上应用的一门学科。

1.免疫系统的组成与基本功能:(1)免疫系统的组成:免疫器官:包括中枢免疫器官(胸腺、骨髓及禽类的法氏囊)和外周免疫器官(脾、淋巴结及粘膜与皮肤相关淋巴组织)。免疫细胞:固有免疫的组成细胞包括单核-巨噬细胞,嗜中性、嗜碱性、嗜酸性粒细胞,NK细胞,NKT细胞等;参与适应性免疫应答的细胞主要有T细胞、B细胞。另外免疫细胞还包括造血干细胞、树突状细胞、肥大细胞、红细胞、血小板等。免疫分子:包括膜型免疫分子(TCR、BCR、CD分子、粘附分子、MHC分子及细胞因子受体)和分泌型分子(免疫球蛋白、补体、细胞因子等)。(2)免疫系统的功能:免疫防御(immune defense):是机体防止病原体入侵和识别清除已入侵的病原体及其他有害物质。若免疫防御功能过低或缺如,可发生免疫缺陷病或易感染;若免疫应答反应过强,也可导致组织损伤或生理功能紊乱,发生超敏性疾病。免疫监视(immunoe surveillance):发现与清除体内因突变发生的肿瘤细胞、微生物寄生的靶细胞及衰老、凋亡细胞。若免疫监视功能低下,可导致肿瘤发生和病毒持续感染。免疫自稳(immunoe homeostasis):通过自身免疫耐受和免疫调节两种形式达到免疫系统的内环境稳定,免疫系统也与神经系统和内分泌系统共同参与机体生理功能平衡的调节。免疫调节功能紊乱或失调,可导致自身免疫性疾病。

2.免疫应答的类型及其特点:免疫应答(immune response)是指机体免疫系统识别和清除抗原的整个过程,根据免疫应答识别的特点、获得形式以及效应机制分为固有性免疫(innate immunity)和适应性免疫(adaptive immunity)。(1)固有性免疫:也称先天性免疫(innate immunity)或非特异性免疫(non-specific immunity),是生物在长期进化中逐渐形成的,是机体防御病原体入侵的第一道防线。参与固有免疫的成分包括有机体屏障结构、单核-巨噬细胞,嗜中性、嗜碱性、嗜酸性粒细胞,树突状细胞,NK细胞,NKT细胞及体液中非特异杀菌物质(如补体)等。固有免疫主要特点:①先天具备,②无需抗原激发,③无免疫记忆,④作用时相早,速度快。(2)适应性免疫:也称获得性免疫(acquired immunity)或特异性免疫(specific immunity),是T及B细胞对特异性抗原(Ag)识别活化后,产生效应细胞或效应分子发挥作用的应答过程。适应性免疫应答可分为三个阶段:①识别抗原阶段:指T细胞和B细胞分别通过TCR和BCR精确识别抗原,其中T细胞识别的抗原必须由抗原提呈细胞(antigen presenting cell, APC)来提呈;②活化、增殖阶段:T细胞和B细胞活化、增殖和分化,产生效应细胞(如杀伤性T细胞)、效应分子(如抗体、细胞因子)和记忆细胞;③效应阶段:效应细胞和效应分子对抗原清除。适应性免疫的主要特点：①有特异性；②耐受性；③有记忆性；④后天获得；⑤作用时相晚。

3. 免疫性疾病：免疫应答是把双刃剑，适度的免疫应答给机体带来免疫保护作用，免疫应答水平过高、过低或免疫紊乱可导致多种免疫相关性疾病的发生。

4. 免疫学的应用：医学免疫学的显著特征是免疫学理论和技术与临床实践密切结合，在疾病预防、诊断、治疗上得到广泛应用。研制和接种各类疫苗仍是针对传染病控制及消灭的最重要手段。利用抗原与抗体反应的高度特异性及抗原或抗体标记技术的敏感性，建立的各种免疫学检测方法成为临床众多疾病确诊的重要依据。抗毒素（抗体）、单克隆抗体、细胞因子及造血干细胞等众多免疫制剂已成为临床多种疾病治疗的生物疗剂。

二、免疫学发展简史

免疫学是在人类与传染病作斗争的过程中发展起来的。从对人类免疫现象的启蒙认识开始至今经历了经验免疫学时期、科学免疫学时期和现代免疫学时期的发展。经验免疫学时期是从公元16世纪中国人种人痘预防天花开始的，18世纪末英国乡村医生Jenner发明接种牛痘预防天花是这个时期最杰出的成就。科学免疫学时期是从19世纪70年代Koch和Pasteur对病原菌的不断发现和疫苗的研制及应用开始，19世纪后叶Metchnikoff发现的吞噬细胞首次提出细胞免疫的假说，Behring等发现的抗毒素兴起了体液免疫的研究，Bordet发现的补体揭示了一些参与免疫的未知成分，进入20世纪后Landsteiner等有关免疫化学的研究揭示了抗原（Ag）与抗体（Ab）结合特异性的问题，Erhlich提出的抗体产生侧链学说、Burnet提出的克隆选择学说等对解释特异性免疫都起到了重要作用。Glick对鸡腔上囊的研究、Miller对小鼠胸腺的研究及Good对先天性胸腺缺陷患儿的研究等，使人们对免疫系统有了较全面的认识。现代免疫学时期大致为20世纪80年代至今，在免疫学领域有关Ag识别受体及Ab多样性的研究、MHC的研究、各类细胞因子及受体的研究、CD分子的研究、免疫细胞信号转导的研究、单克隆抗体与基因工程抗体的研制等都取得了令人瞩目的成就，使免疫学发展成为生命科学的前沿学科。

三、21世纪免疫学的发展趋势

随着人类基因组计划的完成，21世纪免疫学的研究将结合分子生物学、细胞生物学技术，以分子、细胞、器官及整体调节为基础，去研究生命中的生、老、病、死等基本问题。免疫学的研究内容和成果已广泛渗透到医学科学的各个领域，并发展为众多分支的生物学科，如免疫病理学、免疫药理学、生殖免疫学、移植免疫学、血液免疫学、肿瘤免疫学、神经免疫学、免疫风湿病学、老年免疫学、免疫诊断学等等。免疫学的理论和技术将在医学基础和临床疾病预防、诊断及治疗应用上推动着现代医学的全面发展。

测试题

一、选择题

A型题（1～15题）

1. 有关免疫功能正确的说法：
   A. 防御病原体入侵
   B. 维持机体生理平衡和稳定
   C. 识别和清除自身突变细胞
   D. 抗感染、抗抗肿瘤
   E. 以上都对

2. 适应性免疫不具备的特点：
   A. 特异性　　　　　B. 耐受性
   C. 记忆性　　　　　D. 先天具有
   E. 作用时相晚

3. 机体免疫防御功能过低或缺如可发生：
   A. 免疫缺陷病　　　B. 生理功能紊乱
   C. 超敏性疾病　　　D. 自身免疫病
   E. 肿瘤

4. 机体免疫监视功能低下时易发生：
   A. 肿瘤　　　　　　B. 超敏反应
   C. 移植排斥反应　　D. 免疫耐受
   E. 自身免疫病

5. 机体针对特定抗原的免疫应答过强易发生：
   A. 自身免疫病　　　B. 超敏反应
   C. 移植排斥反应　　D. 反复感染
   E. 肿瘤

6. 机体抵抗病原微生物感染的功能称为：
   A. 免疫监视　　　　B. 免疫自稳
   C. 免疫耐受　　　　D. 免疫防御
   E. 免疫调节

第一章 免疫学概论

7. 机体免疫系统识别和清除突变细胞的功能称为：
   A. 免疫监视　　　　B. 免疫自稳
   C. 免疫耐受　　　　D. 免疫防御
   E. 免疫调节
8. 首次用于人工被动免疫的制剂是：
   A. 破伤风抗毒素　　B. 破伤风类毒素
   C. 肉毒类毒素　　　D. 白喉类毒素
   E. 白喉抗毒素
9. 发明种人痘预防天花的国家是：
   A. 美国　　B. 中国　　C. 英国
   D. 法国　　E. 德国
10. 最早发明减毒活疫苗的科学家是：
    A. Jenner　　B. Koch　　C. Porter
    D. Burnet　　E. Pasteur
11. 英国科学家 Jenner 发明了：
    A. 白喉抗毒素　　B. 狂犬疫苗
    C. 人痘苗　　　　D. 牛痘苗
    E. 卡介苗
12. 创建杂交瘤技术制备单克隆抗体的学者是：
    A. Koch 和 Pasteur　　B. Miller 和 Good
    C. Milstein 和 Kohler　D. Tiselius 和 Kabat
    E. Porter 和 Edelman
13. 最早提克隆选择学说的科学家是：
    A. Burnet　　B. Pasteur　　C. Porter
    D. Jenner　　E. Border
14. 免疫系统的组成是：
    A. 中枢免疫器官、周围免疫器官
    B. 免疫细胞、粘附免疫系统、中枢免疫器官
    C. 中枢免疫器官、免疫细胞
    D. 免疫分子、粘附免疫系统、皮肤免疫系统
    E. 免疫器官、免疫细胞、免疫分子
15. 免疫对机体生理功能的影响是：
    A. 有利的　　B. 有害的　　C. 有害无利
    D. 有利无害　E. 正常时有利、异常时有害

B 型题(16～22 题)
    (16～19 题)
    A. 免疫监视　　B. 免疫调节　　C. 免疫耐受
    D. 免疫防御　　E. 免疫缺陷
16. 免疫系统识别和清除体内突变细胞的功能称：
17. 对自身组织成分不产生免疫应答的现象称：
18. 免疫系统机体抵抗病原体感染的功能称：

19. 免疫系统参与调控机体整体的生理功能称：
    (20～22 题)
    A. T 细胞　　　B. B 细胞　　　C. 吞噬细胞
    D. 肥大细胞　　E. 红细胞
20. 介导特异性细胞免疫的是：
21. 介导特异性体液免疫的是：
22. 执行固有性免疫的细胞是：

X 型题(23～27 题)
23. 免疫学的研究内容包括
    A. 免疫系统的组成与结构
    B. 免疫系统的功能
    C. 免疫应答的发生机制和过程
    D. 某些免疫性疾病的发病机制
    E. 预防、诊断和治疗疾病的免疫学措施
24. T 细胞/B 细胞执行的免疫功能称：
    A 适应性免疫　　B. 特异性免疫
    C. 获得性免疫　　D. 固有性免疫
    E. 天然免疫
25. 下列哪些细胞属于固有免疫应答细胞：
    A. 单核-巨噬细胞　　B. NK 细胞
    C. B 细胞　　　　　　D. T 细胞
    E. 中性粒细胞
26. 执行适应性免疫应答的细胞是：
    A. T 细胞　　　　B. B 细胞
    C. NK 细胞　　　D. 单核-巨噬细胞
    E. 肥大细胞
27. 免疫细胞包括：
    A. 淋巴细胞　　　B. 单核-巨噬细胞
    C. 树突状细胞　　D. 粒细胞
    E. 红细胞

二、名词解释
1. 免疫学(immunology)
2. 免疫防御(immunological defence)
3. 免疫监视(immunological surveillance)
4. 免疫自稳(immunological homeostasis)
5. 适应性免疫(adaptive immunity)
6. 固有性免疫(innate immunity)
7. 免疫应答(immune response)

三、填空题
1. 免疫系统由 _____、_____、_____ 组成，其功能主要是 _____、_____、_____。

2. 固有性免疫也称_____或_____免疫,适应性免疫也称_____或_____免疫。

3. 由T细胞、B细胞对抗原介导的免疫称_____或_____或_____;由单核-巨噬细胞、NK细胞、多形核粒细胞等执行的免疫称_____或_____或_____。

4. 适应性免疫应答可分为_____、_____、_____三个阶段。

5. 牛痘苗的发明者是_____,接种牛痘苗可预防_____。

6. 德国学者Behring应用_____治疗白喉患者,并于1901年获得_____奖。

7. 历史上最先制成炭疽杆菌人工减毒活菌苗的科学家是_____。

8. Burnet于1957年提出了_____学说。

9. 在19世纪后叶,俄国学者Metchnikoff首先提出_____免疫学说。

10. 1975年,Kohler和Milstein创立了_____技术。

四、简答题

1. 简述免疫系统的基本功能。
2. 简述免疫应答的类型及特点。

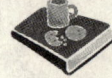

参考答案

一、选择题

A型题(1~15题)

1.E 2.D 3.A 4.A 5.B 6.D 7.A 8.E 9.B 10.E 11.D 12.C 13.A 14.E 15.E

B型题(16~22题)

16.A 17.C 18.D 19.B 20.A 21.B 22.C

X型题(23~27题)

23.ABCDE 24.ABC 25.ABE 26.AB 27.ABCDE

二、名词解释

1. 免疫学:是研究免疫系统的结构与功能、识别抗原后发生免疫应答及其清除抗原的规律,探讨免疫功能的生理与病理机制,以及在疾病预防、诊断、治疗上应用的一门学科。

2. 免疫防御:是机体排除外来抗原性异物的一种免疫保护功能。该功能正常时,机体能抵抗病原体的入侵并清除已入侵的病原体及有害的生物性分子;在异常情况下,反应过高会引发超敏反应,反应过低或缺如可发生免疫缺陷病。

3. 免疫监视:是机体免疫系统及时识别、清除体内突变细胞和病毒感染细胞的一种生理功能。若该功能失调,可导致肿瘤的发生,或因病毒不能清除而出现病毒持续性感染。

4. 免疫自稳:是机体免疫系统维持内环境稳定的一种生理功能。正常情况下及时清除自身体内损伤、衰老或变性的细胞或自身抗原抗体复合物,而对自身正常成分不发生免疫应答,使处于免疫耐受状态;若免疫耐受状态失调,则可导致自身免疫性疾病发生。

5. 适应性免疫:由T细胞、B细胞仅对抗原介导的免疫应答称为适应性免疫,也称特异性免疫或获得性免疫。

6. 固有性免疫:固有性免疫也称非特异性免疫或天然免疫,是生物在长期进化中逐渐形成的,是机体防御病原体入侵的第一道防线。主要通过吞噬细胞、NK细胞、机体屏障结构及体液中非特异杀菌物质完成。

7. 免疫应答:是指机体免疫系统识别和清除抗原的整个过程,根据免疫应答识别的特点、获得形式以及效应机制分为固有性免疫和适应性免疫应答。

三、填空题

1. 免疫器官 免疫细胞 免疫分子 免疫防御 免疫监视 免疫自稳

2. 非特异性免疫 天然免疫 特异性免疫 获得性免疫

3. 适应性免疫 特异性免疫 获得性免疫 固有性免疫 非特异性免疫 天然免疫

4. 识别抗原阶段 活化、增殖阶段 效应阶段

5. Jenner 天花

6. 白喉抗毒素 诺贝尔医学

7. Pasteur 8. 克隆选择

9. 细胞 10. 单克隆Ab(或杂交瘤)

四、简答题

1. 答:免疫系统的基本功能包括免疫防御、免疫监视和免疫自稳三个方面。(1)免疫防御是机体防御病原微生物和外来抗原性异物侵袭的一种免疫保护功能。在异常情况下,若反应过强会引发超敏反应,反应过低或缺如可发生免疫缺陷病。(2)免疫监视是机体免疫系统及时识别、清除体内突变细胞和病

毒感染等寄生的靶细胞的一种功能。若该功能失调,可导致肿瘤的发生或病毒持续性感染。(3)免疫自稳:通过自身免疫耐受和免疫调节两种形式达到免疫系统的内环境稳定,免疫系统也与神经系统和内分泌系统共同参与机体生理功能平衡的调节。正常情况下,免疫系统还能及时清除体内衰老或凋亡变性的细胞,而对自身正常成分不发生免疫应答,处于免疫耐受状态;若免疫调节功能紊乱或失调,则可导致自身免疫性疾病发生。

2.答:根据免疫应答识别的特点、获得形式以及效应机制分为固有性免疫和适应性免疫两大类型。固有性免疫也称先天性免疫或非特异性免疫,是生物在长期进化中逐渐形成的,是机体防御病原体入侵的第一道防线;主要特点①先天具备;②无需抗原激发;③无免疫记忆;④作用时相早、速度快。适应性免疫也称获得性免疫或特异性免疫,是T及B细胞对特异性抗原(Ag)识别活化后,产生效应细胞或效应分子发挥作用的应答过程;主要特点①有特异性;②耐受性;③有记忆性;④后天获得;⑤作用时相晚。

(冯永堂)

第二章 免疫器官和组织

掌握：①中枢与外周免疫器官的功能；②造血干细胞的表面标志；③淋巴细胞归巢与再循环的概念。

熟悉：①中枢与外周免疫器官的组成结构与免疫细胞在其中的分布；②造血干细胞分化与免疫细胞生成；③骨髓、胸腺微环境的组成及功能；④淋巴细胞再循环的生物学意义。

了解：淋巴细胞再循环的通路

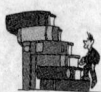

免疫器官和组织又称淋巴器官和淋巴组织，免疫器官根据其功能不同又可分为中枢免疫器官和外周免疫器官两类。

一、中枢免疫器官和组织

中枢免疫器官又称为初级淋巴器官，包括骨髓、胸腺和鸟类的法氏囊（bursa of Fabricius），是各类免疫细胞发生、分化、发育和成熟的场所。

1. 骨髓（bone marrow）

（1）骨髓的结构与造血微环境：骨髓分为红骨髓和黄骨髓。红骨髓造血功能强，由造血组织和血窦构成。造血组织主要由基质细胞和造血细胞组成。基质细胞及其所分泌的多种细胞因子与细胞外基质共同构成了造血微环境，造血微环境是造血干细胞（HSC）发育分化的必要条件。多能造血干细胞在骨髓中增殖分化为髓样祖细胞和淋巴样祖细胞。

（2）骨髓的功能：①各种血细胞和免疫细胞发生和分化的场所。②B细胞、NK细胞发育成熟的场所。③体液免疫应答发生的场所。

（3）造血干细胞与免疫细胞的生成：

① 造血干细胞的起源：在人类个体发育过程中，造血最早发生在卵黄囊，随后转移到肝，继而转入脾，因此肝和脾是胚胎第3－7个月主要的造血器官，胚胎发育末期以及出生后，骨髓成为主要的造血场所。

② 造血干细胞的主要表面标记：人造血干细胞是表达 CD34、CD117（c－kit），Lin－细胞。CD34是造血干细胞的特征性标志，成熟血细胞不表达 CD34；c－kit（CD117）是干细胞因子的受体，是原癌基因 c－kit 的编码产物 Kit。50% ~ 70% CD117$^+$骨髓细胞表达 CD34，因此 CD117 也是多能造血干细胞的重要标记。Lin$^-$细胞，主要是早期的造血肝细胞。

③ 造血干细胞的分化及免疫细胞的生成：多能造血干细胞最初分化为定向干细胞，包括淋巴样干细胞或称淋巴样祖细胞，以及髓样干细胞或称髓样祖细胞。髓样干细胞继续分化为具有产生红系、粒细胞系、巨核系和单核—巨噬细胞系潜能的集落形成单位，可分别分化为中性粒细胞、单核/巨噬细胞、嗜酸性粒细胞和嗜碱性粒细胞，以及红细胞与巨核细胞/血小板。淋巴样干细胞继续分化B细胞、T细胞、NK细胞及树突状细胞。如下图：

造血干细胞 ┌ 髓样干细胞→RBC、粒、单核、巨核细胞、血小板、树突状细胞
　　　　　　└ 淋巴样干细胞→B、NK（骨髓）、T（胸腺）、树突状细胞

2. 胸腺（thymus）

（1）胸腺的结构：胸腺是T细胞分化、发育、成熟的主要场所。胸腺位于胸骨后、心脏上方，分左右两叶。胸腺实质分若干胸腺小叶，小叶的外层为皮质，内层为髓质。皮质内的细胞主要是未成熟的T细胞（即胸腺细胞），并含有胸腺上皮细胞（thymus epithelial cell，TEC）、巨噬细胞（macrophage，Mφ）和树突状细胞（dendritic cell，DC）。髓质内含有大量的

TEC和疏散分布的成熟的胸腺细胞、Mo/Mφ和DC。髓质内常见有哈氏小体，即胸腺小体。

（2）胸腺微环境：胸腺实质主要由胸腺细胞和胸腺基质细胞（TSC）组成。前者主要是处于分化不同阶段的未成熟T细胞，后者由胸腺上皮细胞、巨噬细胞、胸腺树突状细胞和成纤维细胞组成。TSC构成了决定T细胞分化、增殖和选择性发育的胸腺微环境。而胸腺微环境中胸腺基质细胞主要以分泌细胞因子和胸腺肽及通过细胞间的相互接触，参与胸腺细胞的发育，对T细胞的发育成熟起关键作用。

3. 胸腺的功能：①各T细胞分化成熟的场所；②参与机体的免疫调节；③对于机体自身耐受的建立与维持有一定的作用。

二、外周免疫器官和组织

外周免疫器官又称为次级淋巴器官，是成熟淋巴细胞定居的场所，也是这些淋巴细胞针对外来抗原刺激后启动初次免疫应答的主要部位。它主要包括淋巴结、脾脏和黏膜相关淋巴组织等。

1. 淋巴结（lymph nodes）：淋巴结是淋巴细胞定居的场所，其中以T细胞为主。T细胞主要定居于深皮质区也称副皮质区（胸腺依赖区）。B细胞主要位于浅皮质区（非胸腺依赖区）的淋巴滤泡及髓质的髓索。淋巴结的功能：①淋巴结是T细胞和B细胞定居的场所；②免疫应答发生的场所；③淋巴结可以参与淋巴细胞再循环；④参与淋巴液中对抗原异物进行过滤和清除。

2. 脾脏（spleen）：脾是胚胎时期的造血器官，自骨髓开始造血后，脾演变为人体最大的外周免疫器官。脾外层为结缔组织被膜，被膜向脾内伸展形成若干小梁，脾实质分为白髓和红髓，T细胞主要位于白髓中央小动脉周围淋巴鞘（T细胞区）。B细胞主要位于白髓的淋巴滤泡（B细胞区）以及红髓的脾索。脾脏的功能：①T细胞和B细胞定居的场所：是各种成熟淋巴细胞定居的场所，其中B细胞占60%，T细胞占40%。②免疫应答发生的场所：脾是机体对血源性抗原产生免疫应答的主要场所。③合成某些生物活性物质：脾可合成及分泌某些重要的物质，如补体等。④参与血液循环中的过滤作用。

3. 黏膜免疫系统（mucosal immune system, MIS）或黏膜相关淋巴组织（mucosal associated lymphoid tissue, MALT）：人体黏膜面积大，是病原微生物等抗原性异物入侵机体的主要门户，又因为近50%的淋巴组织位于此处，因此又是发生局部特异性免疫应答的主要部位。主要包括肠相关淋巴组织、鼻相关淋巴组织和支气管相关淋巴组织等。

M细胞：是一种特化的抗原转运细胞，其顶部胞质较薄，细胞核位于基底部，细胞基底部质膜内陷，形成一个较大的穹窿状凹腔，内含T细胞、B细胞、巨噬细胞和树突状细胞。M细胞可通过吸附、胞饮和内吞的方式摄取肠腔内抗原性异物，并以囊泡形式转运给凹腔内的巨噬细胞及树突状细胞，再由其将抗原提呈给淋巴细胞。

MALT的功能：①参与黏膜局部免疫应答，MALT在肠道、呼吸道及泌尿生殖道构成了一道免疫屏障，是参与局部特异性免疫应答的主要部位；②产生sIgA，B细胞在粘膜局部受抗原刺激后所产生的大量sIgA，经粘膜上皮分泌至粘膜表面，成为粘膜局部抵御病原微生物感染的主要机制。

三、淋巴细胞归巢与再循环

1. 淋巴细胞归巢：成熟淋巴细胞离开中枢淋巴器官后，经血循环趋向性迁移并定居在外周淋巴器官或组织的特定区域，称为淋巴细胞归巢（Lymphocyte homing）。淋巴细胞归巢过程的分子基础是淋巴细胞表面的归巢受体与各组织、器官血管内皮细胞粘附分子的相互作用。

2. 淋巴细胞再循环：淋巴细胞在血液、淋巴液、淋巴器官或组织间反复循环的过程称为淋巴细胞再循环（Lymphocyte recirculation）。定居在外周免疫器官的淋巴细胞，可由输出淋巴管经淋巴管、胸导管或右淋巴导管进入血液循环；淋巴细胞随血液循环到达外周免疫器官后，可穿越HEV，并重新分布于全身淋巴器官和组织。意义：①通过淋巴细胞再循环，使体内淋巴细胞在外周免疫器官和组织的分布更趋合理；②带有各种抗原特异性受体的T、B细胞，通过再循环可增加其与抗原及APC的接触机会，从而产生初次免疫应答和再次免疫应答；③有些部位的淋巴细胞接受抗原刺激后，通过淋巴细胞再循环仍可回到原来的部位，在那里发挥效应淋巴细胞的作用；④通过淋巴细胞再循环，使全身淋巴器官和淋巴组织相互联系起来，将免疫信息传递到全身各处的淋巴细胞或免疫细胞，从而发挥免疫效应。

测 试 题

一、选择题

A 型题（1~25 题）

1. T 细胞分化成熟的场所是：
   A. 骨髓   B. 胸腺   C. 腔上囊
   D. 淋巴结   E. 脾

2. 淋巴结的功能以下哪项正确：
   A. B 细胞发育分化成熟的部位
   B. NK 细胞发育分化成熟的部位
   C. T 细胞发育分化成熟的部位
   D. T、B 细胞主要定居的部位
   E. M 细胞存在的部位

3. 属于中枢免疫器官的是：
   A. 扁桃体   B. 淋巴结   C. 胸腺
   D. 脾脏   E. 肠淋巴组织

4. B 细胞分化发育成熟于：
   A. 胸腺   B. 淋巴结   C. 扁桃体
   D. 脾脏   E. 骨髓

5. 造血干细胞因子受体是：
   A. CD44   B. CD34   C. CD56
   D. CD117   E. CD16

6. 下列属于外周免疫器官的是：
   A. 胸腺   B. 法氏囊   C. 淋巴结
   D. 骨髓   E. 肝脏

7. 脾的功能以下哪项不对：
   A. T、B 细胞发育分化成熟的部位
   B. 参与淋巴细胞再循环
   C. T、B 细胞主要定居的部位
   D. 具有过滤功能
   E. 免疫应答发生的场所

8. 人类淋巴样干细胞在什么器官内发育成 B 细胞：
   A. 脾脏   B. 法氏囊   C. 淋巴结
   D. 胸腺   E. 骨髓

9. 淋巴样干细胞在什么器官内发育成 T 细胞：
   A. 骨髓   B. 法氏囊   C. 胸腺
   D. 脾脏   E. 淋巴结

10. 既可来源于髓系祖细胞，又可来源于淋巴系祖细胞的免疫细胞是：
    A. 单核-巨噬细胞   B. 中性粒细胞
    C. NK 细胞   D. T 细胞
    E. 树突状细胞

11. 以下不是造血干细胞表面分子的是：
    A. CD117   B. CD28   C. c-kit
    D. CD34   E. Lin-

12. NK 细胞发育分化成熟的部位是：
    A. 骨髓   B. 胸腺   C. 白髓
    D. 腔上囊   E. 派氏集合淋巴结

13. 黏膜相关淋巴组织中的 B 细胞主要分泌：
    A. IgG 类抗体   B. IgM 类抗体
    C. IgE 类抗体   D. IgA 类抗体
    E. IgD 类抗体

14. 外周免疫器官不包括：
    A. 骨髓   B. 淋巴结   C. 脾脏
    D. 黏膜伴随淋巴组织   E. 扁桃体

15. 鸟类的腔上囊相当于人类淋巴组织中的：
    A. 胸腺   B. 骨髓   C. 淋巴结
    D. 脾脏   E. 以上都不是

16. 新生期小鼠切除胸腺后主要出现：
    A. 体液免疫缺陷   B. 补体缺陷
    C. 细胞免疫缺陷   D. NK 细胞缺陷
    E. 巨噬细胞缺陷

17. 属于外周免疫器官的是：
    A. 骨髓、黏膜相关淋巴组织   B. 胸腺、淋巴结、脾
    C. 胸腺、淋巴结、黏膜组织   D. 骨髓、胸腺
    E. 脾脏、黏膜相关淋巴组织

18. 淋巴结的下述哪个区域为胸腺依赖区：
    A. 副皮质区   B. 浅皮质区   C. 髓索
    D. 淋巴小结   E. 次级淋巴滤泡

19. 淋巴结的下述哪个区域以 B 细胞为主：
    A. 髓窦   B. 胸腺依赖区   C. 生发中心
    D. 深皮质区   E. 副皮质区

20. 以下哪项不是脾脏的重要功能：
    A. 产生致敏淋巴细胞   B. 产生抗体
    C. 血液过滤作用   D. 淋巴液过滤作用
    E. 进行特异性免疫应答

21. 以下哪项关于外周免疫器官的叙述是错误的：
    A. 脾脏中以 B 淋巴细胞为主
    B. 淋巴结中以 B 淋巴细胞为主
    C. 脾脏有血液过滤作用
    D. 脾脏是人体最大的免疫器官

E. 脾脏是产生抗体的主要器官
22. 能产生 sIgA 部位是:
    A. 骨髓   B. 胸腺   C. 骨髓、胸腺
    D. 黏膜相关淋巴组织
    E. 脾脏、淋巴结、黏膜相关淋巴组织
23. 脾的胸腺依赖区是:
    A. 脾小体   B. 动脉周围淋巴鞘   C. 白髓
    D. 脾索   E. 边缘区
24. 实验动物新生期摘除胸腺:
    A. 脾脏红髓区 T 细胞缺乏
    B. 淋巴结副皮质区 T 细胞缺乏
    C. 脾脏白髓区 B 细胞缺乏
    D. 淋巴结浅皮质区 T 细胞缺乏
    E. 以上均错误
25. 胸腺的作用是:
    A. T 细胞产生免疫应答的场所
    B. B 细胞定居场所
    C. T 细胞成熟、分化场所
    D. B 细胞产生免疫应答的场所
    E. T 细胞定居场所

B 型题 (26~37 题)
(26~29 题)
A. 脾脏   B. 骨髓   C. 淋巴结
D. 胸腺   E. 黏膜相关淋巴组织
26. T 细胞发育成熟的场所是:
27. 可对淋巴液中抗原异物进行过滤和清除的外周免疫器官是:
28. T 淋巴细胞发源地是:
29. 作为机体抗感染免疫的第一道防线的外周免疫器官是:
(30~33 题)
    A. 脾   B. 黏膜相关淋巴组织   C. 骨髓
    D. 胸腺   E. 法氏囊
30. 能产生 sIgA 部位是:
31. 各种免疫细胞的发源地:
32. 鸟类 B 细胞分化成熟的部位:
33. T 细胞分化发育的场所:
(34~37 题)
    A. 骨髓   B. 胸腺   C. 白髓
    D. 腔上囊   E. 派氏集合淋巴结
34. NK 细胞发育分化成熟的部位是:

35. 脾脏中成熟 T 细胞集中的部位是:
36. 人类 B 细胞发育分化成熟的部位是:
37. M 细胞存在的部位是:

X 型题 (38~44 题)
38. 淋巴结的功能是:
    A. 淋巴细胞分化成熟的场所
    B. 过滤和清除血液中抗原异物
    C. 淋巴细胞定居的场所
    D. 针对来自淋巴液中抗原产生免疫应答
    E. 过滤和清除淋巴液中抗原异物
39. 免疫应答发生的场所包括:
    A. 脾脏   B. 扁桃体   C. 胸腺
    D. 阑尾   E. 派氏集合淋巴结
40. 以下哪些属于黏膜相关淋巴组织:
    A. 阑尾
    B. 肠黏膜派氏集合淋巴结
    C. 淋巴结
    D. 扁桃体
    E. 分布于呼吸道黏膜组织固有层的弥散淋巴组织
41. 从髓样干细胞分化来的细胞包括:
    A. 单核-巨噬细胞   B. 网状细胞
    C. 内皮细胞   D. 粒细胞
    E. 红细胞
42. 骨髓的功能是:
    A. 血细胞和免疫细胞发生和分化的场所
    B. B 细胞分化成熟的场所
    C. T 细胞分化成熟的场所
    D. 细胞与体液免疫应答的场所
    E. 细胞免疫应答发生的场所
43. 人造血干细胞的主要表面标记为:
    A. CD34   B. CD35   C. CD44
    D. CD117   E. Lin −
44. 造血干细胞发育分化的必要条件是:
    A. 骨髓造血微环境   B. 脾脏的白髓
    C. 胸腺造血微环境   D. 淋巴结的生发中心
    E. 卵黄囊

二、名词解释
1. 中枢免疫器官
2. 外周免疫器官
3. lymphocyte homing

4. 淋巴细胞再循环

三、填空题

1. 淋巴结_____区,是 B 细胞定居场所,称为_____。深皮质区又称_____是 T 细胞定居场所,称为_____。

2. 骨髓中淋巴干细胞,一部分进入_____发育为_____。另一部分在_____里分化为成熟_____和_____。

3. 法氏囊是_____细胞分化成熟的场所,雏鸡摘除法氏囊通常表现为_____功能缺陷,_____功能基本正常。

4. 多能造血干细胞分化为两大谱系的细胞,即_____和_____。

5. 免疫器官根据其功能不同可分为_____和_____两类。

6. 胸腺是_____细胞发育成熟的场所,胸腺基质细胞包括_____、_____、_____和_____细胞。

7. 黏膜相关淋巴组织主要包括_____、_____、_____等。

8. 人类中枢免疫器官包括_____和_____。禽类的中枢免疫器官包括_____和_____。

四、简答题

1. 试述机体免疫器官的组成以及功能。
2. 简述脾脏的功能。
3. 简述胸腺微环境的组成及其作用。

五、论述题

1. 什么是淋巴细胞再循环?有何生物学意义?

参考答案

一、选择题

A 型题(1~25 题)

1. B 2. D 3. C 4. E 5. D 6. C 7. A 8. E 9. C 10. E 11. B 12. A 13. D 14. A 15. B 16. C 17. E 18. A 19. C 20. D 21. B 22. D 23. B 24. B 25. C

B 型题(26~37 题)

26. D 27. C 28. B 29. E 30. B 31. C 32. E 33. D 34. A 35. C 36. A 37. E

X 型题(38~44 题)

38. CDE 39. ABDE 40. ABDE 41. ADE 42. AB 43. ADE 44. AC

二、名词解释

1. 中枢免疫器官:又称为初级淋巴器官,包括骨髓、胸腺和鸟类的法氏囊(bursa of Fabricius)。是各类免疫细胞发生、分化、发育和成熟的场所。

2. 外周免疫器官:又称为次级淋巴器官,是成熟淋巴细胞定居的场所,也是这些淋巴细胞针对外来抗原刺激后启动初次免疫应答的主要部位。它主要包括淋巴结、脾脏和黏膜相关淋巴组织等。

3. lymphocyte homing:淋巴细胞归巢,成熟淋巴细胞离开中枢免疫淋巴器官后,经血循环趋向性迁移并定居在外周免疫器官或组织的特定区域,称为淋巴细胞归巢。

4. 淋巴细胞再循环:定居在外周免疫器官的淋巴细胞,可由输出淋巴管经淋巴管、胸导管或右淋巴导管进入血液循环;淋巴细胞随血液循环到达外周免疫器官后,可穿越 HEV,并重新分布于全身淋巴器官和组织,淋巴细胞在血液、淋巴液、淋巴器官或组织间反复循环的过程称为淋巴细胞再循环。

三、填空题

1. 浅皮质 非胸腺依赖区 副皮质区 胸腺依赖区

2. 胸腺 成熟 T 细胞 骨髓 B 细胞 NK 细胞

3. B 体液免疫 细胞免疫

4. 髓样干细胞 淋巴样干细胞

5. 中枢免疫器官 外周免疫器官

6. T 细胞 胸腺上皮细胞 巨噬细胞 树突状细胞 成纤维细胞

7. 肠相关淋巴组织 鼻相关淋巴组织 支气管相关淋巴组织

8. 胸腺 骨髓 胸腺 法氏囊

四、简答题

1. 答:免疫器官首先根据功能不同分为中枢免疫器官和外周免疫器官。中枢免疫器官在人类和哺乳类动物包括胸腺和骨髓,外周免疫器官包括淋巴结、脾脏和黏膜相关淋巴组织。骨髓既是各种血细胞和免疫细胞的来源,也是 B 细胞发育、分化、成熟的场所。胸腺是 T 细胞分化、发育、成熟的场所。外周免疫器官包括淋巴结、脾和黏膜免疫系统等,是成熟 T 细胞、B 细胞等免疫细胞定居的场所,也是产生免疫应答的部位。淋巴结和脾脏具有过滤作用,可清除进入体内的病原体和其他有害物异物。黏膜免疫系统包括肠相关淋巴组织、鼻相关淋巴组织和支气管相关淋巴组织等,它们在消化道、呼吸道及泌尿生殖道等黏膜局部发挥重要的抗感染作用。

2.答:脾脏除能贮存和调节血量外,还具有重要的免疫功能。(1)血液滤过作用;(2)产生免疫应答的场所,脾是机体血源性抗原产生免疫应答的主要场所。(3)T细胞和B细胞定居场所:脾脏也是淋巴细胞定居的场所,但它主要以B细胞主,其中T细胞约占脾淋巴细胞总数40%,B细胞占60%。(4)合成某些生物活性物质:脾还能合成干扰素、补体、细胞因子等生物活性物质。

3.答:胸腺微环境由胸腺基质细胞、细胞外基质及局部活性物质(如激素、细胞因子等)组成,其在胸腺细胞分化发育过程的不同环节均发挥作用。胸腺基质细胞包括胸腺上皮细胞、巨噬细胞、树突状细胞和成纤维细胞等,主要参与胸腺细胞的阴性选择和阳性选择。其中胸腺上皮细胞是胸腺微环境的最重要组分,主要通过分泌胸腺激素和细胞因子诱导胸腺细胞分化为成熟的T细胞,同时上皮细胞还能与胸腺细胞相互接触,与其表面的黏附分子及其配体、细胞因子及其受体、抗原肽-MHC分子复合物与TCR等相互作用诱导胸腺细胞分化为成熟。细胞外基质可促进上皮细胞与胸腺细胞接触,并参与胸腺细胞在胸腺内移行和成熟。

五、论述题

1.什么是淋巴细胞再循环?有何生物学意义?

答:淋巴细胞在血液、淋巴液、淋巴器官或组织间反复循环的过程称为淋巴细胞再循环(Lymphocyte recirculation)。定居在外周免疫器官的淋巴细胞,可由输出淋巴管经淋巴管、胸导管或右淋巴导管进入血液循环;淋巴细胞随血液循环到达外周免疫器官后,可穿越HEV,并重新分布于全身淋巴器官和组织。意义:①通过淋巴细胞再循环,使体内淋巴细胞在外周免疫器官和组织的分布更趋合理;②带有各种抗原特异性受体的T、B细胞,通过再循环可增加其与抗原及APC的接触机会,从而产生初次免疫应答和再次免疫应答;③有些部位的淋巴细胞接受抗原刺激后,通过淋巴细胞再循环仍可回到原来的部位,在那里发挥效应淋巴细胞的作用;④通过淋巴细胞再循环,使全身淋巴器官和淋巴组织相互联系起来,将免疫信息传递到全身各处的淋巴细胞或免疫细胞,从而发挥免疫效应。

(魏 萍 冯永堂)

第三章 抗 原

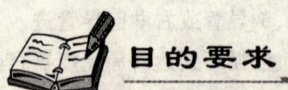

掌握：①抗原相关的概念和抗原的两大特性；②决定抗原特异性的结构基础－抗原表位的概念；③胸腺依赖性抗原和胸腺非依赖性抗原的概念。

熟悉：①抗原的分类；②抗原表位的类型；③共同抗原表位、交叉反应的概念；④影响抗原免疫应答的因素。

了解：其他非特异性免疫刺激剂（佐剂、超抗原和丝裂原）的种类和作用机制。

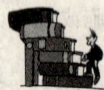

抗原（antigen，Ag）是指能与T细胞、B细胞的TCR或BCR结合，促进其增殖、分化，产生抗体或致敏淋巴细胞，并与之结合，进而发挥免疫效应的物质。

抗原一般具备两种特性：一是免疫原性，即抗原刺激机体产生免疫应答，诱导产生抗体或致敏淋巴细胞的能力；二是抗原性，即抗原与其所诱导产生的抗体或致敏淋巴细胞特异性结合的能力。同时具有免疫原性和抗原性的物质称免疫原，又称完全抗原。只具有抗原性的物质称半抗原（hapten）。半抗原若与载体交联或结合也可成为完全抗原。

一、抗原的异物性和特异性

1. 异物性

非己物质是异物。抗原与机体之间的亲缘关系越远，组织结构差异越大，异物性越强，其免疫原性就越强。胚胎期未与免疫活性细胞接触的物质也是异物。

2. 特异性

（1）抗原表位（epitope）：抗原分子中决定抗原特异性的特殊化学基团，称为抗原表位，又称抗原决定簇（antigenic determinant），它是与TCR/BCR及抗体特异结合的基本单位。能与抗体分子结合的抗原表位的总数称为抗原结合价（antigenic valence）。

（2）抗原表位的类型：根据抗原表位的结构特点可分为顺序表位和构象表位。

（3）影响抗原特异性的因素：表位的性质、数目、位置和空间构象决定着抗原表位的特异性。

（4）表位－载体作用：半抗原只有和载体偶联后才能诱导出抗半抗原的抗体。在免疫应答中，B细胞识别半抗原，Th细胞识别载体表位。

（5）共同抗原表位与交叉反应：不同抗原之间含有相同或相似的抗原表位，称为共同抗原表位。抗体或致敏淋巴细胞对具有相同或相似表位的不同抗原的反应，称为交叉反应。

二、影响抗原诱导免疫应答的因素

1. 抗原分子的理化性质

（1）化学性质：大分子的有机物如蛋白质；（2）分子量大小：10kDa以上，分子量越大，免疫原性越强；（3）结构的复杂性：结构越复杂，免疫原性越强；（4）分子构象：抗原变性改变构象后失去诱生同样抗体的能力；（5）易接近性：指抗原表位能被淋巴细胞抗原受体接近的程度；（6）物理状态：聚合态抗原的免疫原性大于其单体，颗粒性抗原的免疫原性强于可溶性抗原。

2. 宿主方面的因素

（1）遗传因素：主要受MHC的控制。（2）年龄、性别与健康状态。

3. 抗原进入机体方式的影响

（1）抗原进入机体的数量、途径、次数、两次免疫的间隔时间及免疫佐剂应用和类型等。

（2）免疫途径：皮内＞皮下＞腹腔＞静脉。

三、抗原的种类

1. 根据诱生抗体时需否 Th 细胞参与分类：

胸腺依赖性抗原(TD - Ag)：此类抗原刺激 B 细胞产生抗体时依赖于 T 细胞辅助，故又称 T 细胞依赖性抗原。

胸腺非依赖性抗原(TI - Ag)：此类抗原刺激 B 细胞产生抗体时无需 T 细胞辅助，故又称 T 细胞非依赖性抗原。TI - Ag 分为 TI - 1 Ag 和 TI - 2 Ag，前者是 B 细胞多克隆激活剂，后者含有多个重复的 B 细胞表位，仅能刺激成熟 B 细胞应答。

2. 根据抗原与机体的亲缘关系分类

(1)异嗜性抗原：是一类与种属无关，存在于不同种系生物间的共同抗原，又名 Forssman 抗原。

(2)异种抗原：指来自于另一物种的抗原性物质。

(3)同种异型抗原：指同一种属不同个体间所存在的抗原。

(4)自身抗原：免疫隔离部位的抗原释放及变性的自身组织细胞。

(5)独特型抗原（idiotypic antigen）：TCR、BCR 或 Ig 的 V 区所具有的独特的氨基酸顺序和空间构型，可诱导自体产生相应的特异性抗体，即独特型(idiotype, Id)。

3. 根据抗原是否在抗原提呈细胞内合成分类

(1)内源性抗原：指在抗原提呈细胞内合成的抗原，如病毒蛋白和肿瘤抗原等。被加工处理后与 MHC - Ⅰ类分子结合，被 $CD8^+$ T 细胞识别。

(2)外源性抗原：并非由抗原提呈细胞合成，来源于抗原提呈细胞外的抗原。如被吞噬的细胞和细菌等。被加工处理后与 MHC - Ⅱ类分子结合，被 $CD4^+$ T 细胞识别。

四、非特异性免疫刺激剂

1. 超抗原：某些抗原物质，只需要极低浓度(1 - 10ng/ml)即可激活 2% - 20% 的 T 细胞克隆，产生极强的免疫应答，这类抗原称之为超抗原(superantigen, SAg)。

2. 佐剂(adjuvant)：预先或与抗原同时注入体内，可增强机体对抗原的免疫应答或改变免疫应答类型的非特异性免疫增强性物质。

3. 丝裂原(mitogen)：是一种非特异性的淋巴细胞多克隆激活剂，与淋巴细胞相应受体结合后，可刺激静止的淋巴细胞转化为淋巴母细胞和有丝分裂，激活某一类淋巴细胞的全部克隆。

测试题

一、选择题

A 型题(1~22 题)

1. 有关半抗原，下列哪项正确：
   A. 有抗原性，无免疫原性
   B. 无免疫原性，无抗原性
   C. 有免疫原性，有抗原性
   D. 有抗原性，无免疫原性
   E. 以上都不对

2. 免疫原性最强的物质是：
   A. 核酸   B. 多糖   C. 蛋白质
   D. 脂多糖   E. 类脂

3. 属于半抗原的是：
   A. 磺胺药   B. 类毒素   C. 明胶
   D. 外毒素   E. 干扰素

4. 下列哪种物质不具有免疫原性：
   A. 结核菌素   B. 破伤风外毒素
   C. 青霉素   D. 细菌内毒素
   E. 白喉抗毒素

5. 属于隐蔽的自身抗原是：
   A. 眼晶体   B. 精子   C. 脑组织
   D. 以上 A + B   E. 以上 A + B + C

6. 下列哪种物质没有免疫原性：
   A. 细菌多糖   B. 半抗原   C. 补体
   D. 异嗜性抗原   E. 抗体

7. 需 Th 细胞辅助才能诱导抗体产生的物质是：
   A. 肿瘤抗原   B. 半抗原
   C. 完全抗原   D. 胸腺依赖性抗原
   E. 同种异型抗原

8. 半抗原：
   A. 是大分子
   B. 通常是多肽
   C. 本身没有免疫原性
   D. 只能诱生体液免疫应答
   E. 只有和载体结合后才能和抗体分子结合

9. 接触牛痘疫苗后产生对天花的抵抗力，这属于：
   A. 抗原的特异性免疫   B. 病毒的适应性免疫
   C. 病毒的固有性免疫   D. 抗原的交叉免疫

E. 被动免疫
10. 抗体或致敏淋巴细胞对具有相同或相似表位的不同抗原的反应称为：
    A. 超敏反应　　B. 特异性反应
    C. 异物性反应　D. 非特异性反应
    E. 交叉反应
11. 异嗜性抗原的本质是：
    A. 抗原　　　　B. 半抗原
    C. 共同抗原表位　D. 同种异型抗原
    E. 改变的自身抗原
12. 下列哪种物质不是 TD-Ag：
    A. IgM　　　　B. 细菌脂多糖
    C. 类毒素　　　D. 血清蛋白
    E. 细菌外毒素
13. 许多抗原称为胸腺依赖性抗原，是因为：
    A. 在胸腺中产生的
    B. 仅存在于 T 细胞上
    C. 相应抗体是在胸腺中产生
    D. 对此抗原不产生体液性免疫
    E. 只有在 T 细胞辅助下才能产生针对这种抗原的抗体
14. 兄弟姐妹之间进行器官移植引起排斥反应的物质是：
    A. 自身抗原
    B. 异种抗原
    C. 异嗜性抗原
    D. 手术时感染的微生物抗原
    E. 同种异型抗原
15. TI 抗原：
    A. 与 TCR 结合并使之失活
    B. 刺激机体产生的抗体类型主要为 IgG
    C. 不能产生记忆和二次应答
    D. 诱导免疫应答类型主要是细胞免疫
    E. 引起抗体产生需要 T 细胞的参与
    E. 小鼠乳腺肿瘤病毒蛋白
16. 以下属于隐蔽的自身抗原的是：
    A. ABO 血型抗原　B. 心肌抗原
    C. HLA　　　　　D. 眼晶体蛋白抗原
    E. 肾小球基底膜抗原
17. 以下哪种说法不正确：
    A. 可溶性抗原比颗粒性抗原免疫原性强

B. 胰岛素分子虽小，但免疫原性较强
C. 蛋白质多是良好的免疫原
D. 一般分子量越大的物质免疫原性越强
E. 结构越复杂的物质免疫原性越强

18. 超抗原与 T 细胞作用的特点：
    A. 无 MHC 限制性
    B. 不需 APC 加工
    C. 直接与 TCR Vβ 链结合
    D. 不需与 TCRα 链细胞结合
    E. 以上都对
19. 以下哪种不属于外源性抗原：
    A. 细菌感染产生的外毒素
    B. 细菌感染产生的内毒素
    C. 病毒感染细胞合成的病毒蛋白
    D. 注入人体内的抗毒素
    E. 预防接种的疫苗
20. 以下说法不正确的是：
    A. 肺炎球菌荚膜多糖一般无免疫原性
    B. 眼晶体蛋白属隐蔽抗原
    C. 破伤风类毒素与外毒素有不同的免疫原性
    D. HLA 也属同种异型抗原
    E. ABO 血型抗原属于同种异型抗原
21. 属于异嗜性抗原的是：
    A. 白喉杆菌与破伤风杆菌的外毒素
    B. ABO 血型抗原与 HLA
    C. 类毒素与外毒素
    D. AFP 与 HIV
    E. 大肠杆菌 O14 型的多糖抗原与人结肠粘膜
22. 人体注射动物来源的抗毒素，你认为注入的是：
    A. 抗原　　B. 半抗原　　C. 抗体
    D. 既是抗原又是抗体
    E. 超抗原

B 型题（23～31 题）
(23～27 题)
A. 异嗜性抗原　　B. 超抗原　　C. 同种异型抗原
D. 自身抗原　　　E. 独特型抗原
23. 存在于 TCR 或 BCR 可变区的抗原决定簇：
24. ABO 血型抗原属于：
25. 只需极低浓度即可激活多克隆 T 细胞的物质：
26. 在某些情况下，能刺激机体产生免疫应答的自身物质：

27. 一类与种属无关的存在于人、动物和微生物之间的共同抗原：

(28~31题)
   A. 半抗原表位   B. B 细胞表位
   C. 构象表位   D. 顺序表位
   E. T 细胞表位

28. 主要是线性短肽，能与 TCR 受体结合的表位：
29. 位于分子的表面，易被 BCR 或抗体识别的表位：
30. 由不连续的氨基酸或单糖空间构象形成的决定基：
31. 由一段序列相连的氨基酸片段构成的抗原决定基：

X 型题(32~36题)

32. T 细胞表位和 B 细胞表位的特点分别是：
   A. T 细胞表位需 MHC 分子的提呈
   B. T 细胞表位有构象表位和线性表位两种类型
   C. B 细胞识别的表位往往是天然的
   D. T 细胞表位只位于抗原分子表面
   E. B 细胞表位有构象表位和线性表位两种类型

33. 关于 TD-Ag 和 TI-Ag 的特点错误的是：
   A. TD 抗原仅能刺激细胞免疫
   B. TI-Ag 主要诱导体液免疫应答
   C. TI-2 抗原仅含有 B 细胞丝裂原
   D. 绝大多数的蛋白质抗原是 TI 抗原
   E. TD-Ag 由 T 细胞表位和 B 细胞表位组成

34. 使自身成分变成自身抗原的因素可能是：
   A. 大面积烧伤   B. 感染
   C. 大面积冻伤   D. 药物
   E. 电离辐射

35. 以下关于超抗原的描述正确的有：
   A. 金黄色葡萄球菌蛋白 A 是一种 T 细胞超抗原
   B. 超抗原的一端能与 TCRVβ 的外侧结合，另一端与 MHC-Ⅱ类分子结合
   C. 超抗原能诱导产生极强的免疫应答，其机制与丝裂原相同
   D. T 细胞识别超抗原不受 MHC 的限制
   E. 金黄色葡萄球菌肠毒素属于外源性超抗原

36. 属于异嗜性抗原的是：
   A. 溶血性链球菌细胞壁 C 抗原
   B. forssman 抗原   C. HLA   D. 青霉素
   E. 大肠杆菌 O14 型多糖抗原

二、名词解释

1. 抗原(Antigen，Ag)
2. 半抗原(hapten)
3. 免疫原性(immunogenicity)
4. 抗原性(antigenicity)
5. 抗原表位(epitope)
6. 构象表位(conformational epitope)
7. 顺序表位(sequential epitope)
8. 共同抗原表位(common epitope)
9. 交叉反应(cross-reaction)
10. 异嗜性抗原(heterophilic antigen)
11. TI-Ag(thymus-independent antigen)
12. TD-Ag(thymus-dependent antigen)
13. 独特型抗原(Idiolypic antigen)
14. 内源性抗原(endogenous antigen)
15. 外源性抗原(exogenous antigen)
16. 佐剂(adjuvant)
17. 超抗原(superantigen，SAg)
18. 丝裂原(mitogen)

三、填空题

1. 抗原分子具备的两种特性是_____性和_____性。
2. 决定抗原特异性的结构基础是_____。
3. 半抗原具有_____性而不具有_____性。
4. _____称为抗原结合价。半抗原为_____价。
5. 根据抗原表位的结构特点，可将其分为_____和_____。
6. 有多种因素影响机体对免疫原的应答强度，可概括为以下三个方面：_____、_____和_____。
7. 根据抗原与机体的亲缘关系，抗原可分为异种抗原、_____、_____、_____和_____等五类。
8. _____称为同种异型抗原。常见的同种异型抗原有_____和_____。
9. 根据抗原刺激 B 细胞产生抗体是否需要_____细胞的辅助，可将抗原分为_____和_____。
10. 佐剂的种类有很多，生物性的如_____；无机化合物如_____；其中，_____和_____是目前

动物实验中最常用的佐剂。

四、简答题

1. 试述抗原的基本特性。
2. 试比较 TD-Ag 和 TI-Ag 的特性。

五、论述题

1. 试述影响抗原诱导免疫应答的主要因素。

参考答案

一、选择题

A 型题（1~22 题）

1. A 2. C 3. A 4. C 5. E 6. B 7. D 8. C 9. D 10. E 11. C 12. B 13. E 14. E 15. C 16. D 17. A 18. E 19. C 20. A 21. E 22. D

B 型题（23~31 题）

23. E 24. C 25. B 26. D 27. A 28. E 29. B 30. C 31. D

X 型题（32~36 题）

32. ACE 33. ACD 34. ABCDE 35. BDE 36. ABE

二、名词解释

1. 抗原：是指能与 T 细胞的 TCR 或 B 细胞的 BCR 结合，促使其增殖分化，产生抗体或致敏淋巴细胞，并与之结合，进而发挥免疫效应的物质。
2. 半抗原：是指仅具备抗原性而不具有免疫原性的物质。
3. 免疫原性：即抗原刺激机体产生免疫应答，诱生抗体或致敏淋巴细胞的能力。
4. 抗原性：是指抗原与其所诱生的抗体或致敏淋巴细胞有特异性结合的能力。
5. 抗原表位：抗原分子中决定抗原特异性的特殊化学基团称抗原表位，又称抗原决定簇（antigenic determinant）。
6. 构象表位：指短肽或多糖残基在空间上形成特定的构象，又称为非线性表位。
7. 顺序表位：是由连续性线性排列的短肽构成，又称为线性表位。
8. 共同抗原表位：是指不同抗原之间含有的相同或相似的抗原表位。
9. 交叉反应：是指抗体或致敏淋巴细胞对具有相同和相似表位的不同抗原的反应。
10. 异嗜性抗原：是一类与种属特异性无关，存在于人、动物、植物、微生物间的共同抗原。
11. TI-Ag：是指刺激 B 细胞产生抗体时不需要 Th 细胞辅助的抗原。
12. TD-Ag：是指刺激 B 细胞产生抗体时需要 Th 细胞辅助的抗原。
13. 独特型抗原：是 TCR、BCR 或 Ig 的 V 区所具有的独特的氨基酸顺序和空间构象，可诱导自体产生相应的特异性抗体，即独特型（idiotype, Id）。
14. 内源性抗原：是指在抗原提呈细胞内新合成的抗原。
15. 外源性抗原：指并非由抗原提呈细胞合成、来源于细胞外的抗原。
16. 佐剂：是预先或与抗原同时注入体内，可增强机体对该抗原的免疫应答或改变免疫应答类型的非特异性免疫增强性物质。
17. 超抗原：只需极低浓度即可激活 2%~20% T 细胞克隆，产生极强的免疫应答，这类抗原称为超抗原。
18. 丝裂原：是一种非特异性的淋巴细胞多克隆激活剂，与淋巴细胞相应受体结合后，可刺激静止的淋巴细胞转化为淋巴母细胞和有丝分裂，激活某一类淋巴细胞的全部克隆。

三、填空题

1. 免疫原性　抗原性
2. 抗原表位
3. 抗原性　免疫原性
4. 能与抗体分子结合的抗原表位的总数　1
5. 顺序表位　构象表位
6. 抗原分子的理化性质　宿主方面的因素　抗原进入机体的方式
7. 同种异型抗原　自身抗原　异嗜性抗原　独特型抗原
8. 同一种属不同个体间所存在的抗原　血型抗原　人类白细胞抗原或 HLA
9. Th　胸腺依赖性抗原　胸腺非依赖性抗原
10. 卡介苗（短小棒状杆菌、脂多糖、细胞因子）　氢氧化铝　弗氏完全佐剂　弗氏不完全佐剂

四、简答题

1. 答：抗原具备两种特性：一是免疫原性，即抗原能刺激机体产生免疫应答，诱生抗体或致敏淋巴细胞的能力；二是抗原性，指抗原与其诱生抗体或致

敏淋巴细胞发生特异性结合的能力。同时具有免疫原性和抗原性的物质称免疫原,又称完全抗原。仅具备抗原性而不具有免疫原性的物质称不完全抗原,又称半抗原。与半抗原结合而赋予其免疫原性的物质称为载体。

2. 答:(1)TD－Ag:①主要由 B 细胞表位和 T 细胞表位组成,②刺激 B 细胞产生抗体时需要 T 细胞辅助,③可以诱导机体既产生体液免疫应答也可以产生细胞免疫应答,④产生的抗体类型有多种,⑤有免疫记忆性。

(2)TI－Ag:①主要由重复 B 细胞表位组成,②刺激 B 细胞产生抗体时无需 T 细胞辅助,③仅可以诱导机体产生体液免疫应答,④产生的抗体以 IgM 类为主,⑤无免疫记忆性。

五、论述题

1. 答:(1)抗原分子的理化性质:①化学性质:一般蛋白质抗原的免疫原性强,核酸和多糖的抗原性弱,脂质一般没有抗原性;②分子量大小:一般分子量大于 10KD 免疫原性较强,在一定范围内分子量越大免疫原性越强;③结构的复杂性:苯环氨基酸能增强抗原的免疫原性;④分子构象和易接近性:BCR 易接近的抗原决定基免疫原性强;⑤物理状态:一般聚合状态的蛋白质较其单体免疫原性强,颗粒性抗原强于可溶性抗原。

(2)宿主方面的因素:遗传因素、年龄、性别和健康状态。

(3)免疫方法:免疫抗原的剂量、途径、次数以及免疫佐剂的选择。

(4)选择免疫应答较强的宿主。

(5)选择适当的免疫佐剂:佐剂是非特异性免疫增强剂,当其与抗原一起注射或预先注入机体时,可增强机体对抗原的免疫应答或改变免疫应答的类型。佐剂影响免疫应答的机制包括:①能改变抗原物理形状,增加抗原在体内潴留时间;②刺激单核－巨噬细胞细胞,增加对抗原的处理和题呈能力;③刺激淋巴细胞的增殖、分化,增强和扩大免疫应答的能力。

(刘艳菲 鞠吉雨)

第四章 免疫球蛋白

 **目的要求**

掌握：①抗体、免疫球蛋白的概念；②Ig 的基本结构；③Ig 的功能；④单克隆抗体、基因工程抗体的概念及其优点；⑤五类免疫球蛋白分子的特性与功能。

熟悉：①Ig 的酶解片段；②免疫球蛋白的类、亚类、型、亚型及免疫球蛋白的血清型。

了解：抗体的制备（多克隆抗体、单克隆抗体、基因工程抗体）。

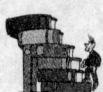 **内容精要**

抗体（antibody, Ab）是 B 细胞接受抗原刺激后增殖分化为浆细胞所产生的，能与相应抗原特异性结合的具有免疫功能的球蛋白。而免疫球蛋白是指具有抗体活性或化学结构与抗体相似的球蛋白。Ig 可分为分泌型和膜型，前者主要存在于血液和组织液中，后者构成 B 细胞膜上的抗原识别受体。

一、免疫球蛋白的结构

1. 重链和轻链：免疫球蛋白分子的单体基本结构是由二硫键连接的四条多肽链，其中分子量较大的为重链（H 链），分子量较小的为轻链（L 链）。同一天然 Ig 分子中的两条 H 链同类，两条 L 链同型。根据重链恒定区的抗原性不同，可分为五类（class）或五个同种型（isotype），即 IgG、IgA、IgM、IgD、IgE。同一类 Ig 根据其铰链区氨基酸组成和重链二硫键的数目、位置等不同又可分为亚类。轻链分为 κ 和 λ 两型（type），分别含有 κ 链和 λ 链。两型轻链的功能无差异，但不同种属其比例不同，根据 λ 链恒定区个别氨基酸的差异，又可分为 λ1～λ4 四个亚型（subtype）。

2. 可变区和恒定区：Ig 轻链和重链中靠近 N 端的约 110 个氨基酸序列变化很大，称为可变区（V 区），由重链 1/4 和轻链 1/2 组成；而靠近 C 端氨基酸序列相对稳定的区域称为恒定区。VH 和 VL 各有 3 个区域的氨基酸组成和排列顺序高度可变，称为高变区（HVR）或互补决定区（CDR），决定着抗体的特异性，负责识别和结合抗原；V 区中 CDR 之外的区域相对不易变化，称为骨架区（FR）。不同类 Ig 的 CH 长度不一；同一种属动物中，同一类别 Ig 分子 C 区氨基酸的组成和排列顺序比较恒定，该特性为免疫标记技术（标记二抗）提供方便。

3. 铰链区：位于 CH1 与 CH2 之间，含有丰富的脯氨酸，易伸展弯曲，利于 V 区与不同距离的抗原表位结合；易被木瓜蛋白酶、胃蛋白酶等水解。

4. 结构域：Ig 的两条重链和两条轻链都可折叠为数个球型区域，每个区域都有一定的功能，叫结构域或功能区。每个功能区约含 110 个氨基酸残基，折叠形成反向平行的 β 片层，两个 β 片层间靠二硫键垂直连接，构成 β 桶状（β barrel）或"β 三明治（β sandwich）"结构，称为免疫球蛋白折叠。具有桶状结构的分子称为 Ig 超家族（immunoglobulin superfamily, IgSF）。

5. 免疫球蛋白的其他成分：①J 链（joining chain）是一条多肽链，富含半胱氨酸，由浆细胞合成；其作用是将 Ig 单体连接成多聚体。②分泌片（secretory piece, SP）由黏膜上皮细胞合成和分泌，以非共价形式结合到二聚体上，并一起被分泌到黏膜表面；对分泌型 IgA 具有保护作用。

6. 免疫球蛋白的水解片段（以 IgG 为例）：木瓜蛋白酶水解得到两个相同的 Fab 段和一个 Fc 段；一个 Fab 段为单价，可与抗原结合但不发生凝集或沉淀反应。胃蛋白酶裂解得到一个具有双价活性的 F(ab')₂ 段和若干个小分子多肽碎片（pFc'）；F(ab')₂

段为双价,与抗原结合可发生凝集或沉淀反应。

二、免疫球蛋白的异质性

同一抗原刺激 B 细胞产生的免疫球蛋白,其类型各不相同;不同抗原表位刺激机体所产生的不同类型的 Ig 分子,其类型和识别抗原的特异性也不同;不同抗原表位诱导的同一类型 Ig,其识别抗原的特异性不同。

1. 免疫球蛋白的类型:①类(class):据同一种属的所有个体 Ig 重链 C 区所含抗原表位不同,可将重链分为五类,α、δ、ε、γ 和 μ,对应的 Ig 分别为 IgA、IgD、IgE、IgG、IgM。②亚类(subclass):同一类 Ig 据其重链的抗原性及二硫键数目和位置不同而分为亚类,如 IgG1~IgG4。③型(type):同一种属的所有个体 Ig 轻链 C 区所含抗原表位的不同,可将轻链分为 κ 和 λ 二型。④亚型(subtype):同一型 Ig 中轻链 C 区 N 端氨基酸排列顺序不同,又可分为亚型,如 λ1~λ4。

2. 外源因素所致的异质性——免疫球蛋白的多样性:抗原数目繁多;每一抗原含有多种不同表位;针对同一表位产生的抗体类型不同;多样性抗原的存在是 Ig 多样性的物质基础。

3. 内源因素所致的异质性——免疫球蛋白的血清型:Ig 是蛋白质,可作为抗原刺激不同机体产生不同抗体,可用血清学方法检测,称为 Ig 的血清型。其结构和功能基础是 Ig 分子上三类不同的抗原表位。①同种型(isotype):存在于同一种属抗体分子中的抗原表位,是同一种属所有个体 Ig 分子所共有的抗原特异性标志,为种属型标志;位于 Ig C 区;同一种属不同个体的同一类型的 Ig 其恒定区相同。②同种异型(allotype):同一种属但不同个体的抗体分子所具有的不同抗原表位,为个体型标志;位于 Ig C 区。③独特型(idotype, Id):同一种属、同一个体来源的抗体分子,由于其 CDR 区氨基酸排列顺序的不同,可显示不同的免疫原性,称为独特型;是每一个免疫球蛋白分子所特有的抗原特异性,其表位又称为独特位(idiotype);主要位于 V 区;由独特型表位在不同甚至同一个体中刺激产生的抗体,称为抗独特型抗体(anti-iditype antibody, AId)。

三、免疫球蛋白的功能

1. Ig V 区的功能:识别并特异性结合抗原。Ig 结合抗原表位的个数称为抗原结合价,IgG:2 价,IgA:4 价,IgM:5 价。与抗原结合后,可介导体内的多种生理和病理效应(中和病毒、毒素,介导炎症反应),体外可用于凝集反应、沉淀反应、免疫标记技术等检测和功能判断。

2. Ig C 区的功能:①激活补体:IgM 和 IgG1~IgG3。②结合细胞表面 Fc 受体:调理作用、ADCC 作用、介导 I 型超敏反应。调理作用(opsonization):指抗体如 IgG 的 Fc 段与中性粒细胞、巨噬细胞上的 IgGFc 受体结合,从而增强吞噬细胞的吞噬作用。抗体依赖的细胞介导的细胞毒作用(Antibody - dependent cell - mediated cytotoxicity, ADCC):具有杀伤活性的细胞如 NK 细胞通过其表面的表达的 Fc 受体识别结合于靶细胞(病毒感染或肿瘤细胞)上的抗体,直接杀伤靶细胞。③穿过胎盘和黏膜:IgG 可穿过胎盘,对新生儿抗感染具有重要意义;SIgA 是黏膜局部免疫的最重要因素。

四、各类免疫球蛋白的特性与功能

1. IgG:血清和胞外液中含量最高;再次应答的主要抗体;分布广泛,是机体抗感染的"主力军";唯一能通过胎盘屏障,在新生儿抗感染中起重要作用;可与巨噬细胞、NK 细胞表面 Fc 受体结合,发挥调理作用和 ADCC 作用;可通过经典途径活化补体;可与 SPA 结合。

2. IgM:膜型和分泌型;膜型(mIgM)构成 BCR,是未成熟 B 细胞的标志;分泌型为五聚体,是分子量最大的 Ig,又称为巨球蛋白;天然血型抗体为 IgM;结合抗原和激活补体的能力强;个体发育过程中最早合成和分泌,脐带血 IgM 升高提示胎儿宫内感染;受抗原刺激后最早出现,是机体抗感染的"先头部队";血清中检出 IgM 提示新近感染,可用于早期诊断。

3. IgA:血清型和分泌型,血清型为单体,分泌型为二聚体;SIgA 主要存在于胃肠道和支气管分泌液、初乳、唾液和泪液;是外分泌液中的主要抗体类别,参与黏膜局部免疫,是机体抗感染的"边防军";婴儿从初乳获得 SIgA 为重要的自然被动免疫。

4. IgD:膜结合型和血清型;铰链区较长,易被蛋白酶水解;mIgD 构成 BCR,是 B 细胞成熟的标志——未成熟 B 细胞仅表达 mIgM,初始 B 细胞同时表达 mIgM 和 mIgD。

5. IgE:血清含量最少;亲细胞(肥大细胞及嗜碱性粒细胞)抗体,介导 I 型超敏反应;抗寄生虫免疫。

五、人工制备抗体

1. 多克隆抗体(polyclonal antibody):指由不同B细胞克隆产生的针对抗原物质中多种抗原决定簇的多种抗体混合物。如:免疫血清(含多种特异性抗体)。

2. 单克隆抗体(monoclonal antibody):一个B细胞克隆针对一个抗原决定簇所产生的均一的特异性抗体,称为单克隆抗体。优点:结构均一,纯度高,特异性强,效价高,交叉反应少,制备成本低。应用:临床检测、抑制器官移植排斥、治疗自身免疫疾病、生物导弹等。

3. 基因工程抗体:在DNA水平对Ig基因进行切割、拼接或修饰,导入受体细胞表达的抗体。优点:解决了鼠源性问题,均一性强,可工业化生产,成本低廉。

缺点:亲和力弱,效价不高。

测试题

一、选择题

A型题(1~20题)

1. 下列哪种物质不是抗体:
 A. 白喉抗毒素　　　B. 白细胞介素
 C. 溶血素　　　　　D. 胎盘丙种球蛋白
 E. 破伤风抗毒素

2. 以下哪种抗体不属于基因工程抗体:
 A. 人-鼠嵌合抗体　　B. 改型抗体
 C. 鼠源性单克隆抗体　D. 小分子抗体
 E. 双特异性抗体

3. 抗体与抗原结合的部位是:
 A. CH区　　B. VH区　　C. CL区
 D. VL区　　E. VH与VL区

4. 决定Ig的类和亚类的部位是:
 A. VL十VH　　B. VL十CL　　C. 铰链区
 D. CH区　　　E. CL区

5. 以下有关IgM的讲法错误的是:
 A. 血清半衰期最长
 B. 有CH4区
 C. 是天然的ABO血型抗体
 D. 补体激活能力最强
 E. 在个体发育过程中产生最早

6. 独特型存在于Ig的哪一个区域:
 A. H链和L链的V区　　B. H链的V区
 C. L链的V区　　　　　D. H链和L链的C区
 E. 铰链区

7. 关于IgG的错误叙述是:
 A. 可通过胎盘
 B. 抗原结合价为二价
 C. 可分为四个亚类
 D. CH2有补体C1q结合位点
 E. 经木瓜蛋白酶水解后可获得一个F(ab)$_2$片段

8. 血清半衰期最长的Ig是:
 A. IgG　　B. IgM　　C. IgE
 D. IgD　　E. IgA

9. 能与肥大细胞结合的Ig是:
 A. IgM　　B. IgG　　C. IgE
 D. IgD　　E. IgA

10. 血清中含量最高的抗体是:
 A. IgG　　B. IgE　　C. IgM
 D. IgD　　E. IgA

11. 天然ABO血型抗体属于:
 A. IgG　　B. IgA　　C. IgM
 D. IgE　　E. IgD

12. 宫内感染时,胎儿血液中含量升高的抗体是:
 A. IgM　　B. IgA　　C. IgG
 D. IgE　　E. IgD

13. 能与葡萄球菌A蛋白结合的Ig是:
 A. IgE　　B. IgG　　C. IgD
 D. IgM　　E. IgA

14. 在种系发生过程中最早出现的Ig是:
 A. IgG　　B. IgA　　C. IgE
 D. IgD　　E. IgM

15. 新生儿从母乳中获得的Ig是:
 A. IgG　　B. IgM　　C. SIgA
 D. IgD　　E. IgE

16. 具有J链的Ig是:
 A. IgE　　B. IgG4　　C. IgG1
 D. sIgA　　E. IgD

17. 能介导ADCC的抗体是:
 A. IgA　　B. IgM　　C. IgG
 D. IgD　　E. 以上均可

18. B细胞能识别特异性抗原,因其表面有:

第四章　免疫球蛋白

A. Fc 受体　　B. C3 受体　　C. LPS 受体
D. mIg　　　E. E 受体

19. 以下哪项不属 IgM 的特点：
　　A. 分子量最大　　　B. 体内合成最早
　　C. 可介导 ADCC　　D. 激活补体能力最强
　　E. 可以五聚体形式出现

20. 关于 IgE 的正确描述是：
　　A. 具有调理作用　　B. 由粘膜上皮细胞分泌
　　C. 能通过胎盘　　　D. 有补体结合点
　　E. 介导 I 型超敏反应

B 型题（21~24 题）
　　A. IgG　　B. IgA　　C. IgM
　　D. IgD　　E. IgE

21. 寄生虫感染时滴度明显升高的抗体是：
22. 免疫接种后首先产生的抗体是：
23. 粘膜局部免疫的主要抗体是：
24. 能通过胎盘的抗体是：

X 型题（25~29 题）
25. Ig 的异质性形成原因是：
　　A. Ig 由四条肽链构成
　　B. 自然界存在的外源性抗原数目繁多
　　C. Ig 分子本身包含有多种不同的抗原表位
　　D. 针对同一抗原表位可产生不同类型的抗体
　　E. 每一种抗原分子含有多种不同的抗原表位

26. 以下关于 Ig 的描述正确的是：
　　A. IgG 是机体抗感染的"主力军"
　　B. 所有 Ig 均由 B 细胞产生
　　C. IgM 是机体抗感染的"先头部队"
　　D. sIgA 机体抗感染的"边防军"
　　E. IgE 和 IgD 不参与机体抗感染功能

27. IgG 经胃蛋白酶水解后可得到：
　　A. 2 个 Fab 段　　　B. 一个 F(ab)₂ 段
　　C. pFc'　　　　　　D. 2 个 F(ab)₂ 段
　　E. 一个 Fc 段

28. 多克隆抗体的优势是：
　　A. 不发生交叉反应　B. 作用全面
　　C. 来源广泛　　　　D. 制备容易
　　E. 特异性强

29. 抗体所具有的功能包括：
　　A. 特异性结合抗原　B. 激活补体
　　C. 调理作用　　　　D. 介导 I 型超敏反应

　　E. 介导 ADCC

二、名词解释
1. 抗体（Antibody，Ab）
2. 免疫球蛋白（Immunoglobulin，Ig）
3. 骨架区（framework region，FR）
4. Ig 同种型（Ig Isotype）
5. Ig 同种异型（Ig Allotype）
6. Ig 独特型（Ig Idiotype）
7. 调理作用（Opsonization）
8. CDR（Complementary determining region）
9. ADCC（Antibody-dependent cell mediated cytotoxicity）
10. 单克隆抗体（Monoclonal antibody）

三、填空题
1. B 细胞分化成熟的标志是同时表达_____和_____两种膜分子。
2. 人类 Ig 的血清型包括_____、_____、_____。
3. 木瓜蛋白酶水解 IgG 可得到_____片段和_____片段。
4. 免疫球蛋白的基本结构是由_____条相同的重链和_____条相同的轻链，以_____连接而成。
5. 个体发育过程中最先合成和分泌的抗体是_____，免疫应答中最早产生的抗体是_____。
6. 根据 Ig _____链_____区所含_____的不同，可将免疫球蛋白分成五类，分别称为_____、_____、_____、_____、_____。

四、问答题
1. 抗体在体内与相应抗原结合后可产生哪些免疫效应？
2. 简述免疫球蛋白的基本结构和主要生物学功能。
3. 简述五类免疫球蛋白的特性及功能。

参考答案

一、选择题
A 型题（1~20 题）
1. B　2. C　3. E　4. D　5. A　6. A　7. E　8. A　9. C　10. A
11. C　12. A　13. B　14. E　15. C　16. D　17. C　18. D　19. C
20. E

B型题(21~24题)
21. E 22. C 23. B 24. A
X型题(25~29题)
25. BCDE 26. ABCD 27. BC 28. BCD 29. ABCDE

二、名词解释

1. 抗体:是B细胞接受抗原刺激后增殖分化为浆细胞所合成分泌的一类能与相应抗原特异性结合的,具有免疫功能的球蛋白。

2. 免疫球蛋白:是指具有抗体活性或化学结构与抗体相似的球蛋白。主要存在于血液和组织中,也可作为抗原识别受体存在于B细胞表面。

3. 骨架区是指Ig V区中CDR之外的区域,其氨基酸组成和排列顺序相对不易变化,对维持CDR区的空间构型起着重要的作用。

4. Ig同种型:是同一种属所有正常个体Ig分子所共有的抗原特异性标志。其抗原决定簇主要存在于Ig恒定区,根据重链恒定区抗原特异性的不同,将Ig分为IgG、IgA、IgM、IgE、IgD五类。

5. Ig同种异型:是指同一种属不同个体所产生的同一类免疫球蛋白,由于H链或L链恒定区内一个或多个氨基酸的不同而表现出的抗原性差异。

6. Ig独特型:是指同一种属同一个体来源的抗体分子,主要由于其CDR区的不同,所显示的不同的免疫原性。独特型是每个Ig分子所特有的抗原特异性标志。

7. 调理作用:指抗体如IgG的Fc段与中性粒细胞、巨噬细胞上的IgG Fc受体结合,从而增强吞噬细胞的吞噬作用。

8. CDR(互补决定区):是指Ig可变区中氨基酸组成和排列顺序都高度可变的区域,也称为高变区(HVR)。VL和VH的CDR共同组成Ig的抗原结合部位,决定着抗体的特异性,负责识别及结合抗原,从而发挥免疫效应。

9. ADCC(抗体依赖性细胞介导的细胞毒作用):指具有杀伤活性的细胞通过其表面表达的Fc受体识别结合于靶抗原上的抗体Fc段,直接杀伤靶抗原。NK细胞是介导ADCC的主要细胞。

10. 单克隆抗体:是由一个B细胞克隆产生的,只作用于单一抗原表位的高度均一的特异性抗体。

三、填空题

1. mIgM mIgD 2. 同种型 同种异型 独特型 3. 二个Fab 一个Fc 4. 两 两 链间二硫键 5. IgM IgM 6. 重 恒定(C) 抗原性(或氨基酸组成和排列顺序) IgG IgA IgM IgE IgD

四、问答题

1. 答:抗体在体内与相应抗原结合后可发挥如下效应:①中和作用:抗毒素与相应的外毒素结合可发挥中和作用;病毒中和抗体能阻止病毒吸附和穿入易感细胞;②激活补体产生细胞溶解作用:抗体与病原体或靶细胞特异性结合后,可通过经典途径激活补体,导致病原体或靶细胞溶解破坏;③调理作用:IgG抗体与病原体等抗原性物质特异性结合后,可通过其Fc段与吞噬细胞表面相应受体(FcγR)结合,对上述靶细胞产生定向非特异性杀伤作用;④分泌型IgA可阻止病原体对宿主粘膜上皮细胞的黏附,从而在局部发挥抗感染免疫作用;⑤介导Ⅰ、Ⅱ、Ⅲ型超敏反应。

2. 答:Ig的基本结构是由两条相同的重链和两条相同的轻链借链间二硫键连接组成的四肽链结构。在重链或轻链近N端的1/4或1/5区域内氨基酸多变,称为可变区(V区),其余部分称为恒定区(C区)。

Ig的生物学功能包括:①与抗原发生特异性结合:在体内表现为抗菌、抗病毒、抗毒素等免疫效应;在体外可出现抗原抗体反应。②激活补体:IgG、IgM类抗体与抗原结合后,可经经典途径激活补体;聚合的IgA可经旁路途径激活补体。③与Fc受体结合:Ig经Fc段与各种细胞表面的Fc受体结合,发挥调理吞噬、黏附、介导细胞毒及超敏反应等作用。④穿过胎盘:Ig可穿过胎盘进入胎儿体内。⑤免疫调节:抗体对免疫应答具有正、负两方面的调节作用。

3. 答:①IgG:血清含量最高,半衰期最长,分布最广;能穿过胎盘;抗菌、抗病毒、抗毒素抗体大多为IgG;与抗原结合后可通过经典途径激活补体;IgG的Fc段与吞噬细胞表面的Fc受体结合可发挥调理吞噬作用;与NK细胞结合可介导ADCC作用;还可与SPA结合用于检测某些抗原。

②IgM:为五聚体,分子量最大,在种系发育、个体发育及免疫应答中产生最早;结合抗原、激活补体、调理吞噬的能力比IgG强的多,是高效能的抗体。

③IgA：血清型可为单体也可为双体；分泌型均为双体，且带有分泌片，存在于唾液、泪液、初乳及呼吸道、消化道、泌尿生殖道粘膜分泌液中，是发挥局部免疫的重要因素，具有抗菌、抗病毒和抗毒素作用。

④IgD：为单体，血清中含量很少，主要存在于成熟B细胞表面，为B细胞的抗原识别受体。mIgD是B细胞成熟的一个重要标志。

⑤IgE：为单体，半衰期最短，血清中含量极微，主要介导Ⅰ型超敏反应的发生。

（林志娟　苗乃法）

第五章 补体系统

掌握：①补体的概念；②补体三条活化途径的激活过程及异同点；③补体的生物学功能。

熟悉：①补体系统的组成、命名及合成部位；②补体的病理生理学意义。

了解：①补体系统的调节；②补体与疾病的关系。

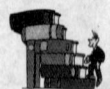

一、补体概述

1. 补体（complement C）：补体是广泛存在于血清、组织液和细胞膜表面的一组具有精密调控机制的蛋白质反应系统，包括30余种组分，故称补体系统（complement system）。激活后的补体所形成的活化产物具有调理吞噬、溶解细胞、介导炎症、调节免疫应答和清除免疫复合物等生物学功能。补体不仅是机体固有免疫防御的重要部分，也是抗体发挥免疫效应的主要机制之一。

2. 补体系统组成：(1)补体固有成分：①包括经典激活途径的 C1q、C1r、C1s、C2、C4；②旁路激活途径的 B 因子、D 因子；③甘露聚糖结合凝集素激活途径（MBL 途径）的 MBL、丝氨酸蛋白酶（MASP）；④补体活化的共同组分 C3、C5、C6、C7、C8 和 C9。(2)补体调节蛋白：包括血浆中的 H 因子、I 因子、C1INH、C4bp、S 蛋白、Sp40/40、羧肽酶 N、FHL 等和存在于细胞膜表面的 DAF、MCP、CD59 等。(3)补体受体：包括 CR1（C3b/C4b 受体、CD35）、CR2（C3b 受体、CD21）、CR3（iC3b 受体、CD11b/CD18）、CR4（iC3b 受体、CD11c/CD18）、CR5、C3aR、C4aR、C5aR、C1qR、C3eR、HR 等。

3. 补体的命名：①补体激活经典途径和终末成分按照发现先后，依此命名为 C1、C2、C3 - C9。补体旁路途径成分分别称为 B 因子、D 因子、H 因子等；②具有酶活性的补体分子，均在其上以横线表示之。活化后的裂解片段，分别以该补体成分后缀以英文小写字母而命名，如 C3a/C3b、C5a/C5b 等。灭活的补体片段，在其符号前加英文字母 i 表示，如 iC3b；③某些补体调节蛋白按其功能命名，如衰变加速因子（DAF）等。

4. 补体的生物合成：约90%血浆补体成分由肝脏合成，少数成分由肝脏以外的细胞合成。

二、补体激活

1. 经典激活途径（classical pathway）：①激活物：主要是 IgG 或 IgM 与抗原结合所形成的免疫复合物。②活化过程：C1q 与两个以上 Fc 段结合，发生构型改变，顺序活化 $\overline{C1r}$、$\overline{C1s}$、C4、C2、C3，形成 C3 转化酶 $\overline{C4b2a}$ 与 C5 转化酶 $\overline{C4b2a3b}$ 进入终末途径的级联酶促反应过程。

2. 旁路（替代）激活途径（alternative pathway）：(1)激活物：主要是细菌、内毒素、酵母多糖、葡聚糖等。(2)活化过程：①天然 C3 与水分子结合形成 C3(H_2O)并与 B 因子结合，B 因子被 D 因子裂解形成旁路途径的起始 C3 转化酶，进而裂解 C3 生成 C3b；②结合于"激活物"表面（结合于自身组织细胞表面的 C3b，可被多种调节蛋白降解、灭活）的 C3b 与 B 因子结合，结合的 B 因子被 D 因子裂解形成旁路途径的 C3 转化酶 $\overline{C3bBb}$。极不稳定，备解素（P 因子）可与之结合，使其稳定。C3 转化酶裂解 C3 形成 C3a、C3b，部分 C3b 又可与 Bb 结合为新的 C3 转化酶，形成旁路激活的正反馈放大效应。部分 C3b 与结合形成 C5 转化酶 $\overline{C3b_nBb}$，进入终末反应途径。经典途径产生的 C3b，也可与旁路途径的激活物结合，形成 C3 转化酶 $\overline{C3bBb}$。旁路途径有两个重要的特点：①可识别"自己"与"非己"，②具有正反馈放大效应。

3. MBL 激活途径（MBL pathway）：MBL 激活途径又称凝集素途径（lectin pathway）。（1）激活物：为含 N 氨基半乳糖或甘露糖基的病原微生物。（2）活化过程：MBL 与病原微生物表面的 N 氨基半乳糖或甘露糖残基结合，构型发生改变，①激活 MASP2，裂解 C4、C2 形成类似经典途径的 C3 转化酶 $\overline{C4b2a}$，进而激活后续补体成分；②激活 MASP1，MASP1 则可直接裂解 C3 生成 C3b，形成旁路途径 C3 转化酶 $\overline{C3bBb}$，参与并加强旁路途径正反馈环路。

4. 补体激活的共同终末过程：三条补体激活途径终末过程的组分及活化过程相同。其主要机制：①C5 转化酶将 C5 裂解为 C5a 和 C5b；C5b 可与 C6 稳定结合为 C5b6；②C5b6 自发与 C7 结合成 C5b67，暴露结合位点，与细胞膜非特异性结合；结合于膜上的 C5b67 可与 C8 和数个 C9 结合，形成 C5b6789n 复合物，即膜攻击复合物（membrane attack complex，MAC）。插入细胞膜的 MAC 通过破坏局部磷脂双层而形成"渗漏斑"，或形成穿膜的亲水性孔道，最终导致细胞崩解。

3. 三条激活途径的特点及比较：

（1）经典途径：①激活物主要是由 IgG 或 IgM 结合膜型或游离抗原所形成的免疫复合物，由 C1q 识别；②C3 和 C5 转化酶分别是 $\overline{C4b2a}$ 和 $\overline{C4b2a3b}$；③启动有赖于特异性抗体产生，故经典途径在感染后期才能发挥作用。

（2）旁路途径：①激活物是细菌、真菌或病毒感染细胞等，直接激活 C3；②C3 和 C5 转化酶分别是 $\overline{C3bBb}$ 和 $\overline{C3b_nBb}$；③存在正反馈放大环；④无需抗体存在既可激活，故在感染早期既可发挥作用。

（3）MBL 途径：①激活物主要是病原微生物表面的 N 氨基半乳糖或甘露糖，由 MBL 识别；②除识别机制外，后续过程基本与经典途径相同；③对经典途径和旁路途径具有交叉促进作用；④无需抗体参与既可激活补体，在感染早期或未免疫个体发挥抗感染效应。

三、补体系统的调节

1. 调控经典途径 C3 转化酶和 C5 转化酶：此调控作用主要是阻断 C3 转化酶 $\overline{C4b2a}$ 的形成，或使已形成的灭活。主要包括：C1 抑制物（C1 inhibitor, C1INH）、补体受体（complement receptor 1, CR1）（CD35）、C4 结合蛋白（C4 binding protein, C4bp）、衰变加速因子（decay accelerating factor, DAF）（CD55）、膜辅助蛋白（membrane cofactor protein, MCP）（CD46）、I 因子。

2. 调控旁路途径 C3 转化酶和 C5 转化酶：多种调节蛋白可通过不同机制调控旁路途径 C3 转化酶形成，或抑制已形成 C3 转化酶的活性。例如：I 因子、H 因子、CR1、MCP 等。P 因子可与牢固结合，对起稳定作用。

3. 针对攻膜复合物的调节：多种调节蛋白可抑制 MAC 的形成，以保护自身正常细胞免受不提的攻击。如：CD59、C8 结合蛋白（C8 binding protein, C8bp）、S 蛋白（S protein, SP）、群集素。

四、补体的生物学意义

1. 补体的生物学功能：①溶菌、溶解病毒和细胞的细胞毒作用：补体激活产生 MAC，导致靶细胞裂解。参与宿主抗细菌和抗病毒防御机制。②调理作用：血清调理素 C4b、C3b 和 iC3b 等附着于细菌或其它颗粒表面，与吞噬细胞表面受体结合，促进吞噬细胞吞噬细菌。是机体抵御全身性细菌和真菌感染的主要机制之一。③免疫粘附作用：可溶性抗原-抗体复合物与 C3b 共价结合，C3b 可与表达 CR1 的红细胞、血小板黏附，通过血液循环将免疫复合物转移至肝、脾被巨噬细胞清除，是机体清除免疫复合物的重要机制。④炎症介质作用：C3a 和 C5a 被称为过敏毒素，它们作为配体与肥大细胞、嗜碱性粒细胞表面相应受体结合，触发靶细胞脱颗粒、释放组胺和其它血管活性介质，介导局部炎症反应。C5a 对中性粒细胞等有很强的趋化活性，可诱导中性粒细胞表达粘附分子、产生氧自由基、前列腺素和花生四烯酸，引起血管扩张、毛细血管透性增高、平滑肌收缩等。

2. 补体的病理生理学意义：①机体抗感染防御的主要机制：在抗感染防御机制中，补体是固有免疫和适应性免疫间的桥梁。机体感染早期，补体通过旁路途径和 MBL 途径激活，所产生的裂解片断通过调理吞噬、炎症反应或溶解细菌发挥抗感染作用。在特异性抗体产生之后，可通过经典途径触发 C3 活化，与旁路途径中 C3 正反馈环路协同作用，形成更为有效的抗感染防御机制。②参与适应性免疫应答:补体活化产物、补体受体及补体调节蛋白可通过不同机制参与适应性免疫应答。包括促进抗原的提呈、T、B 细胞的活化、记忆性 B 细胞的维持和抗原的清除等。③补体系统与凝血、纤溶、激肽系统间存在着十分密切的相互影响及相互调节关系。

五、补体与疾病的关系

补体遗传缺陷、功能障碍或过度活化,均可参与某些疾病的病理过程。

1. 遗传性补体缺损相关的疾病:遗传性补体缺陷所致疾病约占原发性免疫缺陷病的 2%,如:C1INH 基因缺陷所致的遗传性血管神经性水肿。

2. 补体与感染性疾病:某些情况下,病原微生物可借助补体受体入侵细胞,如:EB 病毒以 CR2 为受体;麻疹病毒以 MCP 为受体等。

3. 补体与炎症性疾病:补体系统激活后所产生的炎性因子或复合物可激活巨噬细胞、血小板等释放炎症介质和细胞因子参与炎症反应;另一方面,补体系统与体内的其他酶系统间相互作用,并与 TNF-α、PAF、IL-1、IL-6、IL-8 等细胞因子形成体内极为复杂的炎性介质网络,扩大并加剧炎症反应,从而参与多种感染与非感染性炎症性疾病的病理生理过程。

4. 补体与异种器官移植:借助转基因技术使供体动物组织表达人的跨膜型补体调节蛋白(如 CD55/DAF、CD46/MCP、CD59)有可能阻断异种器官移植所引起的超急性排斥反应的发生。

 测 试 题

一、选择题

A 型题(1~21 题)

1. 下列备选答案中,正确的是:
   A. 补体活性片段具有中和作用
   B. 补体旁路激活途径在感染后期发挥作用
   C. 一个 IgG 分子与抗原结合后可激活补体
   D. 一个 IgM 分子与抗原结合后可激活补体
   E. C3Bb 是稳定的 C3 转化酶

2. 补体不具备的生物学功能是:
   A. 免疫粘附   B. 溶细胞
   C. ADCC 作用   D. 炎症反应
   E. 调理作用

3. 补体旁路途径激活中不包括:
   A. C3 裂解为 C3a 和 C3b
   B. C4 裂解为 C4a 和 C4b
   C. C5 裂解为 C5a 和 C5b
   D. 膜攻击复合物的形成
   E. 过敏毒素的产生

4. 能激活补体旁路途径的是:
   A. IgG 与抗原形成的免疫复合物
   B. IgM 与抗原形成的免疫复合物
   C. 抗毒素   D. 内毒素   E. 溶血素

5. 具有促进吞噬细胞吞噬作用的补体成分是:
   A. C1q   B. C3b   C. C3a
   D. C5a   E. C2a

6. 能阻止膜攻击复合物形成的调节因子是:
   A. CD59   B. H 因子   C. MCP
   D. DAF   E. I 因子

7. 下列不能激活补体旁路途径的物质是:
   A. 内毒素   B. 酵母多糖   C. 甘露聚糖
   D. 某些细菌 E. 葡聚糖

8. 在补体激活过程中,下列哪种成分不被裂解为 a、b 两个片断:
   A. C3   B. C4   C. C2
   D. B 因子   E. C7

9. 能发挥调理作用的补体成分是:
   A. C4a   B. C3b   C. C5b
   D. C2b   E. C5a

10. 下列备选答案中,错误的是:
    A. 补体各组分中含量最高的是 C3
    B. B 因子与旁路途径的活化有关
    C. 过敏毒素可抑制炎症反应
    D. CD59 可阻止 MAC 组装
    E. 红细胞上 C3b 受体参与免疫粘附作用

11. 参与经典和旁路途径激活的补体组分是:
    A. C2a   B. B 因子   C. C1
    D. C3   E. C4

12. 对 C3 转化酶起负性调控作用的是:
    A. C8 结合蛋白   B. S 蛋白
    C. P 因子   D. I 因子
    E. CD59

13. 经典途径中活化 C1q 的能力最强的是:
    A. IgG4   B. IgG2   C. IgG3

D. IgG1　　E. SIgA

14. 合成补体的细胞主要是：
    A. 中性粒细胞　　B. 脾细胞
    C. 红细胞　　D. 肝细胞
    E. 肠黏膜细胞

15. 可刺激肥大细胞脱颗粒释放生物活性介质的补体成分是：
    A. C1q　　B. C3b　　C. C5a
    D. C4b　　E. C2a

16. 有关补体的叙述，错误的是：
    A 三条激活途径均有 C3 参与
    B. 补体含量相对稳定，不因免疫接种而有所升高
    C. 重症肝病患者血清补体含量降低
    D. 对某些病毒具有溶解作用
    E. 急性炎症反应的病人血清补体含量降低

17. 与 C3 转化酶形成无关的补体组分是：
    A. C4　　B. C3　　C. C2
    D. C5　　E. B 因子

18. 与相应抗原结合后，能与 C1q 结合活化补体的 Ig 是：
    A. IgG、IgM　　B. IgA、IgM　　C. IgM、IgD
    D. IgA、IgE　　E. IgG、IgA

19. 关于补体三条激活途径的叙述，下列哪项是错误的：
    A. 三条途径的膜攻击复合物相同
    B. 旁路途径在感染后期发挥作用
    C. 经典途径从 C1 激活开始
    D. 旁路途径从 C3 激活开始
    E. 经典途径在感染的后期发挥作用

20. 三条补体激活途径的共同点是：
    A. 膜攻击复合物的形成及其溶解细胞效应相同
    B. 所需离子相同
    C. C3 转化酶的组成相同
    D. 激活物质相同
    E. 都需要抗体参加才能激活补体

21. 表达补体受体 I 型(CRI,CD35)最多的细胞是：
    A. 单核细胞　　B. 红细胞　　C. 粒细胞
    D. 血小板　　E. 淋巴细胞

B 型题（22~29 题）

（22~25 题）
　A. C5 转化酶　　B. C3 转化酶
　C. 抑制 C3 转化酶组装　　D. 损伤细胞
　E. 阻止膜攻击复合物形成

22. $C4b2a$：
23. $C3b_nBb$：
24. H 因子：
25. $C3bBb$：

（26~29 题）
A. 补体经典激活途径的固有成分
B. 补体旁路激活途径的固有成分
C. 补体三条激活途径的共同成分
D. 旁路途径激活物
E. 经典途径激活物

26. C1：
27. IgG1 与抗原形成的免疫复合物：
28. D 因子：
29. C3：

X 型题（30~38 题）

30. 关于补体经典激活途径，下列哪些是正确的：
    A. 需要 B、D、P 因子参加
    B. 激活物质主要是 IgG 或 IgM 与抗原结合形成的免疫复合物
    C. 各补体成分激活的顺序是 C142356789
    D. C3 转化酶是
    E. 参与特异性体液免疫效用

31. 能够调控经典途径 C3 转化酶和 C5 转化酶的有：
    A. I 因子　　B. DAF　　C. C1INH
    D. B 因子　　E. P 因子

32. 补体裂解产物 C3a、C5a 的生物学作用是：
    A. 有趋化作用　　B. 有过敏毒素作用
    C. 有调理作用　　D. 有免疫粘附作用
    E. 有细胞毒作用

33. 能够激活补体经典途径的物质是：
    A. IgG1 与抗原形成的免疫复合物
    B. IgG4 与抗原形成的免疫复合物
    C. IgA 与抗原形成的免疫复合物
    D. IgM 与抗原形成的免疫复合物
    E. IgE 与抗原形成的免疫复合物

34. 不参与补体活化旁路激活途径的补体成分是：
    A. C1　　B. C3　　C. C4
    D. C2　　E. P 因子

35. 在补体活化经典途径中，哪些补体成分的裂解是

必不可少的:
A. C2　　B. C3　　C. C4
D. C5　　E. C9

36. 补体的生物学功能包括:
A. 调理作用　　　　B. 炎症介质作用
C. 中和作用　　　　D. 细胞毒作用
E. 清除免疫复合物作用

37. 下列哪些补体裂解片段是调理素:
A. C3b　　B. C4b　　C. C4a
D. iC3b　　E. C5a

38. 关于补体系统的叙述,下列哪项是正确的:
A. 补体成分大多数以非活性的酶前体形式存在于血清中
B. 补体系统激活的三条途径均是酶的级联反应
C. 补体系统在固有免疫和适应性免疫中发挥作用
D. 激活的补体具有生理作用和病理作用
E. 三条补体激活途径均需要B因子参加

二、名词解释
1. 补体系统(complement system)
2. 补体激活的旁路途径(complement activated alternative pathway)
3. 过敏毒素(anaphylatoxin)
4. 调理作用(opsonization)
5. 膜攻击复合物(membrane attack complex, MAC)
6. 甘露聚糖结合凝集素途径(mannan-binding lectin pathway)

三、填空题
1. 补体系统由_____、_____和_____三大部分组成。
2. 补体系统的激活途径有_____、_____和_____途径。
3. 补体C1通常以_____复合大分子的形式存在于血浆中。
4. 补体经典激活途径激活物是_____,C3转化酶是_____,C5转化酶是_____。
5. 补体激活后的裂解产物中_____和_____有过敏毒素作用,_____对中性粒细胞有很强的趋化活性。
6. 补体的生物功能是_____、_____、_____和_____。

7. 补体旁路激活途径激活物是_____、_____、_____和_____等。
8. 补体活化的经典途径中,参与免疫复合物形成的抗体类型有IgG和_____。

四、简答题
1. 简述补体系统的组成。
2. 简述补体旁路途径的特点。
3. 比较补体活化三条途径的主要异同点。
4. 简述补体的生物功能。

五、论述题
1. 补体以哪些方式参与固有免疫和适应性免疫?

参考答案

一、选择题
A型题(1~21题)
1. D 2. C 3. B 4. D 5. B 6. A 7. C 8. E 9. B 10. C
11. D 12. D 13. C 14. D 15. C 16. E 17. D 18. A 19. B
20. A 21. B
B型题(22~29题)
22. B 23. A 24. C 25. A 26. A 27. E 28. B 29. C
X型题(30~38题)
30. BCDE 31. ABC 32. AB 33. ABD 34. ACD
35. ABCD 36. ABDE 37. ABD 38. ABCD

二、名词解释
1. 补体系统(complement system):是广泛存在于血清、组织液和细胞膜表面的一组具有精密调控机制的蛋白质反应系统。包括30余种组分。补体的活化产物具有调理吞噬、溶解细胞、介导炎症、调节免疫应答和清除免疫复合物等生物学功能。

2. 补体激活的旁路途径(complement activated alternative pathway):由病原微生物等提供接触表面,不经C1、C4、C2激活过程,而直接由C3、B因子、D因子和备解素参与,形成C3转化酶和C5转化酶的级联酶促反应过程,称为补体活化的旁路途径。补体激活的旁路途径在感染早期发挥作用,又称第二途径。

3. 过敏毒素(anaphylatoxin):C3a和C5a被称为过敏毒素,它们作为配体与肥大细胞、嗜碱性粒细胞表面相应受体C3aR和C5aR结合,触发靶细胞脱颗粒、释放组胺和其他血管活性介质,介导局部炎症反应。C5a 对中性粒细胞等有很强的趋化活性,可诱导中性粒细胞表达粘附分子、产生氧自由基、前列腺素和花生四烯酸,引起血管扩张、毛细血管通透性增高、平滑肌收缩等。

4. 调理作用(opsonization):补体激活过程中产生的 C3b、C4b 和 iC3b 是重要的调理素,它们可附着于细胞或其它颗粒表面,与吞噬细胞表面 CR1、CR3 或 CR4 结合,促进吞噬细胞吞噬细菌。是机体抵御全身性细菌和真菌感染的主要机制之一。

5. 膜攻击复合物(MAC):为三条激活途径的共同末端通路,是附着于细胞膜表面的 C5b-9 组成的 C5b6789n 复合物。插入细胞膜的 MAC 通过破坏局部磷脂双层而形成"渗漏斑",或形成穿膜的亲水性孔道,最终导致细胞崩解。

6. 甘露聚糖结合凝集素途径(mannan-binding lectin pathway):MBL 与病原微生物的甘露糖残基结合,随后构象发生改变,激活与之相连的 MBL 相关的丝氨酸蛋白酶(MASP-1,MASP-2)。其中 MASP-2 可水解 C4 和 C2 分子,MASP-1 则可直接切割 C3,继而形成 C3 转化酶,其后的反应过程与经典途径相同。这种补体激活途径被称为 MBL 途径。

三、填空题
1. 补体固有成分　补体调节蛋白　补体受体
2. 经典　MBL　旁路
3. C1q(C1r)2(C1s)2
4. 免疫复合物
5. C3a　C5a　C5a
6. 溶菌、溶解病毒和细胞的细胞毒作用　调理作用　免疫粘附作用　炎症介质作用
7. 某些细菌　内毒素　酵母多糖　葡聚糖
8. IgM

四、简答题
1. 答:补体系统由 30 余种成分组成,按其生物学功能可分为三类:(1) 补体固有成分,包括:①经典激活途径的 C1q、C1r、C1s、C4、C2。②甘露聚糖结合凝集素激活途径的 MBL、MASP;③旁路激活途径的成分,包括 B 因子、D 因子、P 因子。④以上三条途径共同末端通路的 C3、C5、C6、C7、C8 和 C9。(2) 补体调节蛋白成分,包括血浆中的 H 因子、I 因子、C1INH、C4bp、S 蛋白、Sp40/40、羧肽酶 N、FHL 等和存在于细胞膜表面的 DAF、MCP、CD59 等。(3) 补体受体成分,包括 CR1-CR5、C3aR、C5aR、HR 等。

2. 答:①激活物是细菌、真菌或病毒感染细胞等,直接激活 C3;②C3 和 C5 转化酶分别是和;③存在正反馈放大环;④无需抗体存在既可激活,故在感染早期既可发挥作用。

3. 答:三条补体激活途径的主要异同点见下表

比较项目	经典途径	MBL 途径	旁路途径
激活物	IgG 或 IgM 与抗原形成的免疫复合物	炎症期产生 MBL 与病原体的糖基结合	某些细菌、内毒素、酵母多糖、葡聚糖等
参与的补体成分	C1~C9、	C2~C9、丝氨酸蛋白酶、MBL	C3、C5~C9B 因子、D 因子
MAC	C5b6789n	C5b6789n	C5b6789
C3 转化酶	C4b2a	C4b2a	C3bBb
C5 转化酶	C4b2a3b	C4b2a3b	C3bBb3b
抗体	需要	无需	无需
作用	参与特异性体液免疫的效应阶段免疫	非特异性免疫,在感染早期发挥作用	参与非特异性免疫在感染早期发挥作用

4. 答:补体的生物学功能包括 ①溶菌、溶解病毒和细胞的细胞毒作用:补体激活产生 MAC,导致靶细胞裂解,参与宿主抗细菌和抗病毒防御机制。②调理作用:血清调理素 C4b、C3b 和 iC3b 等附着于细菌或其它颗粒表面,与吞噬细胞表面相应受体结合,促进吞噬细胞吞噬细菌。是机体抵御全身性细菌和真菌感染的主要机制之一。③免疫粘附作用:可溶性抗原-抗体复合物与补体活化后产生的 C3b 共价结合,C3b 可与表达 CR1 的红细胞、血小板黏附将免疫复合物转移至肝、脾被巨噬细胞清除。免疫粘附

作用是机体清除免疫复合物的重要机制。④炎症介质作用,C3a 和 C5a 被称为过敏毒素,它们可触发肥大细胞、嗜碱性粒细胞脱颗粒、释放组胺和其他血管活性介质,介导局部炎症反应。C5a 对中性粒细胞等有很强的趋化活性;可诱导中性粒细胞表达粘附分子、产生氧自由基、前列腺素和花生四烯酸,引起血管扩张、毛细血管通透性增高、平滑肌收缩等。

五、论述题

1. 答:作为天然免疫的重要组分,补体不仅在感染的早期通过旁路途径和 MBL 途径发挥抗感染作用,而且还参与了适应性免疫应答的启动、效应和维持。①补体参与免疫应答的诱导阶段,如补体介导的调理作用可促进抗原的提呈,补体活化片段 C3d 可促进 B 细胞的活化等。②补体参与免疫应答的增殖分化阶段,如补体调节蛋白 CD55、CD46 和 CD59 能介导细胞活化信号,参与 T 细胞活化、增殖。FDC 表面的 CR1 和 CR2 参与记忆性 B 细胞的诱导和维持。③补体参与免疫应答的效应阶段,如补体的经典活化途径是机体体液免疫应答的主要效应机制之一。另外,补体片段通过与靶细胞表面相应受体结合而参与机体免疫调节和炎症反应。

(栾希英 胡 涛)

第六章 细胞因子

目的要求

掌握：①细胞因子的概念及共同特征；②细胞因子的分类、熟悉各类细胞因子的概念及生物学作用。

熟悉：①细胞因子的生物学活性。

了解：①细胞因子及其受体的分子结构和分类；②细胞因子与临床的关系。

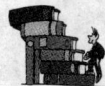
内容精要

细胞因子（cytokine）是由免疫原、丝裂原或其他因子刺激细胞所产生的低分子量可溶性蛋白质，为生物信息分子，具有调节固有免疫和适应性免疫应答，促进造血，以及刺激细胞活化、增殖和分化等功能。

一、细胞因子的共同特点

1. 多为小分子（8-10kD）多肽。
2. 在较低浓度下即有生物学活性。
3. 通过结合细胞表面高亲和力受体发挥生物学效应。
4. 以自分泌、旁分泌或内分泌形式发挥作用。
5. 具有多效性、重叠性、拮抗性或协同性。

二、细胞因子的分类

根据结构和功能，细胞因子可分为白细胞介素、干扰素、肿瘤坏死因子家族、集落刺激因子、趋化因子和生长因子等多种类型。

1. 白细胞介素（interleukin，IL）：最初是指由白细胞产生又在白细胞间发挥调节作用的细胞因子，后来发现许多IL除白细胞外，其他细胞也可产生白细胞介素；除白细胞外，白细胞介素也作用于其他的靶细胞。

2. 干扰素（interferon，IFN）家族：最早发现的细胞因子，具有干扰病毒感染和复制的能力。

根据其来源和理化性质，干扰素可分为Ⅰ型和Ⅱ型干扰素：Ⅰ型干扰素包括IFN-α、IFN-β、IFN-ε、IFN-ω和IFN-κ，IFN-α主要由浆细胞样树突状细胞、淋巴细胞、单核-巨噬细胞产生，其主要功能是抗病毒，免疫调节，促进MHCⅠ类分子和Ⅱ类分子的表达；IFN-β主要由成纤维细胞产生，有抗病毒，抗细胞增殖，免疫调节，促进MHCⅠ类分子和Ⅱ类分子的表达的作用；Ⅱ型干扰素即IFN-γ，由活化T细胞和NK细胞产生，具有激活巨噬细胞，抗病毒，促进MHC分子表达和抗原提呈，诱导Th1细胞分化，抑制Th2细胞分化的功能。

3. 肿瘤坏死因子超家族：肿瘤坏死因子（tumor necrosis factor，TNF）是在1975年发现的一种能使肿瘤发生出血、坏死的细胞因子，分为TNF-α和淋巴毒素（lymphotoxin，LT），肿瘤坏死因子在调节适应性免疫、杀伤靶细胞和诱导细胞凋亡等过程中发挥重要作用。

4. 集落刺激因子（colony stimulating factor，CSF）：指能刺激多能造血干细胞和不同发育分化阶段的造血祖细胞增殖、分化的细胞因子。目前发现的集落刺激因子有粒细胞-巨噬细胞集落刺激因子（GM-CSF）、巨噬细胞集落刺激因子（M-CSF）、粒细胞集落刺激因子（G-CSF）。此外，红细胞生成素（EPO）、干细胞因子（SCF）和血小板生成素（TPO）等也是集落刺激因子。

5. 趋化因子家族（chemokine）：趋化因子根据结构特征和功能分为4种亚家族：①CC亚家族：此类趋化因子的近氨基端有2个相邻的半胱氨酸（CC），如单核细胞趋化蛋白-1（MCP-1），对单核细胞、T淋巴细胞、嗜碱性粒细胞和树突状细胞有趋化和激活作用。②CXC亚家族：此类趋化因子的氨基端有CXC基序，如IL-18可趋化多形核白细胞。③C亚家族:此类趋化因子的近氨基端只有一个半胱氨酸(C),如淋巴细胞趋化蛋白对 T 淋巴细胞、NK 细胞和树突状细胞有趋化作用。④CX3C 亚家族:此类趋化因子的近氨基端有一个半胱氨酸-3 个其他任意氨基酸-半胱氨酸序列。

6. 其他细胞因子:如转化生长因子-β(TGF-β)、血管内皮细胞生长因子(VEGF)等。

三、细胞因子的生物学活性

细胞因子在调节固有免疫应答、适应性免疫应答、刺激造血、诱导细胞凋亡、直接杀伤靶细胞和促进损伤组织的修复等方面发挥着重要作用。

1. 调节固有免疫应答:参与机体固有免疫应答的细胞主要有树突状细胞,单核-巨噬细胞、中性粒细胞、NK 细胞、NKT 细胞、γδT 细胞、B-1 细胞以及嗜酸性粒细胞和嗜碱性粒细胞等。细胞因子对这些细胞发挥多种重要的调节作用。

2. 调节适应性免疫应答:细胞因子调控 B 细胞和 αβT 细胞的发育、分化和效应功能的发挥。

3. 刺激造血:骨髓和胸腺微环境中产生的细胞因子尤其是集落刺激因子对调控造血细胞的增殖和分化起着关键作用。

4. 促进凋亡,直接杀伤靶细胞:在肿瘤坏死因子超家族中,有几种细胞因子可直接杀伤靶细胞或诱导细胞凋亡。

5. 促进创伤的修复:多种细胞因子在组织损伤的修复中扮演重要角色,如转化生长因子 β、血管内皮生长因子、成纤维细胞生长因子和表皮生长因子等。

四、细胞因子受体

细胞因子通过结合特异性的细胞因子受体发挥生物学作用。细胞因子受体均为跨膜分子,由胞膜外区、跨膜区和胞质区组成。

1. 细胞因子的分类:细胞因子受体根据其结构特征可分为免疫球蛋白超家族受体、Ⅰ类细胞因子受体、Ⅱ类细胞因子受体肿瘤坏死因子受体超家族和趋化因子受体等多种类型。

2. 可溶性细胞因子受体和细胞因子受体拮抗剂

五、细胞因子与临床

1. 细胞因子与疾病的发生
2. 细胞因子及其相关生物制品

测试题

一、选择题

A 型题(1~15 题)

1. 细胞因子不具备的特性是:
   A. 多效性   B. 重叠性   C. 特异性
   D. 拮抗性   E. 协同性

2. 通过自分泌效应刺激 T 细胞本身生长的细胞因子是:
   A. IL-1   B. IL-2   C. IL-4
   D. IL-5   E. TNF

3. 刺激红细胞产生的细胞因子是:
   A. GM-CSF   B. G-CSF   C. M-CSF
   D. EPO   E. TPO

4. 主要由单核巨噬细胞产生的促炎性细胞因子是:
   A. IL-1   B. IL-2   C. IL-4
   D. IL-5   E. G-CSF

5. 属生长因子类的细胞因子是:
   A. MCP   B. TGF-β   C. TNF
   D. IL-5   E. G-CSF

6. 细胞因子所不具备的生物学活性是:
   A. 诱导细胞凋亡   B. 直接杀伤靶细胞
   C. 调节免疫应答   D. 激活补体
   E. 刺激造血

7. 下列细胞因子中不能促进 B 细胞的活化、增殖和分化的是:
   A. IL-1   B. IL-5   C. IL-4
   D. IL-6   E. BAFF

8. 可溶性细胞因子受体与相应的配体结合后对细胞因子的影响是:
   A. 协同作用
   B. 活化细胞通路的作用
   C. 抑制作用
   D. 促进作用
   E. 重叠作用

9. 具有影响病毒感染和复制功能的细胞因子是:
   A. IL   B. TNF   C. CSF
   D. 趋化因子   E. IFN

10. 下列不属于趋化因子家族的细胞因子是:
    A. CC 亚家族   B. CXC 亚家族

C. C 亚家族　　　D. XCX
E. CX3C 亚家族

11. 可促进 Th0 向 Th2 亚群分化的细胞因子是：
    A. IL-4　　　B. IL-2　　　C. IL-12
    D. CSF　　　E. IL-6

12. 在抗原提呈过程中，可上调 DC MHC Ⅰ 类分子和 Ⅱ 类分子表达的细胞因子是：
    A. IFN-α　　　B. IFN-β　　　C. IFN-γ
    D. CSF　　　E. TNF

13. 下列细胞因子中不能促进 NK 细胞杀伤作用的是：
    A. IL-2　　　B. IL-12　　　C. IL-15
    D. IL-18　　　E. IL-13

14. 可诱导 Th0 向 Th1 亚群分化的细胞因子是：
    A. IL-4　　　B. IL-2　　　C. IFN-γ
    D. CSF　　　E. IL-6

15. 在类风湿性关节炎患者体内可检测到高水平的：
    A. IFN-α　　　B. IFN-β　　　C. IFN-γ
    D. CSF　　　E. TNF-α

B 型题(16～30 题)

(16～20 题)
A. IL-2　　　B. IFN　　　C. CXC
D. CX3C　　　E. TNF-α

16. 抗病毒感染和复制的是：
17. 使肿瘤发生出血坏死的是：
18. 以自分泌方式发挥作用的是：
19. 对多形核白细胞有趋化作用的是：
20. 对单核细胞和 T 淋巴细胞有趋化作用的是：

(21～25 题)
A. GM-CSF　　　B. G-CSF　　　C. IL-15
D. M-CSF　　　E. EPO

21. 可促进红细胞生成的是：
22. 刺激髓样细胞前体的是：
23. 促进中性粒细胞生成的是：
24. 可促进单核-巨噬细胞分化和活化的是：
25. 促进 NK 细胞分化的是：

X 型题(26～30 题)

26. 下列哪些是细胞因子的作用特点：
    A. 微量高效性　　　B. 短时自限性
    C. 多细胞来源　　　D. 作用特异
    E. MHC 限制性

27. 细胞因子的生物学作用有：
    A. 调节固有免疫应答
    B. 调节适应性免疫应答
    C. 刺激造血
    D. 促进凋亡，直接杀伤靶细胞
    E. 促进创伤修复

28. 集落刺激因子包括：
    A. EPO　　　B. GM-CSF　　　C. TGF
    D. M-CSF　　　E. EGF

29. 可刺激巨核细胞分化和血小板产生的细胞因子包括：
    A. IL-11　　　B. IL-4　　　C. IL-6
    D. TPO　　　E. IFN

30. 具有趋化作用的细胞因子包括：
    A. IL-2　　　B. IL-4　　　C. IL-8
    D. MCP-1　　　E. MIP-1

二、名词解释

1. 细胞因子(cytokine)
2. 白细胞介素(interleukin, IL)
3. 干扰素(IFN)
4. 肿瘤坏死因子(TNF)
5. 集落刺激因子(CSF)

三、填空题

1. 细胞因子主要以_____或_____的方式作用于其产生细胞或邻近的其它细胞，也可以_____的方式作用于远处的靶细胞。

2. 根据细胞因子的结构和功能，可将其分为_____、_____、_____、_____、_____和_____六类。

3. 根据来源和理化性质的不同，可将干扰素分为两型：Ⅰ 型干扰素包括_____和_____两种；Ⅱ 型干扰素即_____，主要由活化的_____细胞和 NK 细胞产生。

4. 集落刺激因子(CSF)中涉及红细胞前体细胞分化成熟的细胞因子是_____，刺激中性粒细胞分化发育的是_____。

5. 细胞因子作用的特性主要指_____性、_____性、_____性和拮抗性。

6. 最初由白细胞产生又在白细胞间发挥作用的细胞因子是_____，最早被发现的细胞因子是_____，能引起肿瘤出血坏死的细胞因子是_____。

7. 根据趋化性细胞因子结构特征和功能的不同,可将其分为_____、_____、_____和_____四个亚家族,其中对中性粒细胞具有趋化作用的是_____亚家族,主要对淋巴细胞具有趋化作用的是_____亚家族。

8. 细胞因子受体可分为_____、_____、_____和趋化性细胞因子受体等多种类型。

四、简答题
1. 简述细胞因子的共同特点。
2. 简述细胞因子的分类。
3. 简述干扰素的类型及其主要功能。

五、论述题
1. 细胞因子有哪些生物学活性?

参考答案

一、选择题
A 型题(1~23 题)
1. C 2. B 3. D 4. A 5. B 6. D 7. A 8. C 9. E 10. D 11. A 12. C 13. E 14. C 15. E
B 型题(16~30 题)
16. E 17. E 18. A 19. C 20. D 21. E 22. A 23. B 24. D 25. E
X 型题(26~30 题)
26. ABC 27. ABCDE 28. ABD 29. ACD 30. CDE

二、名词解释
1. 细胞因子:是由免疫原、丝裂原或其他因子刺激细胞所产生的低分子量可溶性蛋白质,为生物信息分子,具有调节固有免疫和适应性免疫应答、促进造血,以及刺激细胞活化、增殖和分化等功能。

2. 白细胞介素:最初是指由白细胞产生又在白细胞间发挥调节作用的细胞因子,后来发现许多 IL 除白细胞外,其他细胞也可产生白细胞介素;除白细胞外,白细胞介素也作用于其他的靶细胞。

3. 干扰素:是最早发现的细胞因子,具有干扰病毒感染和复制的能力。

4. 肿瘤坏死因子(TNF):是在 1975 年发现的一种能使肿瘤发生出血、坏死的细胞因,分为 TNF-α 和淋巴毒素(lymphotoxin,LT),肿瘤坏死因子在调节适应性免疫、杀伤靶细胞和诱导细胞凋亡等过程中发挥重要作用。

5. 集落刺激因子:指能刺激多能造血干细胞和不同发育分化阶段的造血祖细胞增殖、分化的细胞因子。

三、填空题
1. 自分泌　旁分泌　内分泌
2. 白细胞介素　干扰素　肿瘤坏死因子　趋化性细胞因子　生长因子
3. INF-α　IFN-β　INF-γ　T 细胞
4. EPO　GM-CSF
5. 多效性　重叠性　协同性
6. 白细胞介素　干扰素　肿瘤坏死因子
7. CC　CXC　C　CX3C　CXC　C
8. Ⅰ型细胞因子受体　Ⅱ型细胞因子受体　肿瘤坏死因子受体

四、简答题
1. 答:(1)多为小分子(8~10kD)多肽;(2)在较低浓度下即有生物学活性;(3)通过结合细胞表面高亲和力受体发挥生物学效应;(4)以自分泌、旁分泌或内分泌形式发挥作用;(5)具有多效性、重叠性、拮抗性或协同性。

2. 答:根据结构和功能,细胞因子可分为白细胞介素、干扰素、肿瘤坏死因子家族、集落刺激因子、趋化因子和生长因子等多种类型。

(1)白细胞介素(IL):最初是指由白细胞产生又在白细胞间发挥调节作用的细胞因子,后来发现许多 IL 除白细胞外,其他细胞也可产生白细胞介素;除白细胞外,白细胞介素也作用于其他的靶细胞。

(2)干扰素(IFN)家族:最早发现的细胞因子,具有干扰病毒感染和复制的能力。

(3)肿瘤坏死因子超家族(TNF):是在 1975 年发现的一种能使肿瘤发生出血、坏死的细胞因子,分为 TNF-α 和淋巴毒素(LT),肿瘤坏死因子在调节适应性免疫、杀伤靶细胞和诱导细胞凋亡等过程中发挥重要作用。

(4)集落刺激因子(CSF):指能刺激多能造血干细胞和不同发育分化阶段的造血祖细胞增殖、分化的细胞因子。

(5)趋化因子家族(chemokine):根据结构特征和功能分为 4 种亚家族:①CC 亚家族;②CXC 亚家族;③C 亚家族;④CX3C 亚家族。

(6)另外还有许多其他细胞因子如生长因子等。

3. 答:干扰素可分为Ⅰ型和Ⅱ型干扰素:Ⅰ型干扰素包括 IFN-α、IFN-β、IFN-ε、IFN-ω 和 IFN-κ,IFN-α 主要由浆细胞样树突状细胞,淋巴细胞,单核-巨噬细胞产生,其主要功能是抗病毒,免疫调节,促进 MHC Ⅰ类分子和Ⅱ类分子的表达;IFN-β 主要由成纤维细胞产生,有抗病毒,抗细胞增殖,免疫调节,促进 MHC Ⅰ类分子和Ⅱ类分子的表达的作用;Ⅱ型干扰素即 IFN-γ,由活化 T 细胞和 NK 细胞产生,具有激活巨噬细胞,抗病毒,促进 MHC 分子表达和抗原提呈,诱导 Th1 细胞分化,抑制 Th2 细胞分化的功能。

五、论述题

1. 答:细胞因子在调节固有免疫应答、适应性免疫应答、刺激造血、诱导细胞凋亡、直接杀伤靶细胞和促进损伤组织的修复等方面发挥着重要作用。

(1)调节固有免疫应答:参与机体固有免疫应答的细胞主要有树突状细胞,单核-巨噬细胞、中性粒细胞、NK 细胞、NKT 细胞、γδT 细胞、B-1 细胞以及嗜酸性粒细胞和嗜碱性粒细胞等。细胞因子对这些细胞发挥多种重要的调节作用。

(2)调节适应性免疫应答:细胞因子调控 B 细胞和 αβT 细胞的发育、分化和效应功能的发挥。

(3)刺激造血:骨髓和胸腺微环境中产生的细胞因子尤其是集落刺激因子对调控造血细胞的增殖和分化起着关键作用。

(4)促进凋亡,直接杀伤靶细胞:在肿瘤坏死因子超家族中,有几种细胞因子可直接杀伤靶细胞或诱导细胞凋亡。

(5)促进创伤的修复:多种细胞因子在组织损伤的修复中扮演重要角色,如转化生长因子 β、血管内皮生长因子、成纤维细胞生长因子和表皮生长因子等。

(梁淑娟 肖伟玲)

第七章 白细胞分化抗原和黏附分子

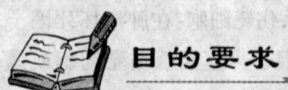

掌握：①白细胞分化抗原和 CD 的概念；②黏附分子的概念和分类；③黏附分子的功能。

熟悉：①在 T、B 免疫应答中发挥重要作用的 CD 分子。

了解：①人 CD 分组；②CD 和黏附分子及其单克隆抗体的临床应用。

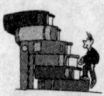

免疫应答过程有赖于免疫系统中细胞间的相互作用，包括细胞间直接接触和通过分泌细胞因子或其他活性分子介导的作用。免疫细胞之间相互识别的物质基础是细胞表面功能分子，包括细胞表面的多种抗原、受体和其他分子。有些细胞表面功能分子通常也称为细胞表面标记(cell surface marker)。

一、白细胞分化抗原

是指在血细胞分化成熟为不同谱系、分化不同阶段以及细胞活化中，出现或消失的细胞表面标志分子。

二、CD

CD 又称为分化群，是以单克隆抗体鉴定为主的方法，将来自不同实验室的单克隆抗体所识别的同一分化抗原，其编码基因及其分子表达的细胞均鉴定明确者，统称为 CD 分子。

三、与免疫功能相关的 CD 分子

1. 与 T 细胞、B 细胞活化有关的 CD 分子：CD3 参与 TCR 信号转导，CD4 和 CD8 辅助 TCR 识别抗原并参与细胞活化的信号转导；CD79a 和 CD79b 参与 BCR 的信号转导，CD19/CD21/CD81 复合物辅助 BCR 识别抗原参与信号转导；T 细胞(CD40L) - B 细胞(CD40)，T 细胞(CD28、CTLA-4) - APC(CD80、CD86)，参与 T 细胞活化以及 T-B 细胞间协作。

2. 与 NK 细胞有关的 CD 分子：CD94、CD158 ~ CD161、CD226、CD134、CD335 ~ CD337 等，调节 NK 细胞杀伤活性，参与信号转导。

3. 与调理吞噬、ADCC 和超敏反应有关的 CD 分子：补体受体 CR1 ~ CR4（分别为 CD35、CD21、CD11b/CD18 和 CD11c/CD18），参与调理吞噬，活化免疫细胞。IgGFc 受体(CD64、CD32、CD16)、IgAFc 受体(CD89) 和 IgEFc 受体(FcεRI、CD23) 参与调理吞噬、ADCC 和超敏反应。

4. 归巢受体和地址素：白细胞(LFA-1 即 CD11a/CD18) - 内皮细胞(ICAM-1/CD54)。初始 T 细胞(L-选择素) - 高内皮静脉(CD34 等)，参与淋巴细胞再循环和炎症反应。

四、细胞黏附分子

1. 细胞黏附分子：是指众多介导细胞间或细胞与细胞外基质间相互接触和结合的分子的统称。黏附分子以配体-受体相对应的形式发挥作用，参与细胞的识别与活化、信号转导、细胞的增殖与分化、细胞的伸展与移动等。

2. 细胞黏附分子的分类：(1) 整合素家族：属于黏附分子重要成员，主要介导细胞与细胞外基质的黏附，使细胞得以附着成整体。整合素家族成员还介导白细胞与血管内皮细胞等细胞间的黏附。(2) 选择素家族(selectin family)：成员有 L-选择素、P-选择素和 E-选择素，在白细胞与内皮细胞黏附、炎症发生，以及淋巴细胞归巢中发挥重要作用。

五、黏附分子的功能

1. 是免疫细胞识别过程中辅助受体和协同刺激或抑制信号，参与 APC 呈递抗原、抗原的识别、免疫细胞间相互协作、CTL 杀伤靶细胞等功能。

2. 炎症反应中白细胞与血管内皮细胞黏附：黏

附分子介导了中性粒细胞沿血管壁的滚动和最初的结合,随后中性粒细胞IL-8受体结合至内皮细胞膜型IL-8,刺激中性粒细胞表面LFA-1和Mac-1等整合素分子表达上调并活化,同内皮细胞表面由促炎因子诱导表达的ICAM-1结合,对于中性粒细胞与内皮细胞的黏附和穿出血管内皮细胞到炎症部位发挥关键作用。

3. 参与淋巴细胞归巢:淋巴细胞上的归巢受体与血管内皮细胞上的地址素相互黏附,使淋巴细胞向外周淋巴器官、皮肤炎症部位以及黏膜相关淋巴组织回归。

测 试 题

一、选择题

A 型题(1~15 题)

1. 白细胞分化抗原是指:
    A. 白细胞在分化过程中出现的各种膜分子
    B. T、B 淋巴细胞在分化过程中出现的各种膜分子
    C. B 细胞在分化过程中出现的各种膜分子
    D. 淋巴细胞分化过程中出现的各种膜分子
    E. 血细胞在分化成熟为不同谱系、分化的不同阶段及活化过程中出现或消失的细胞表面标记分子

2. B 细胞所不具备的分化抗原是:
    A. CD8   B. CD19   C. CD20
    D. CD21   E. CD22

3. T 细胞所不具备的分化抗原是:
    A. CD2   B. CD3   C. CD4
    D. CD8   E. CD19

4. 下列分子属于整合素家族成员的是:
    A. VLA-4   B. ICAM-1   C. VCAM-1
    D. CD4   E. CD8

5. CD4 分子主要表达在哪一种细胞上:
    A. 辅助性 T 细胞(Th)
    B. 细胞毒 T 细胞(CTL 或 Tc)
    C. NK 细胞
    D. B 细胞
    E. 中性粒细胞

6. CD8 分子主要表达在下列哪种细胞上:
    A. 单核细胞   B. 巨噬细胞   C. Th 细胞
    D. Tc 细胞   E. NK 细胞

7. 在 TCR 识别抗原的信号转导过程中起关键作用的 CD 分子是:
    A. CD2   B. CD3   C. CD4
    D. CD8   E. CD28

8. 人类免疫缺陷病毒(HIV)的受体是:
    A. CD2   B. CD3   C. CD4
    D. CD8   E. CD28

9. 下列哪种免疫分子具有黏附作用:
    A. CD3   B. mIg   C. CKR
    D. Igα/Igβ   E. P 选择素

10. 选择素分子与配体结合的部位是:
    A. C 型凝集素样结构域
    B. 表皮生长因子样结构域
    C. 补体调控蛋白结构域
    D. 跨膜区
    E. 胞浆区

11. 选择素识别的配体主要是:
    A. CD21   B. CD31   C. CD28
    D. 钙黏蛋白   E. CD15s

12. 介导血流中中性粒细胞与血管内皮细胞初始黏附的是:
    A. 整合素家族   B. IgSF
    C. 选择素家族   D. 钙黏蛋白家族
    E. 细胞因子受体家族

13. L 型选择素主要表达于哪种细胞:
    A. 白细胞   B. 红细胞   C. 单核细胞
    D. 血小板   E. 粒细胞

14. 可表达归巢受体的细胞是:
    A. 树突状细胞   B. 记忆 T 细胞
    C. 红细胞   D. 巨噬细胞
    E. 中性粒细胞

15. 下列哪项不是黏附分子的作用:
    A. 参与淋巴细胞归巢   B. 参与免疫应答
    C. 参与炎症的形成   D. 参与血栓的形成
    E. 参与补体的激活

B 型题(16~25 题)

(16~20 题)
    A. CD3   B. CD4   C. CD8
    D. CD28   E. CD21

16. Th 细胞识别抗原的辅助受体是:

17. TCR 识别抗原后转导活化信号的是：
18. 人类免疫缺陷病毒的受体是：
19. CTL 识别抗原的辅助受体是：
20. EB 病毒的受体是：
(21～25 题)
　　A. CD23　　B. CD28　　C. B7
　　D. ICAM–1　　E. CD64
21. IgEFc 受体是：
22. CTLA–4 的配体是：
23. 能与 B7 分子结合，促进 T 细胞活化的 CD 分子是：
24. LFA–1 的配体是：
25. CD28 的配体是：

X 型题(26～31 题)

26. 能与 CD80/CD86 结合，对 T 细胞的活化产生正或负作用的 CD 分子是：
　　A. CD28　　B. CD21　　C. CD19
　　D. CD152　　E. CD3
27. 能与某些病毒结合的 CD 分子是：
　　A. CD4　　B. CD6　　C. CD8
　　D. CD21　　E. CD16
28. 与 B 细胞活化和信号传导有关的 CD 分子是：
　　A. CD19　　B. CD21　　C. CD28
　　D. CD40　　E. CD3
29. 人类各种 T 细胞共同表达的 CD 分子是：
　　A. CD2　　B. CD4　　C. CD3
　　D. CD8　　E. CD16
30. 选择素家族成员正确的描述是：
　　A. 两条肽链借非共价键连接而成
　　B. 胞膜外区具有 C 型凝集素样结构域
　　C. 胞膜外区具有表皮生长因子样结构域
　　D. 胞膜外区具有补体调节蛋白结构域
　　E. 识别的配体是同型分子
31. 属于整合素家族的黏附分子是：
　　A. LFA–1　　B. ICAM–2　　C. ICAM–3
　　D. VLA–4　　E. Mac–1

二、名词解释

1. 白细胞分化抗原(leukocyte differentiation antigen)
2. CD(cluster of differentiation)
3. 细胞黏附分子(adhesion molecules)
4. 整合素家族(integrin family)
5. 淋巴细胞归巢(lymphocyte homing)

三、填空题

1. 人白细胞分化抗原按照其执行的功能，主要可分为_____、_____、_____以及黏附分子等。
2. 白细胞分化抗原大多都是跨膜的蛋白质，分为_____区、_____区和_____区。
3. 白细胞分化抗原根据其胞膜外区的结构特点，可分为不同的家族，常见的白细胞分化抗原有_____、_____、C 型凝集素超家族、整合素超家族、肿瘤坏死因子超家族和肿瘤坏死因子受体超家族等。
4. CD4 分子的胞膜外区的第一个结构域是_____病毒的识别部位。
5. 选择素家族成员包括_____、_____和_____，在白细胞与内皮细胞黏附、炎症发生以及淋巴细胞归巢中发挥重要作用。
6. 选择素分子识别的受体大多是一些表达于白细胞、内皮细胞和某些肿瘤细胞表面的寡糖基团，主要是_____或类似结构物质。
7. 选择素多为跨膜分子，其家族成员胞膜外区结构由_____、_____和_____组成。
8. 淋巴细胞归巢是指淋巴细胞的定向移动，包括_____以及_____。

四、简答题

1. 简述黏附分子的主要生物学功能。

五、论述题

1. 试述 CD 和黏附分子及其单克隆抗体在临床上的应用。

参考答案

一、选择题

A 型题(1～15 题)
1. E 2. A 3. E 4. A 5. A 6. D 7. B 8. C 9. E 10. A
11. E 12. C 13. A 14. B 15. E

B 型题(16～25 题)
16. B 17. A 18. B 19. C 20. E 21. A 22. C 23. B
24. D 25. C

X 型题(26～31 题)
26. AD 27. AD 28. ABD 29. AC 30. BCD 31. ADE

二、名词解释

1. 白细胞分化抗原：指在血细胞分化成熟为不同谱系、分化不同阶段以及细胞活化中，出现或消失的细胞表面标志分子。

2. CD(cluster of differentiation)：又称为分化群，是以单克隆抗体鉴定为主的方法，将来自不同实验室的单克隆抗体所识别的同一分化抗原，其编码基因及其分子表达的细胞均鉴定明确者，统称为 CD 分子。

3. 细胞黏附分子(adhesion molecules)：是指众多介导细胞间或细胞与细胞外基质间相互接触和结合的分子的统称。黏附分子以配体-受体相对应的形式发挥作用，参与细胞的识别与活化、信号转导、细胞的增殖与分化、细胞的伸展与移动等。黏附分子在免疫应答、炎症发生、凝血、肿瘤转移以及创伤愈合等一系列重要的生理和病理过程中发挥重要的作用。

4. 整合素家族(integrin family)：属于黏附分子，主要介导细胞与细胞外基质的黏附，使细胞得以附着成整体。整合素家族成员还介导白细胞与血管内皮细胞等细胞间的黏附。

5. 淋巴细胞归巢(lymphocyte homing)：是指淋巴细胞的定向游动，包括成熟淋巴细胞向外周淋巴器官归巢、淋巴细胞再循环以及淋巴细胞向炎症部位迁移。

三、填空题

1. 受体 MHC 分子 协同刺激分子
2. 胞膜外区 跨膜区 胞质区
3. 免疫球蛋白超家族 细胞因子受体超家族
4. HIV 5. L-选择素 P-选择素 E-选择素
6. 唾液酸化的路易斯寡糖
7. C 型凝集素结构域 表皮生长因子样结构域 补体调节蛋白结构域
8. 淋巴细胞再循环 淋巴细胞向炎症部位迁移

四、问答题

1. 答：(1) 是免疫细胞识别过程中辅助受体和协同刺激或抑制信号，参与 APC 呈递抗原、抗原的识别、免疫细胞间相互协作、CTL 杀伤靶细胞等功能。(2) 炎症反应中白细胞与血管内皮细胞黏附：黏附分子介导了中性粒细胞沿血管壁的滚动和最初的结合，随后中性粒细胞 IL-8 受体结合至内皮细胞膜型 IL-8，刺激中性粒细胞表面 LFA-1 和 Mac-1 等整合素分子表达上调并活化，同内皮细胞表面由促炎因子诱导表达的 ICAM-1 结合，对于中性粒细胞与内皮细胞紧密的黏附和穿出血管内皮细胞到炎症部位发挥关键作用。(3) 参与淋巴细胞归巢：淋巴细胞上的归巢受体与血管内皮细胞上的地址素相互黏附，使淋巴细胞向外周淋巴器官、皮肤炎症部位以及黏膜相关淋巴组织回归。

五、论述题

1. 答：(1) 阐明发病机制：CD4 分子胞膜外区第一个结构域是人类免疫缺陷病毒(HIV)外壳蛋白 gp120 识别的部位，HIV 感染 CD4 阳性细胞后，使细胞破坏，导致获得性免疫缺陷综合症发病；CD18 基因缺陷导致 LFA-1 和 Mac-1 等整合素分子功能不全，引发白细胞黏附缺陷(LAD)。(2) 协助疾病诊断：检测人外周血 CD4/CD8 比值和 CD4 阳性 T 细胞的绝对数，对于诊断 HIV 和判断病情有重要参考价值。正常人外周血 CD4/CD8 比值在 1.7-2.0 左右，当 HIV 感染后，CD4/CD8 比值迅速降低甚至倒置，若外周血 CD4 阳性 T 细胞数目降至 200 个/μl，则为疾病恶化的先兆。此外，CD 单克隆抗体为白血病、淋巴瘤的免疫学分型提供了精确的手段。(3) 用于疾病的防治：抗 CD3、CD25 等单克隆抗体在临床上作为免疫抑制剂用于抑制排斥反应，已取得明显疗效；抗 CD 分子的 mAb 交联某些毒素可形成免疫毒素，选择性杀伤某些肿瘤细胞。

(邱大琳 孙 萍)

第八章 主要组织相容性复合体及其编码分子

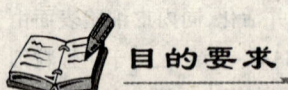

掌握：①MHC、HLA的概念；②经典的HLA Ⅰ、Ⅱ类分子结构、组织分布及其功能特点；③MHC的生物学功能。

熟悉：①人类HLA复合体定位、结构；②MHC多态性的相关概念及产生机制；③MHC分子与抗原肽的相互作用。

了解：①免疫功能相关基因的产物及功能；②HLA与临床医学。

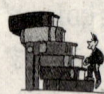

主要组织相容性复合体（MHC）：是编码主要组织相容性抗原的基因群，这群基因彼此紧密连锁，位于同一条染色体上。小鼠MHC称为H-2复合体；人的MHC称为HLA复合体，其产物称为HLA分子或HLA抗原。

一、MHC结构及其多基因特性

MHC由Ⅰ类、Ⅱ类和Ⅲ类基因组成，具有多基因特性。

1. 经典的MHC Ⅰ类和Ⅱ类基因：HLA基因位于人第6号染色体，经典的HLA Ⅰ类基因（HLA Ⅰa基因）包括A、B、C三个基因座位（分别编码相应Ⅰ类分子的α链）；经典的HLA Ⅱ类基因包括DP、DQ和DR三个亚区，每一亚区又包括A、B基因座位，分别编码Ⅱ类分子的α链和β链。

2. Ⅰ类、Ⅱ类基因的表达产物：经典的HLA Ⅰ类分子由α链和β2-m组成，α链由经典的Ⅰ类基因编码，β2-m由第15号染色体编码。Ⅰ类分子α链胞外段有三个结构域α1、α2、α3，远膜端的两个结构域α1和α2构成抗原结合槽。HLA Ⅰ类分子分布于所有有核细胞的表面。经典Ⅱ类分子由α链和β链组成，由经典的HLA Ⅱ类基因编码。Ⅱ类分子α链和β链各有两个胞外结构域α1、α2、β1、β2，其中α1和β1共同形成抗原结合槽。HLA Ⅱ类分子仅表达于淋巴组织中的某些细胞表面，如专职的APC、胸腺上皮细胞和活化的T细胞表面。

3. 免疫功能相关基因：(1)血清补体成分编码基因：此类基因属于经典的Ⅲ类基因，位于HLA复合体中部的Ⅲ类基因区，编码产物为C4B、C4A、Bf和C2等。(2)抗原加工提呈相关基因：①蛋白酶体β亚单位基因，其产物构成蛋白酶体β亚单位，参与内源性抗原的酶解；②抗原加工相关转运物基因，其产物是TAP，参与内源性抗原的转运；③HLA-DM基因，产物是HLA-DM分子，参与外源性抗原的加工提呈；④HLA-DO基因，产物是HLA-DO分子，是HLA-DM的负向调控蛋白；⑤TAP相关蛋白基因，其产物是tapasin，参与Ⅰ类分子在内质网的装配和内源性抗原的加工提呈。(3)非经典的Ⅰ类基因：①HLA-E，其产物HLA-E分子，表达于各种组织细胞，在羊膜和滋养层细胞表面高表达，可能参与病毒的免疫逃逸和母胎免疫耐受；②HLA-G，产物HLA-G分子；主要分布于母胎界面绒毛外滋养层细胞，在母胎耐受中发挥作用。(4)炎症相关基因：①肿瘤坏死因子基因家族，其产物参与炎症、抗病毒和抗肿瘤免疫应答；②转录调节基因，产物参与调节转录因子NF-κB的活性；③MHC Ⅰ类相关基因（MIC）家族，产物MIC是NK细胞及活性受体NKG2D的配体，不同的MICA等位基因在启动NK杀伤活性上可能存在差异；④热休克蛋白基因家族，其产物参与炎症反应，并作为分子伴侣参与内源性抗原的加工和提呈。

二、MHC的多态性

1. 多态性（polymorphism）：指一个基因座位上存

在多个等位基因,系一群体概念,即群体中不同个体可拥有不同的等位基因。生物学意义:群体水平上赋予人类的生存优势。

2. 连锁不平衡和单体型:连锁不平衡指分属两个或两个以上基因座位的等位基因,同时出现在一条染色体上的几率高于随机出现的频率。单体型指的是染色体上 MHC 不同座位等位基因的特定组合。

三、MHC 分子与抗原肽的相互作用

1. MHC 分子和抗原肽相互作用的分子基础:抗原肽上和 MHC 分子结合的特定部位,称为锚定位;抗原肽中锚定位上的氨基酸残基称为锚定残基。

2. MHC 和抗原肽相互作用的特点:专一性与包容性。

四、MHC 的生物学功能

1. 作为抗原提呈分子参与适应性免疫应答:T 细胞以其 TCR 实现对抗原肽和 MHC 分子的双重识别;被 MHC 分子结合并提呈的成分,可以是自身抗原,甚至是 MHC 分子本身;MHC 是疾病易感性个体差异的主要决定者;MHC 参与构成种群基因结构的异质性。

2. 作为调节分子参与固有免疫应答:经典的Ⅲ类基因为补体成分编码,参与炎症反应、对病原体的杀伤和免疫性疾病的发生;非经典Ⅰ类基因和 MICA 基因产物可作为配体分子,以不同的亲和力结合激活性和抑制性受体,调节 NK 细胞和部分杀伤细胞的活性;炎症相关基因参与启动和调控炎症反应。

五、HLA 与临床医学

1. HLA 与器官移植:器官移植的成败主要取决于供、受者 HLA 等位基因的匹配程度,故移植前,需确定供、受者间的组织相容性,涉及 HLA 分型和交叉配型。

2. HLA 异常表达和临床疾病:恶变细胞 HLAⅠ类分子的表达往往减弱甚至缺如,导致肿瘤逃脱免疫监视,与肿瘤的发生、发展有关;在某些情况下,如胰岛素依赖型糖尿病中的胰岛 β 细胞可被诱导表达Ⅱ类分子,从而启动自身免疫应答,产生自身免疫性疾病。

3. HLA 与疾病关联:HLA 是机体对疾病易感的主要遗传成分,包括阳性关联和阴性关联,如强直性脊柱炎患者中 HLA - B27 阳性率高达 58% ~ 97%,而健康对照人群仅为 1% ~ 8%,由此确定强直性脊柱炎和 HLA - B27 属阳性关联。

4. HLA 与亲子鉴定和法医学:用于亲子鉴定和确定死亡者的身份。

测 试 题

一、选择题

A 型题(1~14 题)

1. 关于 HLAⅡ类分子的描述,错误的是
   A. 主要存在于 B 细胞、抗原提呈细胞和活化的 T 细胞表面
   B. 对 Th 细胞的活化起限制作用
   C. 由人类第 6 对染色体短臂上 HLA 复合体编码
   D. 由两条糖肽链借非共价键连接而成
   E. 能与辅助受体 CD8 分子结合

2. HLAⅠ类分子存在于
   A. 所有白细胞的表面
   B. B 细胞、巨噬细胞和活化的 T 细胞表面
   C. 主要脏器组织细胞表面
   D. 所有有核细胞表面
   E. 红细胞表面

3. 静止 T 细胞所表达的 MHC 分子是
   A. MHCⅠ、Ⅱ、Ⅲ类分子   B. MHCⅠ、Ⅱ类分子
   C. MHCⅠ、Ⅲ类分子   D. MHCⅡ类分子
   E. MHCⅠ类分子

4. 不表达 HLAⅠ类分子的细胞是
   A. T 淋巴细胞   B. B 淋巴细胞
   C. 成熟红细胞   D. 上皮细胞
   E. 中性粒细胞

5. 不表达 HLAⅡ类分子的细胞是
   A. 中性粒细胞   B. 活化的 Th 细胞
   C. 巨噬细胞   D. B 淋巴细胞
   E. 树突状细胞

6. 人类 MHC 定位于
   A. 第 17 号染色体   B. 第 6 号染色体
   C. 第 9 号染色体   D. 第 26 号染色体
   E. 第 16 号染色体

7. 下列分子中,非 MHC 基因编码的是
   A. β2 微球蛋白(β2 - m)
   B. HLAⅠ类分子的 α 链
   C. HLAⅡ类分子的 α 链
   D. HLAⅡ类分子的 β 链

E. HLA Ⅲ类分子

8. HLA Ⅱ类分子的抗原结合槽位于
    A. α1 和 β1 结构域之间
    B. α1 和 α2 结构域之间
    C. β1 和 β2 结构域之间
    D. α1 结构域与 β2 - m 之间
    E. α2 结构域和 β2 - m 之间

9. HLA Ⅲ类基因的编码产物是
    A. β2 - m   B. TAP   C. LMP
    D. Bf   E. HLA - DM 分子

10. 与强直性脊柱炎的发生密切相关的 HLA 分子是
    A. HLA - DR3   B. HLA - B8   C. HLA - B27
    D. HLA - B7   E. HLA - A5

11. 关于 MHC Ⅱ类分子的描述,错误的是
    A. 表达于巨噬细胞的表面
    B. 表达于 B 细胞表面
    C. 运载提呈内源性抗原
    D. MHC Ⅱ类基因编码
    E. 能与辅助受体 CD4 分子结合

12. 可介导内源性抗原肽转运到内质网的分子是
    A. LMP   B. HLA Ⅱ类分子   C. TAP
    D. HLA - DM 分子   E. HLA Ⅰ类分子

13. 非经典 HLA Ⅰ类基因位于
    A. HLA - DR 座位   B. HLA - E 座位
    C. HLA - B 座位   D. HLA - DP 座位
    E. HLA - DQ 座位

14. HLA Ⅱ类基因位于
    A. HLA - A 座位
    B. HLA - A、B、C 座位
    C. HLA - DR 座位
    D. HLA - DR、DP、DQ 座位
    E. HLA - DQ 座位

B 型题(15 ~ 25 题)

(15 ~ 18 题)
    A. HLA - B 座位
    B. HLA - A、B、C 座位
    C. HLA - DR 与 DP 座位之间
    D. HLA - DR、DP、DO 座位之间
    E. HLA - E 座位

15. 编码 HLA Ⅰ类分子的基因位于
16. 编码 HLA Ⅱ类分子的基因位于
17. 编码非经典 HLA Ⅰ类分子的基因位于
18. HLA 复合体中等位基因数量最多的是

(19 ~ 23 题)
    A. TPA 座位   B. HLA - DR 座位
    C. HLA - G 座位   D. HLA - B 座位
    E. 经典的 HLA Ⅲ类基因

19. 经典 HLA Ⅰ类基因位于
20. 非经典 HLA Ⅰ类基因位于
21. 经典 HLA Ⅱ类基因位于
22. 编码补体成分的基因位于
23. 与内源性抗原肽转运相关的基因位于

(24 ~ 25 题)
    A. 成熟红细胞   B. 淋巴细胞
    C. 血小板   D. 胸腺上皮细胞
    E. 树突状细胞

24. 可表达 HLA Ⅰ类分子的无核细胞是
25. 不表达 HLA Ⅰ类分子和 HLA Ⅱ类分子的细胞是

X 型题(26 ~ 29 题)

26. HLA Ⅱ类基因包括
    A. HLA - DR 基因   B. HLA - E 基因
    C. HLA - A 基因   D. HLA - DP 基因
    E. HLA - DQ 基因

27. HLA Ⅰ类分子的功能是
    A. 主要识别和提呈外源性抗原
    B. 主要识别和提呈内源性抗原
    C. 与辅助受体 CD8 分子结合
    D. 对 CTL 的识别起限制作用
    E. 与辅助受体 CD4 分子结合

28. 参与外源性抗原的加工与提呈的 HLA 分子是
    A. HLA - DR、DP、DQ 基因编码的产物
    B. HLA - A、B、C 基因编码的产物
    C. HLA - DM 基因编码的产物
    D. TAP 基因编码的产物
    E. HLA - G 基因编码的产物

29. MHC Ⅱ类分子存在于
    A. 静止 T 细胞   B. B 细胞   C. NK 细胞
    D. 树突状细胞   E. 巨噬细胞

二、名词解释

1. 主要组织相容性复合体(major histocompatibility complex, MHC)
2. 人类白细胞抗原(human leukocyte antigen, HLA)

3. 连锁不平衡(linkage disequilibrium)
4. HLA 多态性(polymorphism)
5. 单体型(haplotype)

三、填空题

1. 小鼠的 MHC 称为＿＿＿＿，定位于＿＿＿＿号染色体。
2. 人的 MHC 称为＿＿＿＿，定位于＿＿＿＿号染色体。
3. 经典的 HLA Ⅰ类基因包括＿＿＿、＿＿＿、＿＿＿三个座位，经典的 HLA Ⅱ类基因由＿＿＿、＿＿＿、＿＿＿三个亚区组成。
4. HLA Ⅰ类分子由＿＿＿和＿＿＿组成，其抗原结合槽由＿＿＿和＿＿＿结构域组成。
5. HLA Ⅱ类分子由＿＿＿和＿＿＿组成，其抗原结合槽由＿＿＿和＿＿＿结构域组成。
6. MHC Ⅰ类分子的主要功能是提呈＿＿＿；MHC Ⅱ类分子的主要功能是提呈＿＿＿。
7. HLA Ⅰ类分子广泛分布于＿＿＿；HLA Ⅱ类分子主要分布于＿＿＿、＿＿＿和＿＿＿等细胞表面。

四、简答题

1. 简述 HLA 三种类型分子的组织分布。
2. 简述 HLA Ⅰ、Ⅱ类分子的分子结构及其与抗原肽相互作用的特点。
3. 简述 MHC 的功能。
4. 简述 HLA 与临床医学的关系。

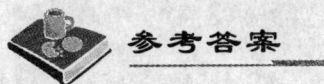

参考答案

一、选择题

A 型题(1～14 题)
1. E 2. D 3. E 4. C 5. A 6. B 7. A 8. A 9. D 10. C 11. C 12. C 13. B 14. D

B 型题(15～25 题)
15. B 16. D 17. E 18. A 19. D 20. C 21. B 22. E 23. A 24. C 25. A

X 型题(26～29 题)
26. ADE 27. BCD 28. AC 29. BDE

二、名词解释

1. 主要组织相容性复合体(MHC)：是编码主要组织相容性抗原的基因群,这群基因彼此紧密连锁,位于同一条染色体上。
2. 人类白细胞抗原(HLA)：人的 MHC 称为 HLA,是人类的主要组织相容性抗原,因其首先在人白细胞表面发现故名 HLA。
3. 连锁不平衡：指 HLA 基因复合体中,分属两个或两个以上基因座位的等位基因同时出现在一条染色体上的几率高于随机出现的频率的现象。
4. HLA 的多态性(polymorphism)：是指一个基因座位上存在多个等位基因。
5. 单元型(haplotype)：是指在同一条染色体上 HLA 等位基因的组合。

三、填空题

1. H-2 复合体　第 17
2. HLA 复合体　第 6
3. A　B　C　DP　DQ　DR
4. α 链　β2-m　α₁　α₂
5. α 链　β 链　αl　βl
6. 内源性抗原肽　外源性抗原肽
7. 有核细胞表面　专职抗原提呈细胞　胸腺上皮细胞　人活化的 T 细胞

四、简答题

1. 答：HLA Ⅰ类分子广泛分布于所有有核细胞及血小板和网织红细胞表面；HLA Ⅱ类分子主要表达于巨噬细胞、树突状细胞、B 细胞等专职抗原提呈细胞及胸腺上皮细胞和活化 T 细胞表面；HLA Ⅲ类分子主要分布于血清中。

2. 答：HLA Ⅰ、Ⅱ类分子的分子结构：HLA Ⅰ类分子是由 β2-m 借非共价键连接组成的糖蛋白分子。α 链由胞外区、跨膜区和胞内区组成,胞外区有三个结构域(α1、α2、α3),近 N 端 α1 和 α2 结构域构成抗原肽结合槽,α3 和 β2-m 属于 IgSF 结构域。HLA Ⅱ类分子是由 α 链和 β 链非共价连接组成的糖蛋白分子。α 链和 β 链均由胞外区、跨膜区和胞内区组成,α 链和 β 链胞外区各有两个结构域(α1、α2；β1、β2),其中 α1 和 β1 共同构成抗原肽结合槽,α2 和 β2 为 IgSF 结构域。

HLA Ⅰ、Ⅱ类分子与抗原肽相互作用的特点：HLA Ⅰ、Ⅱ类分子可通过特定的共同基序选择性地结合抗原肽,两者的结合具有一定的专一性,但非严格的一对一关系,而是一类 HLA 分子识别一群带有特定共同基序的肽段。HLA Ⅰ类分子识别和提呈内源性抗原肽,因抗原结合槽两端封闭,故可接纳氨基酸残基数较少,约8~10个;HLA Ⅱ类分子识别和提呈外源性抗原肽,因抗原结合槽两端开放,故可接纳13~17个氨基酸残基甚至更多。

3. 答:(1)作为抗原提呈分子参与适应性免疫应答。①T细胞以其TCR实现对抗原肽和MHC分子的双重识别。②被MHC分子结合并提呈的成分,可以是自身抗原,甚至是MHC分子本身。③MHC是疾病易感性个体差异的主要决定者。④MHC参与构成种群基因结构的异质性。(2)作为调节分子参与固有免疫应答。①经典的Ⅲ类基因为补体成分编码,参与炎症反应、对病原体的杀伤和免疫性疾病的发生。②非经典Ⅰ类基因和MICA基因产物可作为配体分子,以不同的亲和力结合激活性和抑制性受体,调节NK细胞和部分杀伤细胞的活性。③炎症相关基因参与启动和调控炎症反应。

4. 答:(1)HLA与器官移植:器官移植的成败主要取决于供、受者HLA等位基因的匹配程度,故移植前需确定供、受者间的组织相容性,涉及HLA分型和交叉配型;(2)HLA分子的异常表达与临床疾病:恶变细胞HLA Ⅰ类分子的表达往往减弱甚至缺如,导致肿瘤逃脱免疫监视,与肿瘤的发生、发展有关;在某些情况下,如胰岛素依赖型糖尿病中的胰岛β细胞可被诱导表达Ⅱ类分子,从而启动自身免疫应答,产生自身免疫性疾病;(3)HLA与疾病关联:HLA是机体对疾病易感的主要遗传成分,包括阳性关联和阴性关联,如强直性脊柱炎患者中HLA-B27阳性率高达58%~97%,而健康对照人群中仅为1%~8%,由此确定强直性脊柱炎和HLA-B27属阳性关联;(4)HLA与亲子鉴定和法医学:用于亲子鉴定和确定死亡者的身份。

(牟东珍 冯永堂)

第九章 B淋巴细胞

掌握：①B细胞主要表面分子及其生物学作用；②B细胞的生物学功能。

熟悉：①B细胞中枢免疫耐受形成机制；②B细胞抗原识别受体多样性的产生机制；③B细胞的亚群及其异同。

了解：①B细胞发育分化过程。

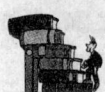

一、B细胞抗原识别受体多样性的产生机制

1. 组合造成的多样性（combinational diversity）：包括众多V区基因片段的组合和轻重链的组合。在V、(D)、J基因片段重排时，只能分别取用众多V、(D)、J基因片段中的1个，因而可产生众多基因片段组合。

2. 连接造成的多样性（junctional diversity）：Ig各基因片段连接往往并不准确，有插入、替换或缺失核苷酸的情况发生，从而产生新的序列，称为连接多样性。在重排过程中，可以丢失或加入数个核苷酸，如TdT能将N-核苷酸加到DNA断端，从而显著增加了BCR的多样性。

3. 体细胞高频突变造成的多样性：体细胞高频突变是在已成熟B细胞已完成V基因重排的基础上发生的，而且只发生在抗原刺激后外周淋巴器官生发中心的B细胞。体细胞高频突变是一种DNA点突变。常见于V区CDR区，尤其是CDR3。突变后可导致抗体亲和力成熟。

二、B细胞中枢免疫耐受形成机制

在骨髓中发育的未成熟B细胞通过克隆清除、受体编辑和失能等机制清除自身反应性B细胞克隆，从而形成对自身抗原的免疫耐受，成熟的B细胞离开骨髓，到达外周淋巴器官并被外来抗原激活，发挥B细胞的适应性免疫应答。

三、B细胞主要表面分子及其生物学作用

1. B细胞抗原受体复合物（B cell receptor, BCR）：B细胞抗原受体复合物是可以识别和结合抗原的胞膜免疫球蛋白（mIg），并传递抗原刺激信号促进B细胞的活化。

(1) mIg：mIg为单体，以四肽链结构存在，包含通过二硫键共价相连的二条重链（IgH）和二条轻链（IgL）。mIg的作用是结合特异性抗原，抗原结合位点位于VH和VL的高变区内。mIgH的胞内部分均很短，这一结构特点决定mIg不能传递抗原刺激产生的信号，而需要其他辅助分子的参与。

(2) Igα(CD79a)/Igβ(CD79b)：为异源二聚体，Igα和Igβ均是Ig基因超家族的成员，有胞外区、穿膜区和相对较长的胞质区。Igα和Igβ的胞内区有ITAM基序，作为信号传导分子传导抗原与BCR结合所产生的信号。

2. B细胞共受体：即CD19/CD21/CD81，B细胞表面的CD19与CD21、CD81以非共价相联，形成一个B细胞特异的多分子活化辅助受体，其作用是增强B细胞对抗原刺激的敏感性。CD21即CR2，亦为C3d受体，CD21也是B细胞上的EB病毒受体。

3. 协同刺激分子：

(1) CD40：CD40组成性地表达于成熟B细胞，属肿瘤坏死因子受体家族。CD40的配体为CD40L，表达于活化T细胞。CD40与CD40L的结合在B细胞分化成熟中起重要的作用。

(2) CD80和CD86：CD80和CD86在静息B细胞不表达或低表达，在活化B细胞表达增强。其受体是T细胞表面的CD28或CTLA-4，提供T细胞活化的第二信号。

(3)其他表面分子:①CD20:表达于除浆细胞外的发育分化各阶段的 B 细胞,可能通过调节跨膜钙离子流动直接对 B 细胞起作用,在 B 细胞增殖和分化中起重要的调节作用。②CD22:特异表达于 B 细胞。CD22 与唾液酸聚糖分子(如 CD45RO、CD75)结合,介导 B 细胞-单核细胞、B-T 及 B-B 细胞之间的作用。③CD32:即 FcγRIIb,参与 B 细胞的负反馈调节。

四、B 细胞的亚群及其异同

根据是否表达 CD5 分子,将 B 细胞分为两个亚群,即 $CD5^+B-1$ 细胞和 $CD5^-B-2$ 细胞,B-1 细胞主要产生低亲和力的 IgM,参与固有免疫;B-2 细胞即通常所说的 B 细胞,是参与适应性体液免疫的主要细胞,两种细胞的主要区别如下表:

性质	B-1 细胞	B-2 细胞
CD5 分子表达	+	-
更新的方式	自我更新	由骨髓产生
自发性 Ig 产生	高	低
针对的抗原	碳水化合物	蛋白质类
分泌的 Ig 类别	IgM >> IgG	IgG >> IgM
特异性	多反应性	单特异性
体细胞高频突变	低/无	高
免疫记忆	少/无	有

五、B 细胞的主要功能

1. 产生抗体介导体液免疫应答

(1)中和作用:B 细胞产生的抗体可发挥中和作用。能与病原体结合的抗体,可阻断病原体与靶细胞的结合,抗体的这个作用称为中和作用。抗体的中和作用在中和细菌毒素的作用中也起重要作用。

(2)调理作用:抗体与病原体表面结合,结合病原体的抗体的 Fc 段又与吞噬细胞表面的 Fc 受体结合,将病原体带至吞噬细胞表面,使之易被吞噬。抗体的这个作用称为调理作用。抗体与病原体表面结合后,激活补体,并形成抗原-抗体-补体复合物。复合物中的补体成分与吞噬细胞表面的相应补体受体结合,把病原体"带"至吞噬细胞表面,使之易被吞噬。

(3)参与补体的溶细胞或溶菌作用:IgG 和 IgM 结合细胞或细菌后可通过经典途径激活补体,最后形成攻膜复合体(MAC),导致细胞或细菌的溶解。

(4)ADCC:IgG 结合病毒感染细胞或肿瘤细胞后,NK 细胞可以通过表面的 FC 受体与 IgG 的 Fc 段结合,从而杀伤靶细胞。

2. 提呈可溶性抗原:B 细胞是一类专职抗原呈递细胞,可籍其表面的 BCR 结合溶性抗原,通过内吞和加工,以抗原肽:MHC 分子复合物的形式呈递给 T 细胞。

测 试 题

一、选择题

A 型题(1~23 题)

1. 人类 B 细胞发育成熟的场所是:
   A. 肝脏　　B. 胸腺　　C. 淋巴结
   D. 骨髓　　E. 法氏囊

2. 在 B 细胞的发育过程中,下列说法正确的是:
   A. 前 B 细胞已经完成免疫球蛋白基因的重排和表达
   B. 成熟 B 细胞表达 mIgM 和 mIgD 分子
   C. 未成熟 B 细胞表面表达 mIgG 分子
   D. 前 B 细胞可以表达功能性 BCR
   E. 祖 B 细胞可以表达 mIgM

3. 在 B 细胞发育过程中,下列说法错误的是:
   A. 未成熟 B 细胞接受抗原刺激,则发生耐受
   B. 轻链重排先出现,再进行重链重排
   C. 重链或轻链基因重排失败的 B 细胞将被丢失
   D. mIgM 和 mIgD 同时表达是 B 细胞发育成熟的标志
   E. 轻链基因先由κ链重排,失败后开始λ链基因重排

4. BCR 复合物的成分包括:
   A. mIg-CD3　　　　B. IgM-CD79a/CD79b

C. IgD - CD79a/CD79b   D. mIg⁻Igα/Igβ

E. mIg⁻IgA/IgG

5. B 细胞膜上哪种分子可作为协同刺激受体，与 T 细胞表面的相应配体结合：

 A. CD80   B. mIg   C. CD19

 D. CD21   E. CD81

6. B1 细胞的 mIg 主要识别何种抗原：

 A. 半抗原   B. 胸腺依赖抗原

 C. 碳水化合物   D. 蛋白质抗原

 E. 脂类抗原

7. B1 细胞和 B2 细胞均表达的膜 Ig 是：

 A. mIgG   B. mIgD   C. mIgM

 D. mIgE   E. mIgA

8. 成熟 B 细胞表达的 mIg 主要为：

 A. mIgM   B. IgD   C. mIgG

 D. mIgM 和 mIgG   E. mIgM 和 mIgD

9. 能够传递 B 细胞活化的第一信号的分子为：

 A. CD79a/CD79b   B. CD19/CD21

 C. CD3/CD4   D. CD4/CD8

 E. CD40/CD40L

10. BCR 与抗原识别后不能直接传递抗原刺激信号，原因为：

 A. mIg 与抗原的亲和力不高

 B. mIg 的 L 链胞浆区很短

 C. mIgM 的 H 链胞浆区很短

 D. mIgD 的胞浆区很短

 E. mIgM 和 mIgD 的 H 链胞浆区部分很短

11. 关于 BCR 的描述，下列哪项是错误的：

 A. 能够有效的获取可溶性抗原

 B. 其化学本质是 mIg

 C. 识别抗原具有 MHC 的限制性

 D. 与抗原结合后促进 B 细胞的活化

 E. B 细胞的活化信号经 Igα/Igβ 传至胞浆内

12. B 细胞的表面分子不包括：

 A. BCR   B. HIV 受体   C. CD19

 D. EB 病毒受体   E. CD32

13. 下列哪种组合是 B 细胞活化的第二信号：

 A. CD80 - CD28   B. CD86 - CD28

 C. CD40L - CD40   D. B7 - CTLA4

 E. B7 - CD28

14. 关于 B1 细胞，下列描述错误的是：

A. 细胞表面表达 CD5 和 mIgM

B. B1 产生的抗体与抗原的结合力高

C. 产生于个体发育的早期

D. 主要定位于肠道和腹腔粘膜

E. 主要产生抗细菌多糖的抗体

15. 关于 B2 细胞的描述，下列正确的是：

 A. 产生于胎儿期

 B. 表现为多反应性

 C. 对蛋白质抗原的应答能力强

 D. 主要产生低亲和力的 IgM

 E. 能自发产生针对自身抗原的天然抗体

16. 区分 B1 细胞和 B2 细胞主要的膜分子标志是：

 A. CD21   B. CD19   C. CD5

 D. mIgM   E. CD40

17. B1 细胞的主要功能不包括：

 A. 产生抗细菌多糖的抗体从而抗微生物的感染

 B. 产生抗病原体蛋白的抗体从而抗微生物的感染

 C. 产生多反应性自身抗体而清除变性的自身抗原

 D. 产生致病性自身抗体而致自身免疫病

 E. 在肠道抗病原体的黏膜免疫中起到重要作用

18. B 细胞活化的共受体是：

 A. CD79a/CD79b   B. CD40 - CD40L

 C. CD28 - CD80   D. CD28 - CD86

 E. CD19 - CD20 - CD21

19. 抗体的调理作用是指：

 A. 抗体与病毒表面抗原结合后，阻止病毒与靶细胞结合

 B. 抗体与胞内菌结合后，阻止胞内菌与靶细胞结合

 C. 抗体与细菌毒素结合后，阻止细菌毒素发挥作用

 D. 与病原体结合的抗体，通过 Fc 段促进病原体被吞噬细胞吞噬

 E. 以上都正确

20. 关于 B1 细胞和 B2 细胞，错误的是：

 A. B1 细胞初次产生于胎儿期

 B. B2 细胞出生后才产生

 C. B2 细胞的 BCR 与抗原结合的特异性低，具有多反应性

D. B2 细胞主要针对蛋白质抗原产生应答
E. B1 细胞主要针对多糖抗原产生应答

21. 抗体的中和作用是指：
   A. 抗体与病原体结合后，阻止病原体与靶细胞的结合
   B. 抗体与病原体结合后，直接导致病原体死亡
   C. 抗体与病原体结合后，促进吞噬细胞对病原体的吞噬清除
   D. 形成病原体-抗体-补体复合物，促进吞噬细胞对病原体的吞噬消除
   E. 抗体与可溶性抗原结合，从而阻止可溶性抗原与 BCR 结合

22. B 细胞的 BCR 结合的抗原是：
   A. TD 抗原   B. TI 抗原
   C. 颗粒性抗原   D. 可溶性抗原
   E. 外源性和内源性抗原

23. 正常情况下，B 细胞不能把自身抗原提呈给 T 细胞的原因是：
   A. B 细胞不能有效地摄取可溶性抗原
   B. B 细胞不能有效地加工、处理可溶性抗原
   C. 未活化的 B 细胞不能表达协同刺激分子
   D. 未活化的 B 细胞不产生细胞因子
   E. B 细胞只能提呈颗粒性抗原

B 型题（24~33 题）

（24~28 题）
   A. 黏附受体   B. EB 病毒受体
   C. BCR 复合物   D. 不成熟 BCR
   E. 协同刺激分子

24. B 细胞表达的 CD40 是：
25. B 细胞表达的 CD21 是：
26. B 细胞表达的 CD35 是：
27. Pro-B 和 Pre-B 细胞可表达：
28. mIg 与 Igα/Igβ 异源二聚体连接组成：

（29~33 题）
   A. CD40
   B. CD19/CD21/CD81 复合体
   C. mIg-Igα/Igβ
   D. λ5-VpreB
   E. CD80/CD86

29. 成熟 B 细胞抗原受体复合物是：
30. Pre-B 细胞的替代轻链包括：

31. 对 B 细胞活化起重要作用的协同刺激分子是：
32. 对 T 细胞活化起重要作用的协同刺激分子是：
33. B 细胞活化的辅助受体是：

X 型题（34~38 题）

34. 成熟 B 细胞可表达：
   A. CD20   B. CD22   C. CD40
   D. CD2   E. CD3

35. B1 细胞的主要功能：
   A. 产生抗细菌多糖的抗体
   B. 产生多反应性自身抗体清除变性的自身抗原
   C. 在自身免疫病中起一定作用
   D. 在机体抗肿瘤中起到关键作用
   E. 主要对蛋白质抗原发生应答

36. B-1 细胞的特点是：
   A. 具有自我更新的能力   B. 产生低亲和力抗体
   C. 主要识别细菌多糖   D. 主要参与机体的适应性免疫应答
   E. 呈多反应性

37. B 细胞的特征包括：
   A. 具有 EB 病毒的受体
   B. 可识别游离的可溶抗原
   C. 识别抗原受 MHC 限制
   D. B 细胞可以产生细胞因子参与调节巨噬细胞、树突状细胞、NK 细胞的功能
   E. 可表达协同刺激分子并促进 T 细胞的活化

38. B 细胞的功能包括：
   A. 产生抗体介导中和作用
   B. 产生抗体介导调理作用
   C. 产生抗体参与补体的溶细胞或溶菌作用
   D. 产生抗体介导 ADCC 作用
   E. 提呈可溶性抗原

二、名词解释

1. 等位基因排斥（allelic exclusion）
2. 同种型排斥（isotype exclusion）
3. BCR 复合体
4. B 细胞共受体
5. B-1 细胞多反应性

三、填空题

1. 哺乳动物的 B 细胞在_____中发育成熟，其主要功能包括_____和_____。
2. B 细胞抗原识别受体复合物主要是由_____和

_____组成。

3. Igα/Igβ 的主要功能是_____。

4. B 细胞特异的多分子活化辅助受体是由_____、_____和_____组成。

5. 活化 B 细胞可表达协同刺激分子_____及_____,可与 T 细胞上 CD28 结合提供协同刺激信号。

6. B 细胞的活化需要双信号的刺激,其中第一信号是由_____传导的,第二信号是由 Th 细胞给予的协同刺激信号。

7. CD40 组成性表达于成熟 B 细胞,属肿瘤坏死因子受体家族,其配体为_____,在 B 细胞活化中起到重要的作用。

8. 根据 CD5 表达与否,可把 B 细胞分为_____和_____两种亚群。

9. B-1 细胞发生于个体发育的早期,其抗原识别受体与所产生的抗体可以相对低的亲和力与多种不同的抗原表位结合,此现象称为_____。

10. B-1 细胞在对_____抗原的免疫应答中不发挥重要作用,而对_____抗原的应答中发挥重要作用。

11. B 细胞是一类专职的抗原呈递细胞,借助其表面的_____结合可溶性抗原,通过内吞和加工后,以_____形式呈递给 T 细胞。

四、简答题

1. 简述 B-1 细胞和 B-2 细胞的异同。

五、论述题

1. 试述 B 细胞的主要功能。

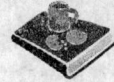 参考答案

一、选择题

A 型题(1~23 题)

1. D 2. B 3. B 4. D 5. A 6. C 7. C 8. E 9. A 10. E 11. C 12. B 13. C 14. B 15. C 16. C 17. B 18. E 19. D 20. C 21. A 22. D 23. C

B 型题(24~33 题)

24. E 25. B 26. A 27. D 28. C 29. C 30. D 31. A 32. E 33. B

X 型题(34~38 题)

34. ABC 35. ABC 36. ABCE 37. ABDE 38. ABCDE

二、名词解释

1. 等位基因排斥(allelic exclusion):B 细胞中位于一对染色体上的轻链或重链基因,其中只有一条染色体上的基因得到表达,先重排成功的重链抑制另一条染色体上重链基因的重排,称为等位基因排斥。

2. 同种型排斥(isotype exclusion):指 κ 轻链和 λ 轻链之间的排斥,κ 轻链基因表达成功即抑制 λ 轻链基因的表达。

3. BCR 复合体:B 细胞抗原识别受体,由 B 细胞的膜表面免疫球蛋白 mIg 与 Igα/Igβ 异源二聚体相连而成,负责 B 细胞的抗原识别与信号转导。

4. B 细胞共受体:B 细胞表面的 CD19 与 CD21 及 CD81(TAPA-1)表达于 B 细胞的表面,以非共价相联,形成 B 细胞特异的多分子活化共受体,能加强 B 细胞活化信号的转导,提高 B 细胞对抗原刺激的敏感性。

5. B-1 细胞多反应性:B-1 细胞的抗原受体与所产生的抗体可以相对低的亲和力与多种不同的抗原表位结合的现象。

三、填空题

1. 骨髓 产生抗体 呈递抗原

2. mIg Igα/Igβ

3. 募集下游信号分子并转导抗原与 BCR 结合所产生的信号

4. CD19 CD21 CD81

5. CD80 CD86

6. CD79a/CD79b

7. CD40L

8. B1 细胞 B2 细胞

9. 多反应性

10. 蛋白质 碳水化合物

11. BCR MHC:抗原肽

四、简答题

1. 答:根据是否表达 CD5 分子,将 B 细胞分为两个亚群,即 CD5$^+$ B-1 细胞和 CD5$^-$ B-2 细胞,B-1 细胞主要产生低亲和力的 IgM,参与固有免疫;B-2 细胞即通常所说的 B 细胞,是参与适应性体液免疫的主要细胞,两种细胞的主要区别如下表:

性质	B-1细胞	B-2细胞
CD5 分子表达	+	—
更新的方式	自我更新	由骨髓产生
自发性 Ig 产生	高	低
针对的抗原	碳水化合物	蛋白质类
分泌的 Ig 类别	IgM＞＞IgG	IgG＞＞IgM
特异性	多反应性	单特异性
体细胞高频突变	低/无	高
免疫记忆	少/无	由

五、论述题

答：B 细胞的主要功能有两个：产生抗体介导体液免疫应答、提呈可溶性抗原。

1. 产生抗体介导体液免疫应答：(1) 中和作用：B 细胞产生的抗体可发挥中和作用。能与病原体结合的抗体，可阻断病原体与靶细胞的结合。抗体的这个作用称为中和作用。抗体的中和作用在中和细菌毒素的作用中也起重要作用。(2) 调理作用：抗体与病原体表面结合，结合病原体的抗体的 Fc 段又与吞噬细胞表面的 Fc 受体结合，将病原体带至吞噬细胞表面，使之易被吞噬。抗体的这个作用称为调理作用。抗体与病原体表面结合后，激活补体，并形成抗原-抗体-补体复合物。复合物中的补体成分与吞噬细胞表面的相应补体受体结合，把病原体"带"至吞噬细胞表面，使之易被吞噬。(3) 参与补体的溶细胞或溶菌作用：IgG 和 IgM 结合细胞或细菌后可通过经典途径激活补体，最后形成攻膜复合体，导致细胞或细菌的溶解。(4) ADCC：IgG 结合病毒感染细胞或肿瘤细胞后，NK 细胞可以通过表面的 FC 受体与 IgG 的 Fc 段结合，从而杀伤靶细胞。

2. 提呈可溶性抗原：B 细胞是一类专职抗原呈递细胞，可籍其表面的 BCR 结合溶性抗原，通过内吞和加工，以抗原肽：MHC 分子复合物的形式呈递给 T 细胞。

（邱大琳　鞠吉雨）

第十章 T淋巴细胞

目的要求

掌握：①T细胞主要表面分子的结构及其作用；②T细胞阳性选择和阴性选择的概念及意义；③T细胞亚群的分类及各亚群的特征；④T细胞的功能。

了解：T细胞在胸腺中的发育分化过程。

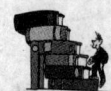

内容精要

一、T细胞在胸腺中的阳性选择和阴性选择

胸腺是T细胞分化发育的主要部位，为T细胞分化发育提供微环境。

1. 阳性选择：在胸腺皮质中，同胸腺上皮细胞表面MHC-Ⅰ/Ⅱ类分子-抗原肽复合物以适当的亲和力发生特异性结合的双阳性胸腺细胞可以继续分化为单阳性细胞。其中与Ⅰ类分子结合的双阳性细胞CD8表达水平升高，CD4表达水平下降直至消失；与Ⅱ类分子结合的双阳性细胞CD4表达水平升高，CD8表达水平下降最后消失；未与MHC/肽复合物有效结合或过高亲和力结合的双阳性细胞则发生凋亡，此过程为阳性选择。

2. 阴性选择：单阳性细胞在皮髓质交界处及髓质区，与该处的巨噬细胞或胸腺树突状细胞表面自身抗原肽-MHC-Ⅱ或Ⅰ类分子复合物发生高亲和力结合者，则被删除，导致自身反应性T细胞克隆清除或形成克隆不应答状态，从而保证进入外周淋巴器官的T细胞库中不含有针对自身抗原成分的T细胞，此过程为阴性选择。

二、T细胞表面主要分子及作用

1. TCR-CD3复合物

(1) TCR的结构和功能：T细胞抗原受体(T cell antigen receptor, TCR)为所有T细胞表面的特征性标志，以非共价键与CD3分子结合，形成TCR-CD3复合物。TCR特异性识别抗原提呈细胞或靶细胞表面的抗原肽-MHC分子复合物。构成TCR的二条肽链的胞浆区很短，不具备传导活化信号的功能，TCR识别抗原所产生的活化信号由CD3分子传导至T细胞内。

(2) CD3分子的结构和功能：CD3分子具有5种肽链，即γ、δ、ε、ζ及η，均为跨膜蛋白，跨膜区具有带负电荷的氨基酸残基，与TCR跨膜区形成盐桥。CD3分子含有有免疫受体酪氨酸活化基序(ITAM)，介导T细胞活化信号的转导。

2. CD4分子和CD8分子

成熟的T细胞只能表达CD4或CD8分子，即$CD4^+$T细胞或$CD8^+$T细胞。CD4和CD8分子的主要功能是辅助TCR识别抗原和参与T细胞活化信号的传导。

CD4分子是由一条肽链组成的跨膜蛋白，胞外区能够与MHC-Ⅱ类分子结合。CD8分子由α和β肽链组成，2条肽链均为跨膜蛋白，其胞外区能够与MHC-Ⅰ类分子结合。CD4分子和CD8分子分别与MHC-Ⅰ类和Ⅱ类分子的结合可增强T细胞和抗原提呈细胞或靶细胞之间的相互作用并辅助TCR活化。CD4分子还是HIV壳膜蛋白gp120受体，与CD4分子结合是HIV侵入并感染$CD4^+$T细胞的重要机制。

3. 协同刺激分子受体

(1) CD28：CD28是由二条相同肽链组成的同源二聚体，表达于90% $CD4^+$T细胞和50% $CD8^+$T细胞。CD28是协同刺激分子B7的受体，CD28分子与B7分子的结合可以促进T细胞的活化，该信号还可促进T细胞增殖和IL-2的生成。

(2) CTLA-4：CTLA-4表达于活化的$CD4^+$和$CD8^+$T细胞，其配体亦是B7分子，CTLA-4与B7

分子结合产生抑制性信号,终止T细胞活化。

(3)ICOS:ICOS可以调节活化T细胞多种细胞因子的产生,促进T细胞增殖。

(4)PD-1:表达于活化的T细胞,配体为PD-L1和PD-L2,可以抑制T细胞的增殖以及IL-2和IFN等细胞因子的产生,并抑制B细胞的分化和Ig的产生。PD-1还参与外周耐受的形成。

(5)CD2:人的CD2分子表达在95%成熟T细胞、50%~70%胸腺细胞以及部分NK细胞。CD2可以介导T细胞与抗原提呈细胞或靶细胞之间的黏附,还可以为T细胞提供活化信号。

(6)CD40配体(CD40L,CD154):CD40L主要表达于活化的$CD4^+$T细胞,CD40表达于抗原提呈细胞。CD40L与CD40的结合一方面促进抗原提呈细胞活化,另一方面也促进T细胞的活化。

(7)LFA-1和ICAM-1:细胞表面的淋巴细胞功能相关抗原-1(LFA-1)和细胞间黏附分子-1(ICAM-1)分子的作用是介导T细胞与抗原提呈细胞或靶细胞的黏附。

4.丝裂原结合分子

T细胞表面还表达多种能结合丝裂原的膜分子,与相应丝裂原结合后,可直接诱导静息T细胞的活化、增殖生和分化。刀豆蛋白A(Con A)、植物血凝素(PHA)是最常用的T细胞丝裂原。美洲商陆(PWM)除诱导T细胞活化外,还可诱导B细胞活化。

三、T细胞亚群

1.初始T细胞、效应T细胞和记忆性T细胞

(1)初始T细胞:初始T细胞是指从未接受过抗原刺激的成熟T细胞。处于细胞周期的G0期,存活期短,表达CD45RA和高水平的L-选择素。主要功能是识别抗原,无免疫效应。

(2)效应T细胞:效应T细胞不参与淋巴结细胞再循环,而是向外周炎症组织迁移。在炎症组织内,效应T细胞与抗原提呈细胞或靶细胞相互作用被再次活化,然后发挥免疫效应。

(3)记忆T细胞:记忆性T细胞存活期长,可达数年。记忆性T细胞表达CD45RO和黏附分子及向外周炎症组织迁移。记忆性T细胞接受抗原刺激后可迅速活化,介导再次应答。

2.αβT细胞和γδT细胞

根据表达的TCR类型,T细胞可分为TCRαβT细胞和TCRγδT细胞。

αβT细胞识别由MHC分子提呈的抗原性肽,并且具有自身MHC限制性。γδT细胞识别非肽类分子,包括由CD1分子(非多态性MHC-I类样分子)呈递的糖脂,某些病毒的糖蛋白、分枝杆菌的磷酸糖和核苷酸衍生物、热休克蛋白(HSP)等。γδT细胞识别抗原无MHC限制性。

3.$CD4^+$T细胞和$CD8^+$T细胞

$CD4^+$T细胞识别由13~17个残基组成的外源性抗原肽,受自身MHC-Ⅱ类分子的限制。活化后分化为Th细胞。$CD8^+$T细胞识别由8~10个残基组成的内源性抗原肽,受自身MHC-I分子的限制。活化后分化为Tc(CTL)细胞,具有细胞毒作用,可特异性杀伤靶细胞。

4.Th、CTL和Tr细胞

(1)Th细胞:初始$CD4^+$T细胞可分化为Th1、Th2和Th17三类效应Th细胞。其中Th1细胞和Th2细胞分别在细胞免疫和体液免疫应答中发挥重要作用。Th17分泌IL-17参与固有免疫和炎症发生。

(2)CTL(Tc)细胞:具有细胞毒作用的T细胞,主要功能是特异性杀伤靶细胞。根据所分泌的细胞因子的不同,CTL可进一步分成Tc1和Tc2两个亚群。

(3)调节性T细胞(Treg):Treg细胞膜表面高表达IL-2受体的α链(CD25)分子,胞质中表达Foxp3转录因子,此类细胞在免疫应答的负调节以及自身免疫耐受中发挥重要作用。①自然调节性T细胞:自然调节性T细胞(nTreg)直接从胸腺中分化而来,抑制自身反应性T细胞应答、参与肿瘤发生和诱导免疫耐受。②适应性调节T细胞:主要包括Tr1和Th3两种亚群,具有下调机体免疫应答的作用。③其他调节性T细胞:主要指$CD8^+$Treg,对自身反应性T细胞具有抑制作用,并可抑制移植排斥反应。

四、T细胞的功能

1.$CD4^+$Th细胞的功能

(1)$CD4^+$Th细胞的亚群:初始$CD4^+$T细胞接受抗原刺激后首先分化为Th0细胞。Th0细胞继续分化为不同的细胞亚群,即Th1细胞、Th2细胞、Th3和Th17细胞。

(2) $CD4^+$ Th 细胞分化的调节：细胞因子类别和细胞因子之间的平衡对 Th0 细胞的分化具有重要的调节作用。巨噬细胞分泌的 IL-12 是促进 Th1 细胞分化的重要细胞因子，NKT 细胞以及嗜酸性粒细胞和嗜碱性粒细胞产生的 IL-4 促进 Th2 细胞分化的重要细胞因子。在适应性免疫应答中，Th1 细胞和 Th2 细胞处于相对平衡状态。

(3) $CD4^+$ T 细胞亚群的效应功能：①Th1 细胞功能：Th1 细胞借助其分泌的细胞因子，增强吞噬细胞功能，介导抗感染免疫。另外 Th1 细胞也是迟发型超敏反应中的效应细胞 T 细胞，所以 Th1 细胞有时也称为迟发型超敏反应性 T 细胞。许多器官特异性自身免疫病也由 Th1 细胞介导。②Th2 细胞功能：Th2 细胞分泌的细胞因子可促进 B 细胞的增殖、分化和抗体的生成，增强机体的体液免疫应答。Th2 细胞在变态反应及抗寄生虫感染中也发挥重要作用。

2. $CD8^+$ 杀伤性 T 细胞的功能

$CD8^+$ 杀伤性 T 细胞（CTL 细胞）的主要功能是特异性直接杀伤靶细胞。主要通过两种机制发挥细胞毒作用：一是分泌穿孔素（Perforin）、颗粒酶（Granzyme）、颗粒溶解素（Granulysin）及淋巴毒素（LT-α）等物质直接杀伤靶细胞；二是通过 Fas/FasL 途径诱导靶细胞凋亡。CTL 在杀伤靶细胞的过程中自身不受伤害，可连续杀伤多个靶细胞。

3. 调节性 T 细胞的功能

自然调节性 T 细胞（nTreg）主要介导免疫的负调节作用。此类细胞直接与靶细胞接触而发挥抑制作用，另外还可以分泌具有抑制作用的细胞因子（TGF-β、IL-10、Il-35）对多种免疫细胞进行抑制。

 测试题

一、选择题

A 型题（1~24 题）

1. 人类 T 细胞发育成熟的场所是：
   A. 肝脏   B. 胸腺   C. 淋巴结
   D. 骨髓   E. 法氏囊

2. T 细胞在发育过程中，双阳性细胞指：
   A. $CD3^-CD4^+CD8^+$

   B. $CD3^+CD4^-CD8^+$
   C. $CD3^+CD4^+CD8^-$
   D. $TCR^+CD3^+CD4^+$
   E. $CD3^+CD4^+CD8^+$

3. 所有 T 细胞所特有的表面标志是：
   A. CD21   B. CD4   C. CD8
   D. CD19   E. TCR

4. T 淋巴细胞不具有的表面标志是：
   A. CD2   B. CD3   C. CD4/CD8
   D. CD80   E. TCR

5. 区别 T 细胞与 B 细胞的标志是：
   A. 形态的差异
   B. 大小的差异
   C. 胞浆内颗粒的差异
   D. 细胞核的差异
   E. 膜表面标志的差异

6. 具有稳定 TCR 结构及传导 T 细胞活化信号的作用：
   A. CD2   B. CD3   C. CD4
   D. CD8   E. CD28

7. 表达于所有成熟 T 细胞表面的 CD 分子是：
   A. CD3   B. CD4   C. CD8
   D. CD21   E. CD19

8. 关于 TCR 的描述，错误的是：
   A. 是 T 细胞识别抗原的受体
   B. 有 αβ 和 γδ 两种类型
   C. TCR 两条肽链均含可变区和稳定区
   D. 是 T 细胞的特有标志
   E. 主要识别游离的可溶性抗原

9. CD3 和 CD8 抗原共同存在于：
   A. Th1 和 Tc 细胞   B. Tc 细胞
   C. Th1 和 Th2 细胞   D. 所有成熟的 T 细胞
   E. NK 细胞

10. 关于 CD8 分子的作用描述，错误的是：
    A. 能与 MHC-I 类分子结合
    B. 增强 Th 细胞与靶细胞的结合
    C. 参与抗原刺激的 TCR^-CD3 信号传导
    D. 参与 T 细胞在胸腺内的分化
    E. 由 α 和 β 两条肽链组成

11. T、B 细胞共有的有丝分裂原受体是：
    A. PHA-R   B. ConA-R   C. LPS-R

D. SPA – R   E. PWM – R

12. T 细胞活化的第一信号主要是下列哪一组分子相互作用提供的：
    A. TCR–CD3 复合物与抗原肽：MHC 分子复合物
    B. LFA – 1 与 ICAM – 1
    C. CD28 与 B7
    D. CD2 与 LFA – 3
    E. CD40L 与 CD40

13. T 细胞活化的第二信号是指：
    A. CD4 与 MHC – II 类分子相互作用
    B. CD8 与 MHC – I 类分子相互作用
    C. TC 与抗原肽间相互作用
    D. IL – 2 与其受体间的相互作用
    E. 协同刺激分子与相应受体间的相互作用

14. 初始 T 细胞和记忆 T 细胞的区别在于初始 T 细胞表达：
    A. CD2   B. CD3   C. CD45RO
    D. CD45RA   E. CD45RB

15. 属自然性调节 T 细胞的是：
    A. $CD4^+CD25^+Foxp3^+$ T 细胞
    B. NKT 细胞
    C. γδT 细胞
    D. $CD4^+$ Th1 细胞
    E. $CD4^+$ Th2 细胞

16. Th0 细胞主要在下列哪一种细胞因子的作用下向 Th1 细胞分化：
    A. IL – 4   B. IL – 5   C. IL – 6
    D. IL – 10   E. IL – 12

17. Th0 细胞主要在下列哪一种细胞因子的作用下向 Th2 细胞分化：
    A. IL – 4   B. IL – 5   C. IFN – γ
    D. IL – 12   E. TGF – β

18. 主要分泌 IL – 2、IFN – γ 等细胞因子，促进细胞免疫应答的细胞是：
    A. Th1 细胞   B. Th2 细胞   C. Th3 细胞
    D. Tc 细胞   E. NK 细胞

19. Th1 细胞的免疫效应表现为：
    A. 非特异性直接杀伤靶细胞
    B. 特异性直接杀伤靶细胞
    C. 分泌抗体
    D. ADCC 效应
    E. 分泌细胞因子产生免疫效应

20. Th1 细胞一般不分泌的细胞因子是：
    A. IFN   B. TNF   C. IL – 2
    D. IL – 4   E. GM – CSF

21. Th1 细胞主要通过下列哪种方式产生免疫效应：
    A. 非特异性直接杀伤靶细胞
    B. 分泌抗体
    C. 特异性直接杀伤靶细胞
    D. 释放细胞因子产生免疫效应
    E. ADCC 作用

22. Th2 细胞通过分泌细胞因子主要参与哪种细胞的增殖成熟：
    A. Tc 细胞   B. 粒细胞   C. NK 细胞
    D. B 细胞   E. NKT 细胞

23. 下列哪种细胞能特异性杀伤靶细胞：
    A. B 细胞   B. Th1 细胞
    C. 致敏的 Tc 细胞   D. Th2 细胞
    E. NK 细胞

24. 与致敏 Tc 细胞杀伤靶细胞无关的物质是：
    A. 穿孔素   B. 颗粒酶   C. 颗粒溶解素
    D. 淋巴毒素   E. Mg^{2+}

B 型题（25 ~ 34 题）

(25 ~ 29 题)
    A. Th1 细胞   B. Th2 细胞   C. Tc 细胞
    D. 初始 T 细胞   E. 记忆 T 细胞

25. 表达 CD45RA 的细胞是：
26. 表达 CD45RO 的细胞是：
27. 主要促进细胞免疫应答的细胞是：
28. 主要促进体液免疫应答的细胞是：
29. 经某些抗原刺激活化后，可特异性杀伤靶细胞的是：

(30 ~ 34 题)
    A. CD3   B. CD4   C. CD8
    D. ICAM – 1   E. CTLA – 4

30. Th 细胞的辅助受体是：
31. Tc 细胞的辅助受体是：
32. 胞内具有 ITAM 结构的分子是：
33. 表达于所有成熟 T 细胞表面的 CD 分子是：
34. 能与 T 细胞表面 LFA – 1 分子结合的是：

X 型题（35 ~ 42 题）

35. 胞内具有免疫受体酪氨酸活化基序的是：

A. CD3　　B. CD2　　C. CD152
D. CD4　　E. CD8
36. 初始T细胞表达：
A. CD45RA　　B. L-选择素　　C. CD20
D. CD22　　E. CD32
37. 效应T细胞表达：
A. CD25　　B. 整合素　　C. CD44
D. CD45RO　　E. EB病毒受体
38. T细胞丝裂原常见的为：
A. LPS　　B. PHA　　C. ConA
D. SPA　　E. PWM
39. 根据所处的活化阶段，可将T细胞分为哪几种类型：
A. 初始T细胞　　B. 效应T细胞
C. 记忆T细胞　　D. 细胞毒性T细胞
E. 辅助T细胞
40. 按照功能不同可将T细胞分为：
A. 辅助性T细胞　　B. 记忆性T细胞
C. 细胞毒性T细胞　　D. NKT细胞
E. 初始T细胞
41. 效应Tc细胞的作用特点是：
A. 有抗原特异性
B. 受MHC-Ⅱ类分子限制
C. 可以通过释放穿孔素杀伤靶细胞
D. 可以通过ADCC作用杀伤靶细胞
E. 可以通过释放颗粒酶杀伤靶细胞
42. CTL细胞的杀伤作用包括：
A. 分泌穿孔素　　B. 分泌颗粒酶
C. 分泌颗粒溶解素　　D. 分泌抗体
E. 表达FasL

二、名词解释
1. 阳性选择（positive selection）
2. 阴性选择（negative selection）
3. TCR
4. γδT细胞
5. 调节性T细胞（Treg）

三、填空题
1. 阴性选择使T细胞获得了_____能力，从而保证进入外周淋巴器官的T细胞不含_____。阳性选择使T细胞获得了识别过程中_____能力。

2. T细胞抗原受体是所有T细胞表面的标志，以非共价键与_____分子结合成复合物。
3. _____分子是HIV的受体，HIV籍此侵犯和破坏_____细胞。
4. _____和_____是最常用的T细胞丝裂原。
5. 根据所处的活化阶段，T细胞可以分为_____，_____和_____三种亚群。
6. 根据TCR肽链组成的不同，T细胞可分为_____和_____两种类型。
7. T细胞亚群根据免疫效应功能的不同，可分为_____、_____和_____。
8. 自然调节性T细胞（nTreg）除表达CD4$^+$、CD25$^+$外，还表达_____，主要抑制自身反应性T细胞应答。
9. CD8$^+$T细胞主要通过两种机制发挥细胞毒作用：一是分泌穿孔素、颗粒酶、颗粒溶解素等物质直接杀伤靶细胞；二是通过_____途径诱导细胞凋亡。

四、简答题
1. 简述T细胞亚群及分类依据。
2. 简述自然调节性T细胞的功能。

五、论述题
1. 试述CTL细胞杀伤靶细胞的机制。

参考答案

一、选择题
A型题（1~24）题
1. B 2. E 3. E 4. D 5. E 6. B 7. A 8. E 9. B 10. B
11. E 12. A 13. E 14. D 15. A 16. E 17. A 18. A 19. E
20. D 21. D 22. D 23. C 24. E
B型题（25~34）题
25. D 26. E 27. A 28. B 29. C 30. B 31. C 32. D
33. A 34. E
X型题（35~42）题
35. ABDE 36. CD 37. ABDE 38. BCE 39. ABC
40. AC 41. ACE 42. ABCE

二、名词解释
1. 阳性选择（positive selection）：低水平表达功能性TCR（（和CD3分子的双阳性胸腺细胞，在胸腺皮质中同胸腺上皮细胞表面MHC-Ⅰ/Ⅱ类分子-

抗原肽复合物以适当的亲和力发生特异性结合的可以继续分化为单阳细胞。其中与Ⅰ类分子结合的双阳性细胞CD8表达水平升高，CD4表达水平下降最后消失；与Ⅱ类分子结合的双阳性细胞CD4表达水平升高，CD8表达水平下降直至消失；未与MHC/肽复合物有效结合或过高亲和力结合的双阳性细胞发生凋亡，此过程为阳性选择。

2. 阴性选择(negative selection)：经过阳性选择后存活的单阳性细胞，在胸腺皮髓质交界区及髓质区与胸腺树突状细胞、巨噬细胞表面抗原肽-MHC-Ⅰ/Ⅱ类分子复合物发生高亲和力结合的被删除，从而保证进入外周淋巴器官的T细胞库中不含有针对自身抗原成分的T细胞。此过程为阴性选择。

3. TCR：TCR是T细胞抗原识别受体，为所有T细胞表面的特征性标志，以非共价键与CD3分子结合，形成TCR-CD3分子复合物，参与抗原的识别。

4. γδT细胞：是表达TCRγδ-CD3分子复合物的T细胞，该种细胞主要分布于粘膜和上皮组织中，是上皮间淋巴细胞的主要组成成分，在粘膜免疫中发挥主要的作用。

5. 调节性T细胞(Treg)：又称为Tr细胞，是一群膜表面表达$CD4^+CD25^+Foxp3^+$的细胞，通过抑制$CD4^+T$细胞和$CD8^+T$细胞的激活与增殖，达到免疫抑制的作用，在免疫应答的负调节和免疫耐受中发挥重要的作用。

三、填空题

1. 自身耐受　自身反应性T细胞　MHC限制
2. CD3
3. CD4　$CD4^+T$
4. 刀豆蛋白A(ConA)　植物血凝素(PHA)
5. 初始T细胞　效应T细胞　记忆T细胞
6. TCRαβ　TCRγδ
7. 辅助性T细胞　细胞毒性T细胞　调节性T细胞
8. Foxp3
9. Fas/FasL

四、简答题

1. 答：T细胞亚群有如下几种分类方法：(1)按所处活化阶段的不同，可分为初始T细胞，效应T细胞和记忆T细胞；(2)按TCR类型不同可分为TCRαβT细胞和TCRαβ+T细胞；(3)按细胞表面CD分子的不同可分为$CD4^+T$细胞和$CD8^+T$细胞两群；(4)按免疫效应功能的不同可分为辅助性T细胞(Th)，细胞毒性T细胞(CTL或Tc)和调节性T细胞(Tr)。

2. 答：自然调节性T细胞又称为nTreg细胞，其主要功能是通过抑制性调节$CD4^+T$细胞和$CD8^+T$细胞的活化和增殖，从而达到免疫负调节的作用。其机制为(1)直接与靶细胞接触而发挥抑制作用。(2)分泌具有抑制作用的细胞因子(TGF-β、IL-10、Il-35)对多种免疫细胞进行抑制。

五、论述题

1. 答：$CD8^+$杀伤性T细胞主要通过两种机制发挥细胞毒作用：一是通过分泌穿孔素(Perforin)、颗粒酶(Granzyme)、颗粒溶解素(Granulysin)及淋巴毒素(LT-α)等物质直接杀伤靶细胞；二是通过Fas/FasL途径诱导靶细胞凋亡。CTL细胞首先通过其表面的TCR特异性识别靶细胞表面的抗原肽-MHC-Ⅰ类分子复合物，使CTL与靶细胞紧密接触，之后CTL细胞颗粒以胞吐方式释放颗粒内容物。穿孔素在靶细胞膜聚合，形成跨膜通道，使靶细胞膜出现大量的小孔，水分子进入靶细胞内，导致渗透压发生改变，细胞因渗透性溶解而死亡。颗粒酶经穿孔素形成的跨膜通道进入细胞内激活半胱天冬蛋白酶-10(caspase10)，诱导靶细胞凋亡。CTL细胞通过高表达的FasL与靶细胞表面的Fas结合，激活半胱天冬蛋白酶-8导致靶细胞凋亡。颗粒溶解素进入靶细胞，可直接溶解瘤细胞或杀灭靶细胞内的病原体。CTL在杀伤靶细胞的过程中自身不受伤害，可连续杀伤多个靶细胞。

(邱大琳　冯永堂)

第十一章 抗原提呈细胞与抗原的处理及提呈

目的要求

掌握：①抗原提呈细胞概念、种类（巨噬细胞，树突状细胞，B细胞及靶细胞）和特点。②掌握抗原提呈的MHC I 类分子途径和MHC II 类分子途径。

了解：抗原提呈的非经典的抗原提呈途径和脂类抗原的CD1分子提呈途径。

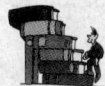

内容精要

一、抗原提呈细胞的种类与特点

抗原提呈细胞（antigen-presenting cell, APC）是指能够加工、处理抗原并将抗原信息提呈给T淋巴细胞的一类细胞，在机体的免疫识别、免疫应答与免疫调节中起重要的作用。

抗原提呈细胞的分类：根据APC的表面分子表达特点和功能差异，可将APC分为两大类，其中组成性表达MHC II类分子和T细胞活化所需的共刺激分子及黏附分子，具有显著的抗原摄取、加工、处理与提呈功能的细胞，称为专职性抗原提呈细胞，主要包括树突状细胞（DC）、单核/巨噬细胞、B淋巴细胞。另一类APC则在通常情况下不表达MHC II类分子，但在炎症过程中或IFN-γ等细胞因子的作用下，也可表达MHC II类分子和共刺激分子以及黏附分子，并具有一定的抗原处理和提呈能力，这种APC称为非专职性APC，主要包括内皮细胞、成纤维细胞、上皮和间皮细胞、嗜酸性粒细胞等。

1. 树突状细胞

根据来源可把DC细分为髓系DC和淋巴系DC。①根据分化成熟状态髓系DC可分为未成熟DC和成熟DC，正常情况下机体绝大多数DC属于非成熟DC，具有很强的抗原摄取、加工和处理能力。摄取抗原后非成熟DC分化为成熟DC，抗原提呈能力加强，摄取抗原的能力减弱。②根据组织分布来分DC可分为淋巴样组织DC、非淋巴样组织DC和体液中的DC。

DC的功能主要包括：①抗原提呈与免疫激活作用；②免疫调节作用；③免疫耐受的诱导和维持。

2. 单核/巨噬细胞

单核细胞来源于骨髓中前体细胞，进入血液，存留数小时后进入组织，成为巨噬细胞。巨噬细胞表面有各种受体，如Fc受体、补体受体、模式识别受体等，可捕捉抗原，并把抗原提呈给T淋巴细胞，从而发挥专职APC的作用。

3. B淋巴细胞

B淋巴细胞主要提呈可溶性蛋白质抗原，通过表面BCR捕捉抗原，在把抗原提呈给T淋巴细胞的同时也会被活化的T淋巴细胞所活化，从而分化为抗体产生细胞-浆细胞。

二、抗原的处理和提呈

T细胞受体（T cell receptor, TCR）只能识别与MHC分子结合形成复合物的抗原肽。APC把胞质内自身产生的或者摄入胞内的抗原分子降解并加工处理成一定大小的多肽片段，多肽与自身MHC分子结合后以抗原肽-MHC复合物的形式表达于APC的表面，此过程称为抗原加工或抗原处理（antigen processing）。在APC与T细胞接触的过程中，表达于APC表面的抗原肽-MHC复合物被T细胞所识别，从而把抗原信息提呈给T细胞，此过程称为抗原提呈。

根据抗原进入APC的部位，可将抗原分为外源性抗原和内源性抗原。外源性抗原是指来源于APC之外的抗原，如被吞噬的细胞、细菌、蛋白质抗原等。内源性抗原主要是指在胞内（靶细胞）合成的抗原，如胞内产生的病毒蛋白、胞内寄生菌的蛋白及肿瘤细胞产生的肿瘤抗原等。这两类抗原被处理的场所、提呈的过程以及后期激发的免疫应答类型均明显不同，因此分别称为外源性抗原提呈途径和内源性抗原提呈途径。

根据抗原的性质和来源不同，APC 可通过以下四种途径进行抗原的加工、处理和提呈：MHC I 类分子途径（内源性抗原提呈途径）、MHC II 类分子途径（外源性抗原提呈途径）、非经典的抗原提呈途径（MHC 分子对抗原的交叉提呈）、脂类抗原的 CD1 分子提呈途径。

1. MHC I 类分子提呈途径：MHC I 类分子主要参与内源性抗原的提呈过程，由于所有有核细胞均表达 MHC I 类分子，因此所有有核细胞均能通过 MHC I 类分子途径加工处理和提呈抗原。MHC I 类分子提呈途径的基本过程是：①内源性的抗原在细胞质中被降解成多肽，细胞内蛋白酶体在内源性抗原肽的降解中发挥着重要作用。蛋白酶体又称低分子量多肽(LMP)，可降解溶酶体外的蛋白质；②水解后的肽段借助抗原加工相关转运物(TAP)转运到粗面内质网(RER)腔中；③抗原肽与新合成的 MHC I 类分子结合，形成抗原肽 - MHC I 类分子复合物，经高尔基体转运到细胞表面，供 CD8⁺ T 细胞的 TCR 识别，激发特异性 CTL 应答。

2. MHC II 类分子提呈途径：MHC II 类分子主要参与外源性抗原的提呈过程，其提呈过程如下：①外源性抗原的加工处理：外源性抗原经吞噬、吞饮或受体介导的内吞作用进入 APC 后，在胞内经质膜所包裹，内化形成吞噬小体后与溶酶体融合成吞噬溶酶体或称内体(endosome)，抗原蛋白质在内体的酸性环境中被酶解，形成免疫原性肽段；②MHC II 类分子的合成与转运：MHC II 类分子中异二聚体在内质网中合成，合成后即与一种 Ia 相关恒定链(invariant chain,Ii)结合形成(αβIi)3 九聚体。Ii 可以封闭 MHC - II 类分子的肽结合槽，阻止 MHC II 类分子在内质网或胞浆中与内源性抗原结合，有助于 MHC I、II 类分子的明确分工；③抗原肽 - MHC II 类分子复合物的组装和抗原多肽的提呈：MHC II 类分子在与抗原肽结合前由内质网转移到内质体腔，形成富含 MHC II 类分子的 MIIC，在腔内 Ii 分子被降解，但在 MHC II 类分子的抗原肽结合槽仍留有一小段，即 II 类分子相关的恒定多肽链(classII - associated invari-

ant chain peptide,CLIP)，再由 HLA - DM 分子辅助，使 CLIP 从抗原肽结合槽解离。已暴露肽结合槽的 MHC - II 类分子可与同一个体中被处理过的外源性抗原多肽结合，形成抗原肽 - MHC II 类分子复合物，并被转运至 APC 表面；抗原肽 - MHC II 类分子复合物被抗原特异性 CD4⁺T 细胞的 TCR 识别后，激发抗原特异性免疫应答。

3. 非经典的抗原提呈途径（MHC 分子对抗原的交叉提呈）：主要是指抗原提呈细胞能够将外源性抗原摄取、加工和处理并通过 MHC I 类分子途径提呈给 CD8⁺T 细胞；内源性抗原在某些情况下也可以通过 MHC II 类途径加以提呈。交叉提呈的机制可能为：①某些外源性抗原从内体或溶酶体逸出进入胞质或直接穿越细胞膜进入胞质，使其按内源性抗原途径被加工提呈；②外源性抗原肽经胞吐作用被释放到细胞外后与细胞膜上空载 MHC I 类分子结合，形成抗原肽 - MHC I 类分子复合物，供 CD8⁺T 细胞所识别。

4. 脂类抗原的 CD1 分子提呈途径：CD1 分子主要提呈糖脂或脂类抗原，尤其是分枝杆菌的某些菌体成分，构成了机体抗感染免疫的重要环节。

 测 试 题

一、选择题

A 型题(1～20 题)

1. 树突状细胞有别于其他 APC 的特点是：
 A. 刺激活化的 T 细胞增殖
 B. 刺激初始 T 细胞增殖
 C. 刺激记忆性 T 细胞增殖
 D. 刺激活化的 CD4⁺ T 细胞增殖
 E. 刺激活化的 CD8⁺ T 细胞增殖

2. 已知功能最强的 APC 是：
 A. 成纤维细胞   B. 树突状细胞
 C. 巨噬细胞   D. B 细胞
 D. 内皮细胞

3. 专职性抗原提呈细胞不包括：
 A. B 细胞   B. 树突状细胞
 C. 巨噬细胞   D. 血管内皮细胞
 E. 朗格汉斯细胞

4. 下列属于淋巴样组织中的树突状细胞是：

A. 朗格汉斯细胞　　　　B. 滤泡样 DC
C. 间质性 DC　　　　　D. 血液 DC
E. 隐蔽细胞

5. 表达 Birbeck 颗粒的是：
   A. 滤泡样 DC　　　　B. 间质性 DC
   C. 血液 DC　　　　　D. 隐蔽细胞
   E. 朗格汉斯细胞

6. 成熟树突状细胞主要存在于：
   A. 骨髓　　　　　　　B. 外周血
   C. 外周免疫器官的 B 细胞依赖区
   D. 输入淋巴管
   E. 外周免疫器官的 T 细胞依赖区

7. 与巨噬细胞功能无关的是：
   A. 吞噬抗原性异物　　B. 产生 IL-2
   C. 杀伤肿瘤细胞　　　D. 免疫调节
   E. 提呈抗原

8. 下列细胞中具有抗原提呈作用的是：
   A. 肥大细胞　　B. NK 细胞　　C. 巨噬细胞
   D. 红细胞　　　E. 嗜碱性粒细胞

9. 对树突状细胞的论述，下列哪项错误：
   A. 有 mIg
   B. 是重要的抗原提呈细胞
   C. 表达 MHC-II 类分子
   D. 表达 MHC-I 类分子
   E. 是适应性 T 细胞免疫应答的始动者

10. B 细胞有别于其它 APC 的特点是：
    A. 通过特异胞饮作用摄取抗原
    B. 同过吞噬作用摄取抗原
    C. 通过 BCR 介导摄取抗原
    D. 通过甘露糖受体摄取甘露糖化抗原
    E. 通过 FcR 摄取抗原抗体复合物

11. 下列哪种摄取抗原的方式是巨噬细胞所不具备的：
    A. 非特异性吞噬颗粒性抗原
    B. 非特异性吞饮可溶性抗原
    C. 被动吸附抗原
    D. 借助抗原识别受体摄取抗原
    E. 借助表面 IgG Fc 受体结合抗原抗体复合物

12. 参与外源性抗原加工提呈的分子是：
    A. TAP　　　　　　　B. LMP
    C. Ia 相关的恒定链(Ii)　D. MHC-I 类分子
    E. 蛋白酶体

13. 通常能提呈外源性抗原的细胞具有的关键性效应分子是：
    A. MHC-I 类分子　　　B. MHC-II 类分子
    C. FcR　　　　　　　D. C3bR
    E. 抗原特异性受体

14. 成熟 DC 不具备：
    A. 高表达 ICAM-1
    B. 表达 MHC-II 类分子
    C. 分泌 IL-2
    D. 表达 MHC-I 类分子
    E. CD40L

15. 外源性抗原在巨噬细胞内消化降解的部位是：
    A. 内质网　　　　　　B. 胞浆
    C. 内体-溶酶体　　　 D. 蛋白酶体
    E. 高尔基复合体

16. Ii 链的功能不包括：
    A. 促进 MHC-II 分子二聚体在细胞内的转运
    B. 促进 MHC-II 分子二聚体的形成
    C. 促进 MHC-II 分子二聚体的组装和折叠
    D. 阻止 MHC-II 分子在内质网内与某些内源性多肽结合
    E. 促进 MHC-II 分子在内质网内与某些内源性多肽结合

17. 下列说法不正确的是：
    A. CD4 分子与 MHC-II 类分子结合
    B. CD8 分子与 MHC-I 类分子结合
    C. CD4$^+$ T 细胞识别与 MHC-II 类分子结合的多肽
    D. CD4$^+$ T 细胞识别与 MHC-I 类分子结合的多肽
    E. CD8$^+$ T 细胞识别与 MHC-I 结合的抗原肽复合体

18. 关于树突状细胞功能的论述，错误的是：
    A. 参与抗原提呈
    B. 具有免疫激活作用
    C. 具有免疫调节作用
    D. 非成熟 DC 抗原提呈能力强
    E. 非成熟 DC 参与免疫耐受的诱导

19. 在内源性抗原降解中发挥重要作用的是：
    A. 溶酶体　　B. 内体　　C. 内质网

D. 胞浆　　E. 蛋白酶体
20. 介导 DC 胞吞的受体是：
   A. FcγR Ⅱ　　　　　　B. 甘露糖受体
   C. mIg　　　　　　　　D. 以上 A + B
   E. 以上 A + B + C

B 型题(21~30 题)
(21~24 题)
   A. 单核巨噬细胞　　　B. DC 细胞
   C. 朗格汉斯细胞　　　D. B 细胞
   E. 纤维母细胞
21. 能借助抗原特异性受体浓集抗原并使之内化的细胞是：
22. 对细菌等颗粒性抗原吞噬能力最强的细胞是：
23. 位于表皮的抗原提呈细胞是：
24. 能有效刺激初始 T 细胞增殖的细胞是：
25. 属于非专职性抗原提呈细胞的是：
(26~30 题)
   A. 甘露糖受体　　　　B. MHC-Ⅰ类分子
   C. MHC-Ⅱ类分子　　D. 内源性抗原
   E. 外源性抗原
26. 介导岩藻糖化抗原摄取的分子是：
27. 提呈外源性抗原肽的分子是：
28. 病毒感染细胞后合成的病毒蛋白是：
29. 提呈内源性抗原肽的分子是：
30. 被吞噬细胞吞噬的细菌、细胞等抗原是：

X 型题(31~40 题)
31. DC：
   A. 即树突状细胞
   B. 成熟时有伪足样突起
   C. 功能最强的 APC
   D. 能显著刺激初始型 T 细胞
   E. 不参与诱导免疫耐受
32. 成熟期的 DC：
   A. 主要存在于淋巴结、脾脏
   B. 受趋化因子作用归巢至 T 细胞区
   C. 也分泌一些趋化因子而保持与 T 细胞的接触
   D. 能有效给 T 细胞提呈抗原
   E. 摄取抗原的能力很强
33. 专职 APC 主要是指：
   A. 树突状细胞　　　　B. 巨噬细胞
   C. B 淋巴细胞　　　　D. 肝细胞
   E. 肿瘤细胞
34. 树突状细胞成熟过程中表达上调的膜分子是：
   A. MHC 分子　　　　　B. 甘露糖受体
   C. FcγRII　　　　　　D. CD80 和 CD86
   E. DEC205
35. 在巨噬细胞内体溶酶体中降解的抗原是：
   A. 补体受体介导内吞的寄生虫
   B. FcγR 介导内吞的蛋白
   C. 病毒感染细胞产生的病毒蛋白
   D. 吞噬的细菌
   E. 吞噬的肿瘤抗原
36. 能与 MHC-Ⅱ类分子结合的分子是：
   A. CD4　　B. CD8　　C. CLIP
   D. LMP　　E. TAP
37. 促进 MHC-Ⅱ类分子从内质网向高尔基体转运的分子是：
   A. LMP　　B. Ii　　C. IL-2
   D. IL-8　　E. TAP
38. 成熟树突状细胞的特点是：
   A. 高表达 MHC Ⅰ类分子
   B. 高表达 MHC Ⅱ类分子
   C. 高表达 ICAM-1
   D. 高表达 CD1a 和 CD83
   E. 高表达 CD80/CD86/CD40
39. MHC 分子对抗原的交叉提呈现象是指：
   A. MHC-Ⅰ类分子对外源性抗原的提呈
   B. MHC-Ⅰ类分子对内源性抗原的提呈
   C. MHC-Ⅱ类分子对内源性抗原的提呈
   D. MHC-Ⅱ类分子对外源性抗原的提呈
   E. MHC-Ⅰ类分子对 MHC-Ⅱ类分子的提呈
40. 属于内源性抗原的是：
   A. 病毒感染细胞合成的病毒蛋白
   B. 吞噬的细菌
   C. 肿瘤细胞内合成的肿瘤蛋白
   D. 吞噬的肿瘤细胞
   E. 摄入的蛋白质抗原

二、名词解释
1. DC(dendritic cell)
2. APC(antigen-presenting cell)
3. 内源性抗原(endogenous antigen)
4. 抗原提呈(antigen presentation)

5. 外源性抗原(exogenous antigen)
6. 吞噬作用(phagocytosis)
7. 抗原处理(antigen processing)
8. 专职性 APC(professional APC)
9. 非专职性 APC(non-professional APC)
10. 交叉提呈(cross presenting)

三、填空题

1. 专职性抗原提呈细胞，主要包括_____、_____和_____。
2. 有别于其他抗原提呈细胞，树突状细胞最大的特点是能够显著刺激_____的增殖，而巨噬细胞和B细胞仅能刺激_____或_____。
3. 树突状细胞的功能主要包括_____，_____，_____。
4. 根据来源，可将树突状细胞分为_____和_____两大类。
5. 淋巴样组织中的树突状细胞主要包括_____和_____；非淋巴样组织中的树突状细胞包括_____和_____；体液中的树突状细胞包括_____和_____。
6. 根据来源可把被提呈的抗原分为两大类即_____和_____。
7. 未成熟 DC 抗原摄取能力_____而激活 T 细胞能力_____。
8. 外源性抗原主要在_____中降解，而内源性抗原则在_____被降解成抗原肽小片段。
9. 抗原加工处理主要的两条途径分别是_____和_____。
10. 内源性抗原肽通常与_____分子结合，提呈给_____；外源性抗原肽通常与_____分子结合，提呈给_____，脂类抗原可与表达于抗原提呈细胞表面的_____分子结合而被提呈。

四、简答题

1. 简述巨噬细胞、DC、B细胞各自摄取抗原的方式及对T细胞刺激活化特点有何不同。
2. 简述树突状细胞的分类及功能特点。
3. 简述内源性通过 MHC Ⅰ类分子途径加工处理和提呈的过程。
4. 简述外源性抗原通过 MHC Ⅱ类分子途径加工处理和提呈的过程。

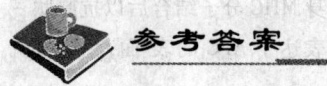

参考答案

一、选择题

A 型题(1~20题)
1. B 2. A 3. D 4. B 5. E 6. E 7. B 8. C 9. A 10. C 11. D 12. C 13. B 14. E 15. C 16. E 17. D 18. D 19. E 20. D

B 型题(20~30题)
21. D 22. A 23. C 24. B 25. E 26. A 27. C 28. D 29. B 30. E

X 型题(31~40题)
31. ABCD 32. ABCD 33. ABC 34. AD 35. ABDE 36. AC 37. B 38. ABCDE 39. AC 40. AC

二、名词解释

1. DC：即树突状细胞，因其成熟时伸出许多树样或伪足样突起而得名。树突状细胞的最大特点是能够显著刺激初始T细胞增殖，被视为连接固有免疫和适应性免疫的桥梁，是体内功能最强的专职性抗原提呈细胞。

2. APC：即抗原提呈细胞，是指能够加工、处理抗原并将抗原信息提呈给T淋巴细胞的一类细胞，在机体的免疫识别、免疫应答与免疫调节中起重要作用，如巨噬细胞、树突状细胞和B细胞。

3. 内源性抗原：即 APC 细胞内合成的抗原，此类抗原在细胞内直接被细胞加工、处理并以抗原肽-MHC Ⅰ类分子复合物复合物的形式提呈给T细胞，如细胞内合成的病毒蛋白和肿瘤抗原等。

4. 抗原提呈：在 APC 与 T 细胞接触的过程中，表达于 APC 表面的抗原肽-MHC 复合物被T细胞所识别，从而把抗原信息提呈给T细胞，此过程称为抗原提呈。

5. 外源性抗原：是指来源于 APC 之外的的抗原，如被吞噬的细胞、细菌、蛋白质抗原等。此类抗原须经抗原提呈细胞摄取至细胞内才能被加工、处理并以抗原肽-MHCⅡ类分子复合物的形式提呈给T细胞。

6. 吞噬作用：是指细胞吞入较大的固体或分子复合物，如细菌、细胞碎片等物质的过程。

7. 抗原处理：是指 APC 把胞质内自身产生或者摄入胞内的抗原分子降解并加工处理成一定大小的

多肽片段,多肽与自身MHC分子结合后以抗原肽-MHC复合物的形式表达于APC的表面,此过程抗原加工或抗原处理。

8. 专职性抗原提呈细胞:能组成性表达MHC II类分子和T细胞活化所需的共刺激分子及黏附分子,具有显著的抗原摄取、加工、处理与提呈功能的细胞,称为专职性抗原提呈细胞,主要包括树突状细胞(DC)、单核/巨噬细胞、B淋巴细胞。

9. 非专职性抗原提呈细胞:在通常情况下不表达MHC II类分子,但在炎症过程中或IFN-γ等细胞因子的作用下,也可表达MHC II类分子和共刺激分子以及黏附分子,并具有一定的抗原处理和提呈能力,这种APC称为非专职性APC,主要包括内皮细胞、成纤维细胞、上皮和间皮细胞、嗜酸性粒细胞等。

10. 交叉提呈:主要是指抗原提呈细胞能够将外源性抗原摄取、加工和处理并通过MHC I类分子途径提呈给CD8⁺T细胞;内源性抗原在某些情况下也可以通过MHC II类途径加以提呈。目前认为这种交叉提呈并不是抗原提呈的主要方式。

三、填空题

1. 单核-巨噬细胞 B淋巴细胞 树突状细胞
2. 初始T细胞 已活化的T细胞 记忆性T细胞
3. 抗原提呈与免疫激活 免疫调节 免疫耐受的维持与诱导
4. 髓系DC 淋巴系来源的DC 5. 并指状DC 滤泡状DC 间质性DC 朗格汉斯细胞 隐蔽细胞 血液DC
6. 内源性抗原 外源性抗原
7. 强 弱
8. 内体/溶酶体 蛋白酶体
9. MHC-I类途径 MHC-II类途径
10. MHC I CD8⁺T细胞 MHC II CD4⁺T细胞 CD1

四、简答题

1. 答:巨噬细胞:主要是刺激记忆性和活化的T细胞的增殖。是体内吞噬功能最强的细胞,能以吞噬、胞饮、受体介导的胞吞作用等方式摄取抗原。

树突状细胞:是体内功能最强的抗原提呈细胞,主要刺激初始T细胞的增殖。抗原经吞饮、吞噬和受体介导的内吞作用被未成熟DC摄取。

B细胞:主要是刺激记忆性和活化的T细胞的增殖。可通过胞饮作用和抗原特异性识别受体(BCR)直接摄取抗原,后者是B细胞特有的抗原摄取方式,它能够使抗原浓集于B细胞膜表面,因此在抗原浓度非常低的情况下也能有效提呈抗原。

2. 答:根据来源可把DC细分为髓系DC和淋巴系DC。①根据分化成熟状态髓系DC可分为未成熟DC和成熟DC,正常情况下机体绝大多数DC属于非成熟DC,具有很强的抗原摄取、加工和处理能力。摄取抗原后非成熟DC分化为成熟DC,抗原提呈能力加强,摄取抗原的能力减弱。②根据组织分布来分DC可分为淋巴样组织DC、非淋巴样组织DC和体液中的DC。

3. 答:内源性抗原的加工处理过程:在细胞内合成的抗原称为内源性抗原,如细胞内合成的病毒蛋白和肿瘤抗原等。此类抗原在细胞内直接被细胞加工、处理并以抗原肽-MHC-I复合物的形式提呈给T细胞。上述抗原产生于胞浆中,它们经蛋白酶体作用后,可迅速降解为小分子肽段(抗原肽);长度为8~13个氨基酸多肽在胞浆内被内质网上的抗原加工相关转运体(TAP)转到内质网腔,在内质网腔内抗原肽与MHC I类分子结合形成抗原肽-MHC I类分子复合物;后者经高尔基体转运至细胞膜上,供CD8⁺T细胞识别。

4. 答:外源性抗原的加工处理过程:来源于细胞外的抗原称为外源性抗原,如被吞噬的细菌、细胞等。此类抗原须经抗原提呈细胞摄取至细胞内才能被加工、处理并以抗原肽-MHC II复合物的形式提呈给T细胞。外源性抗原蛋白被抗原提呈细胞摄取后,被运送到胞浆内的膜性细胞器-内体中,在内体的酸性环境中被蛋白酶水解为多肽片断,并随内体转运至溶酶体,加工处理后形成10~30个氨基酸残基的短肽。具有免疫原性的抗原肽段与MHC II类分子结合,形成稳定的抗原肽-MHC II类分子复合物,然后转运至细胞膜表面,供CD4⁺T细胞识别。

(鞠吉雨 魏兵)

第十二章 T淋巴细胞介导的细胞免疫应答

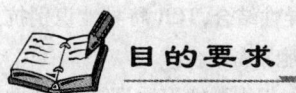

掌握：①T细胞识别抗原的特点及识别发生的部位；②T细胞活化的信号要求；③CD4⁺T细胞及CD8⁺T介导的免疫效应及其发生过程。

了解：①T细胞活化细胞信号转导过程及活化后基因表达；②抗原特异性T细胞克隆性增殖和分化。

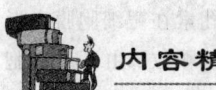

T淋巴细胞介导的免疫应答也称细胞免疫应答。细胞免疫应答可分为三个阶段：①T细胞特异性识别抗原的阶段；②T细胞活化、增殖和分化阶段；③效应性T细胞的产生及效应阶段。

一、T细胞对抗原的识别

初始T细胞膜表面抗原识别受体TCR与APC表面的抗原肽-MHC分子的复合物的特异性结合过程称为抗原识别。TCR在特异性识别APC所提呈的抗原肽的过程中，必须同时识别与抗原多肽形成复合物的MHC分子，这种特异性称为MHC限制性。

(一) APC向T细胞提呈抗原的过程

外源性抗原被抗原提呈细胞摄取、加工、处理后，可与自身MHC Ⅱ类分子结合在一起，然后提呈给CD4⁺Th细胞来识别；内源性抗原可被宿主内表达MHC Ⅰ类分子的细胞所处理，然后与自身MHC Ⅰ类分子形成复合物，供特异性CD8⁺T细胞识别。

(二) APC与T细胞的相互作用

1. T细胞与APC的非特异性结合

T细胞首先利用其表面黏附分子与APC表面的相应配体进行可逆而短暂的结合，称为APC与T细胞的非特异性结合。

2. T细胞的与APC的特异性结合

在T细胞与APC的短暂结合过程中，如果TCR不能识别相应APC上的抗原肽-MHC分子复合物，则T细胞与APC分离，进入淋巴细胞再循环。如果T细胞上的TCR能够识别APC上相应的特异性抗原肽-MHC分子复合物，则T细胞与APC发生特异性结合，T细胞发生一系列变化：①LFA-1分子构象变化，与配体ICAM-1亲和力增强。②细胞膜表面分子重排，在APC与T细胞接触点的T细胞表面形成以TCR为中心，周围是一圈黏附分子的特殊结构，称为免疫突触。

二、T细胞的活化、增殖和分化

(一) 细胞活化涉及的分子

T细胞活化需要双信号和细胞因子的作用。T细胞活化的第一信号来自其TCR与pMHC的特异性结合，即T细胞对抗原的识别；T细胞活化的第二信号来自协同刺激分子，即APC表达的协同刺激分子与T细胞表面的相应受体或配体相互作用，其中最主要的一对分子是APC上的B7分子和T细胞上的CD28分子的结合。活化T细胞则可以表达CTLA-4，CTLA-4也可以与APC上的B7分子结合，但给T细胞传递的是负性信号。除双信号外，T细胞活化还需要诸多细胞因子的参与，如IL-1、IL-2、IL-4等。

(二) T细胞活化的信号转导途径

T细胞的TCR特异性识别抗原肽-MHC分子复合物后，可以通过CD3分子及CD4/CD8分子和CD28分子把活化信号传递到细胞内。其主要途径有两条：PLC-γ活化途径和MAP激酶活化途径。

1. PLC-γ活化途径 TCR介导的活化信号向胞内传递时，首先使CD3分子胞质区的ITAM基序被PTK磷酸化，磷酸化的ITAM则可募集胞质内的ZAP

-70分子,ZAP-70被CD4偶联的p56lck磷酸化后激活,从而结合并激活PLC-γ。PLC-γ分解细胞膜上的磷脂酰肌醇二磷酸(PIP2),产生三磷酸肌醇(IP3)和甘油二酯(DAG)。IP3和DAG则可激活相应的转录因子NFAT和NF-κB,使其发生核转位,活化相应靶基因。

2.MAP激酶活化途径 ZAP-70活化后介导Ras活化丝裂原激活的蛋白激酶(MAPK)级联反应。CD28/B7分子的第二活化信号也可经MAPK-PI3激酶途径,引起一系列级联反应,活化相应靶基因。

(三)T细胞活化信号涉及的靶基因

T细胞活化信号涉及的靶基因主要包括细胞增殖与分化的细胞基因,如细胞因子基因、细胞因子受体基因、黏附分子基因、原癌基因等。

(四)抗原特异性T细胞克隆性增殖和分化

1.$CD4^+$T细胞的增殖分化 初始T细胞被刺激后发生增殖和分化。Th0细胞在IL-12和IFN-γ作用下可向Th1细胞分化,而在IL-4等细胞因子作用下可向Th2细胞分化。除此之外,$CD4^+$细胞还可分化为$CD4^+CD25^+Foxp3^+$的调节性T细胞和分泌IL-17的Th17细胞。部分T细胞分化为记忆性T细胞。

2.$CD8^+$T细胞的增殖分化 初始$CD8^+$T细胞的激活有两种方式。第一种为Th细胞依赖性方式,这种方式需要APC和$CD4^+$T细胞的辅助。第二种方式为Th细胞非依赖性的,即高表达协同刺激分子的DC细胞被病毒感染后可直接激活$CD8^+$T细胞而不需要T细胞的辅助。

三、T细胞效应功能

(一)Th细胞的效应功能

1.Th1细胞的生物学功能 ①对巨噬细胞的作用:激活巨噬细胞;诱生募集巨噬细胞。②对淋巴细胞的作用:促进Th1细胞、Th2细胞、CTL和NK细胞的活化和增殖;通过IFN-γ促进B细胞产生调理作用抗体。

2.Th2细胞的生物学作用 ①辅助体液免疫应答;②参与超敏反应。

3.h17细胞的生物学活性 Th17细胞可分泌IL-17,刺激上皮细胞、内皮细胞、成纤维细胞和巨噬细胞等分泌多种细胞因子,趋化、募集、激活中性粒细胞和单核细胞,诱导局部炎症反应。因此,Th17细胞参与炎症反应、感染性疾病以及自身免疫病的发生。

(二)CTL的功能

CTL主要杀伤胞内寄生病原体(病毒和某些胞内寄生菌)的宿主细胞、肿瘤细胞等。CTL的杀伤主要包括效-靶结合、CTL的极化和致死性打击三个阶段。

1.效-靶细胞结合 $CD8^+$T细胞与靶细胞先通过黏附分子发生非特异性结合,TCR特异性识别抗原肽后,可使效-靶细胞紧密结合。

2.CTL的极化 CTL识别靶细胞后,TCR及辅助受体向效-靶细胞接触部位聚集,导致CTL细胞内某些细胞器,如细胞骨架系统、高尔基复合体及胞质颗粒等向效-靶细胞接触部位重新排布,称为CTL的极化。

3.致死性攻击 CTL主要通过两条途径杀伤靶细胞。①穿孔素/颗粒酶途径:活化的CTL细胞可释放穿孔素到效-靶细胞间隙,穿孔素在靶细胞膜上形成多聚体孔道,使靶细胞崩解。颗粒酶由CTL细胞释放后则循穿孔素形成的孔进入靶细胞,激活靶细胞与凋亡有关的酶系统介导靶细胞凋亡。②Fas/FasL途径:效应CTL可表达模型FasL及可溶性FasL,并分泌TNF-α、LTα,分别与靶细胞上的Fas和TNF受体结合,诱导靶细胞凋亡。

(三)记忆性T细胞

记忆性T细胞(Tm)与初始T细胞表达不同的CD45异构体,Tm细胞为CD45RA-CD45RO+,初始T细胞为CD45RA+CD45RO-。Tm细胞仅需少量抗原即可激活,且对协同刺激信号依赖性低,对细胞因子作用敏感。

测 试 题

一、选择题

A型题(1~12题)

1.初始T细胞是:
　A.经抗原活化过的T细胞
　B.具有记忆功能的T细胞
　C.未接触抗原的成熟T细胞
　D.TCR高度均一的T细胞
　E.表达高亲和力IL-2受体的T细胞

2. TCR 识别抗原的特点是:
   A. TCR 可识别天然抗原或抗原肽 – MHC 分子复合物
   B. TCR 可识别游离的抗原肽
   C. TCR 只能识别抗原肽 – MHC 分子复合物
   D. TCR 可识别抗原分子中的构象决定基
   E. TCR 只能识别天然的抗原

3. $CD4^+$ T 细胞活化提供第二信号最重要的一对膜分子是:
   A. CD40 与 CD40L   B. CD4 与 MHC Ⅱ 类分子
   C. CD28 与 B7   D. CD2 与 LFA – 3
   E. LFA – 1 与 ICAM – 1

4. T 细胞抗原受体识别抗原后,传递刺激信号的分子是:
   A. CD2   B. CD3   C. CD4
   D. CD8   E. CD79a/CD79b

5. 与 CD3 分子相连的蛋白酪氨酸激酶是:
   A. Lck   B. Fyn   C. Syk
   D. ZAP – 70   E. Blk

6. 与 CD4 或 CD8 分子相连的蛋白酪氨酸激酶是:
   A. Lck   B. Fyn   C. Syk
   D. ZAP – 70   E. Blk

7. 胞浆内含有 ITAM 结构的分子为
   A. TCR   B. CD3   C. CD4
   D. Fyn   E. ZAP – 70

8. 与 T 细胞克隆扩增关系最密切的细胞因子是:
   A. IL – 2   B. IL – 4   C. IL – 5
   D. IL – 6   E. IL – 10

9. Th17 细胞主要分泌:
   A. IL – 8   B. IL – 6   C. G – CSF
   D. IL – 17   E. MCP – 1

10. Th1 细胞产生的对巨噬细胞活化起重要作用的细胞因子是:
    A. IFN – γ   B. TNF – α   C. IL – 2
    D. IL – 3   E. GM – CSF

11. 对肿瘤细胞具有特异性杀伤作用的细胞是:
    A. 巨噬细胞   B. 中性粒细胞
    C. B 细胞   D. NK 细胞
    E. CTL 细胞

12. Tc 细胞杀伤靶细胞的特点是:
    A. 无抗原特异性
    B. 受 MHC Ⅱ 类分子限制
    C. 可通过释放细胞毒素杀伤靶细胞
    D. 可通过 ADCC 杀伤靶细胞
    E. 可通过分泌 IL – 10 杀伤靶细胞

B 型题(13 ~ 27 题)

(13 ~ 17 题)
   A. TCR – CD3 复合物   B. CD4 和 CD8 分子
   C. CD28 和 CTLA – 4   D. LFA – 1 和 ICAM – 1
   E. CD40 分子和 CD40L

13. 分别表达在 T 细胞和 APC 细胞表面,二者结合可为 T 细胞活化提供第二信号的分子:
14. 可与 APC 表面 B7 分子结合,产生 T 细胞活化或者抑制信号的分子:
15. T 细胞表面特有的标志,具有接受和传递抗原信号功能的分子:
16. 分别表达在 T 细胞 B 细胞表面,二者结合可为 B 细胞活化提供第二信号的分子:
17. 可与 APC 表面 MHC 分子结合,促进 T 细胞活化第一信号产生的分子:

(18 ~ 22 题)
   A. 激活巨噬细胞
   B. 促进 B 细胞的增殖与分化
   C. 特异性杀伤肿瘤细胞
   D. 通过杀伤受体选择性杀伤肿瘤细胞
   E. 外源性抗原的加工提呈

18. 由 Tc 细胞介导的是:
19. 由 Th1 细胞介导的是:
20. 由 Th2 细胞介导的是:
21. 由巨噬细胞介导的是:
22. 由 NK 细胞介导的是:

(23 ~ 27 题)
   A. 导致靶细胞发生渗透性溶解
   B. 属于细胞毒素,引起靶细胞凋亡
   C. 诱导初始 T 细胞分化为 Th2 细胞
   D. 表达于活化 T 细胞表面,与活化诱导的细胞死亡有关
   E. 与活化巨噬细胞有关

23. 颗粒酶:
24. IL – 4:
25. IFN – γ:
26. FasL:

27. 穿孔素：

X 型题（28～39 题）

28. 下列膜分子中属协同刺激分子的是：
    A. B7   B. CD4   C. LFA-3
    D. CD8   E. ICAM-1

29. Th 细胞表面的协同刺激受体是：
    A. CD4   B. CD2   C. LFA-1
    D. TCR   E. CD28

30. Th2 细胞活化后产生的细胞因子有：
    A. IL-2   B. IL-4   C. IL-5
    D. IFN-γ   E. IL-10

31. Th1 细胞激活巨噬细胞的主要作用方式：
    A. 分泌 IFN-γ，与巨噬细胞表面相应受体结合
    B. 分泌 IL-2，与巨噬细胞表面相应受体结合
    C. 表达 FasL，与巨噬细胞表面的 Fas 相互作用
    D. 分泌 TNF，与巨噬细胞表面相应受体结合
    E. 表达 CD40L，与巨噬细胞表面的 CD40 相互作用

32. 下列有关记忆性 T 细胞的说法正确的是：
    A. 是对特异性抗原有记忆能力的细胞
    B. 寿命较初始 T 细胞长
    C. 表型为 CD45R+、CD45RO-
    D. 比初始 T 细胞易于激活
    E. 对协同刺激信号的依赖性较低

33. 细胞间相互作用受 MHC 限制的是：
    A. CTL 细胞和肿瘤细胞
    B. 活化巨噬细胞和肿瘤细胞
    C. Th 细胞和 B 细胞
    D. NK 细胞与肿瘤细胞
    E. Th 细胞与巨噬细胞

34. 分泌穿孔素产生细胞毒作用的细胞是：
    A. 效应 Tc 细胞   B. NK 细胞
    C. 活化巨噬细胞   D. 活化 CD4+Th1 细胞
    E. 活化 CD4+Th2 细胞

35. 活化 Th1 细胞分泌的细胞因子主要包括：
    A. IL-2   B. IL-4   C. IL-10
    D. IL-6   E. IFN-γ

36. 效应 Tc 细胞杀伤靶细胞的主要机制：
    A. 可释放颗粒酶   B. 可释放穿孔素
    C. 可表达 FasL   D. 可分泌 IL-4
    E. 可分泌 IFN-γ

37. 具有非特异性抗肿瘤作用的免疫细胞是：
    A. 活化的巨噬细胞   B. NK 细胞
    C. 活化 Th1 细胞   D. 活化 Th2 细胞
    E. 效应 Tc 细胞

38. Th2 细胞分泌的细胞因子可参与：
    A. 活化巨噬细胞   B. 活化肥大细胞
    C. 活化嗜碱性粒细胞   D. 活化嗜酸性粒细胞
    E. 促进 B 细胞的增殖和分化

39. CD4+Th1 细胞的主要作用是：
    A. 表达 CD40L，激活巨噬细胞
    B. 表达 FasL 诱导靶细胞凋亡
    C. 释放穿孔素和颗粒酶，杀伤靶细胞
    D. 分泌 IFN-γ，激活巨噬细胞
    E. 分泌 TNF，促进血管内皮细胞粘附分子表达

二、名词解释

1. 记忆性 T 细胞（memory T cell, Tm）
2. T 细胞抗原识别（T cell antigen recognition）
3. 协同刺激信号（costimulatory signal）
4. MHC 限制性（MHC restriction）
5. 免疫突触（immunological synapse）
6. 穿孔素（perforin）
7. 颗粒酶（granzyme）
8. 调节性 T 细胞（regulatory T cells, Tregs）

三、填空题

1. T 细胞介导免疫应答的基本过程包括_____、_____和_____。

2. TCR 在特异性识别 APC 所提呈抗原肽的过程中，必须同时识别与抗原肽形成复合物的_____。

3. T 细胞活化最重要的第二信号是由 APC 表面的_____与 T 细胞表面的_____结合而产生的。

4. APC 表面的 B7 分子与活化 T 细胞上的_____结合向 T 细胞传递抑制信号。

5. TCR 活化信号胞内传导的主要途径包括_____和_____途径。

6. Th 效应性细胞主要有_____、_____和_____。

7. CD4+Th 细胞激活巨噬细胞主要途径是：(1) 通过表面_____与巨噬细胞表面_____结合；(2) 分泌_____与巨噬细胞表面相应受体结合提供活化信号。

8. CD4⁺Th1 细胞介导在抗_____感染过程中起重要作用。

9. CTL 主要杀伤_____和_____等。

10. 效应 Tc 细胞攻击靶细胞具有_____特异性,并受_____分子限制。

11. 效应 Tc 细胞通过释放_____使靶细胞溶解,通过释放_____使靶细胞凋亡,还可通过表达_____与靶细胞表面_____结合使靶细胞凋亡。

12. Th17 细胞主要通过分泌_____而发挥生物学作用。

四、简答题

1. TCR 识别抗原有何特点？
2. 简述 Th1 细胞对巨噬细胞的作用。
3. 简述效应 Tc 细胞杀伤靶细胞的过程和机制。
4. 什么叫 T 细胞活化的第一信号和第二信号？

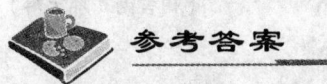

参考答案

一、选择题

A 型题(1~12 题)

1. C 2. C 3. C 4. B 5. B 6. A 7. B 8. A 9. D 10. A 11. E 12. C

B 型题(13~27 题)

13. D 14. C 15. A 16. E 17. B 18. C 19. A 20. B 21. E 22. D 23. B 24. C 25. E 26. D 27. A

X 型题(28~39 题)

28. ACE 29. BCE 30. BCE 31. AE 32. ABDE 33. ACE 34. AB 35. AE 36. ABC 37. AB 38. BCDE 39. ADE

二、名词解释

1. 记忆性 T 细胞：是指对特异性抗原有记忆能力,寿命较长的 T 淋巴细胞。表型为 CD45RA⁻CD45RO⁺,比初始 T 细胞更易激活。

2. 抗原识别：初始 T 细胞表面的抗原识别受体 TCR 与 APC 表面的抗原肽-MHC 分子复合物特异结合的过程称为抗原识别,它是 T 细胞特异活化的第一步。

3. 协同刺激信号：是由协同刺激分子提供的信号,是 T、B 淋巴细胞完全活化必需的第二信号。如 T 淋巴细胞的协同刺激信号是由存在于 APC 表面的协同刺激分子与 T 细胞表面的协同刺激分子受体结合而提供的。

4. MHC 限制性：T 细胞上的 TCR 在特异性识别抗原提呈细胞所提呈的抗原多肽的过程中,必须同时识别与抗原多肽形成复合物的 MHC 分子,这种特性称为 MHC 限制性。

5. 免疫突触：APC 和 T 细胞相互作用过程中,在 T 细胞表面独特的区域上,聚集着一组 TCR,其周围是一圈黏附分子,这个特殊的结构称为免疫突触。

6. 穿孔素：是效应 Tc 细胞识别抗原活化后而释放的胞浆内的一种细胞毒素,其生物学效应类似补体,激活所形成的 MAC,穿孔素可在靶细胞膜上穿孔,导致靶细胞发生渗透性溶解。

7. 颗粒酶：是效应 Tc 细胞识别抗原活化后而释放的的胞浆内的一种细胞毒素,属丝氨酸蛋白酶。循穿孔素在靶细胞膜上所形成的孔道进入靶细胞,激活凋亡相关的酶系统而介导靶细胞的凋亡。

8. 调节性 T 细胞：表型为 CD4⁺CD25⁺Foxp3⁺,通过分泌细胞因子或者细胞接触两种方式发挥免疫抑制和免疫调节作用。

三、填空题

1. T 细胞特异性识别抗原阶段　T 细胞活化、增殖和分化阶段　效应 T 细胞产生及效应阶段
2. MHC 分子
3. B7(或 CD80、CD86)　CD28
4. CTLA-4（CD152）
5. PLC-γ　MAP 激酶
6. Th1 细胞　Th2　Th17
7. CD40L(CD154)　CD40　IFN-γ
8. 胞内寄原体
9. 胞内寄生病原体的细胞　肿瘤细胞
10. 抗原　MHC
11. 穿孔素　颗粒酶　FasL　Fas
12. IL-17

四、简答题

1. 答：TCR 识别抗原的特点如下：(1)T 细胞不能识别天然抗原,只能识别 APC 表面的抗原肽-MHC 分子复合物。(2)TCR 特异性识别 APC 所提呈的抗原肽的过程中,必须同时识别与抗原多肽形成复合物的 MHC 分子,这称之为 MHC 限制性。

2. 答：CD4⁺Th1 细胞对巨噬细胞的作用主要表

现为：(1)激活巨噬细胞：CD4⁺Th1细胞通过释放细胞因子，如IFN-γ等，以及Th1细胞与巨噬细胞之间通过CD40/CD40L相互作用活化巨噬细胞。另一方面，活化巨噬细胞可通过上调表达一些免疫分子和分泌细胞因子增强Th1细胞的效应。(2)诱生并募集巨噬细胞：Th1细胞可产生造血干细胞生长因子如IL-3及GM-CSF，它可刺激骨髓造血干细胞分化为巨噬细胞。Th1细胞分泌TNF-α和TNF-β使炎症部位的血管内皮细胞粘附分子表达增加，而使吞噬细胞粘附其表面，并募集到炎症部位。

3. 答：效应Tc细胞杀伤靶细胞的过程和机制：(1)效-靶细胞结合：效应性CTL高表达黏附分子(如LFA-1、CD2等)，可有效结合表达相应受体(ICAM-1、LAF-3等)的靶细胞。(2)CTL细胞的极化：CTL的TCR识别靶细胞表面抗原肽-MHC I类分子复合物后，TCR及辅助受体向效-靶细胞接触部位聚集，导致CTL细胞内亚显微结构极化。(3)致死性打击：一是通过穿孔素/颗粒酶途径杀伤靶细胞，穿孔素是储存于胞浆颗粒中的细胞毒素，其可在靶细胞膜上穿孔，使水、电解质迅速进入细胞，导致靶细胞在数分钟内迅速溶解。颗粒酶属苏氨酸蛋白酶，随CTL脱颗粒而出胞，循穿孔素在靶细胞膜上所形成的孔道进入靶细胞，激活凋亡相关的酶系统而介导靶细胞的凋亡。二是通过Fas/FasL介导靶细胞凋亡，效应性CTL可表达FasL，并分泌TNF-α和TNF-β，与靶细胞膜表面Fas和TNF受体结合后，诱导靶细胞凋亡。

4. 答：T细胞活化需要双信号和细胞因子的作用。T细胞活化的第一信号来自其TCR与pMHC的特异性结合，即T细胞对抗原的识别；T细胞活化的第二信号来自协同刺激分子，即APC表达的协同刺激分子与T细胞表面的相应受体或配体相互作用，其中最主要的一对分子是APC上的B7分子和T细胞上的CD28分子的结合。

(鞠吉雨 邱大琳)

第十三章 B淋巴细胞介导的体液免疫应答

【目的要求】

掌握：①B细胞对TD抗原免疫应答的基本过程；②B细胞识别抗原的特点；B细胞活化的信号要求；③体液免疫应答抗体产生的一般规律。

熟悉：B细胞对TI抗原的应答。

了解：B细胞的分化成熟、增殖和分化的特点。

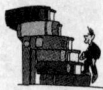
内容精要

外来抗原进入机体后诱导抗原特异性B细胞活化、增殖，并最终分化为浆细胞，产生特异性抗体，存在于体液中，发挥重要的免疫效应作用，此过程称为特异性体液免疫应答（humoral immune response）。

B细胞识别的抗原包括T细胞依赖抗原（TD-Ag）和T细胞非依赖抗原（TI-Ag），B细胞对抗原的应答需要Th细胞的辅助。

一、B细胞对TD抗原的免疫应答

1. B细胞对TD抗原的识别

BCR识别抗原对B细胞的激活有两个相互关联的作用：BCR特异性结合抗原，产生B细胞活化的第一信号；B细胞内化与其BCR结合的抗原，并进行加工处理，形成抗原肽-MHCⅡ类分子复合物，提呈给抗原特异性Th细胞识别，活化的Th细胞通过表达的CD40L与B细胞上的CD40结合，可提供B细胞活化的第二信号。

BCR与TCR识别抗原的不同：①BCR不仅能识别蛋白质抗原，还能识别多肽、核酸、多糖类、脂类和小分子化合物；②BCR可特异性识别完整抗原的天然构象，或识别抗原降解所暴露表位的空间构象；③BCR识别的抗原无需经APC的加工处理，也无MHC限制性。

2. B细胞活化需要的信号

(1) B细胞活化的第一信号：①第一活化信号经由Igα/Igβ传导入胞内。BCR与特异性抗原表位结合，启动B细胞活化的第一信号，但由于BCR胞质区短，自身不能传递信号，需由与mIg组成BCR复合物的Igα/Igβ将信号转入B细胞内。②B细胞活化中共受体的作用：在成熟B细胞表面，CD19与CD21、CD81以非共价键形式组成B细胞活化共受体复合物，其中的CD19分子传导的信号加强了由BCR复合物传导的信号，明显降低了抗原激活B细胞的阈值，从而大大提高了B细胞对抗原刺激的敏感性。

(2) B细胞活化的第二信号：B细胞的第二活化信号也是由多种黏附分子对的相互作用所提供，其中最重要的是CD40/CD40L，静息T细胞不表达CD40L，活化T细胞迅速表达CD40L，CD40L与B细胞表面组成性表达的CD40相互作用，向B细胞传递活化的第二信号。

(3) T、B细胞相互作用与B细胞免疫应答：B细胞对TD抗原的应答需要T细胞的辅助，这一协助需要T、B细胞间相互作用来完成。一方面，B细胞可以作为抗原提呈细胞活化T细胞，另一方面活化的T细胞可以提供B细胞的第二信号，并分泌IL-4等多种细胞因子协助B细胞的进一步分化。

3. B细胞的增殖和终末分化：被TD抗原诱导活化的B细胞迅速进入细胞周期，大量增殖，并进一步分化，最终形成浆细胞和记忆性B细胞。

4. B细胞在生发中心的分化成熟：在外周淋巴器官的T细胞区激活的部分B细胞进入初级淋巴小结，分裂增殖，形成生发中心（约需1周）。生发中心里的B细胞每6-8小时分裂一次，这些分裂增殖的B细胞被称为生发中心母细胞（centroblast）。生发中心母细胞分裂增殖产生的子代细胞体积小，称为生发中心细胞（centrocyte）。生发中心中的绝大部分B细胞发生凋亡，部分B细胞在抗原刺激及T细胞的辅助下继续分化发育，在生发中心中完成Ig亲和力成熟及类别转换,最终形成浆细胞及记忆性B细胞。

(1)体细胞高频突变和Ig亲和力成熟:体细胞高频突变(somatic hypermutation)是指生发中心母细胞的轻链和重链V基因可发生高频率的点突变。体细胞高频突变在抗原诱导下发生,在初次应答时,大量抗原的出现,可使表达不同亲和力BCR的各种B细胞克隆被选择和激活,产生多种不同亲和力的抗体;当大量抗原被清除,或再次免疫应答仅有少量抗原出现时,该抗原会优先结合高亲和力的BCR,仅仅使相应B细胞发生克隆扩增,最终产生高亲和力的抗体,此为抗体亲和力成熟(affinity maturation)。

(2)Ig类别转换(Ig class switching):每个B细胞开始时均表达IgM,即在免疫应答中首先分泌IgM,但随后即可表达和产生IgG、IgA或IgE,但其IgV不发生改变,这个变化即为Ig类别转换(class switching)或同种型转换(isotype switching)。

(3)浆细胞的形成:浆细胞又称抗体形成细胞(antibody forming cell,AFC),是B细胞分化的终末细胞,浆细胞能合成和分泌特异性抗体,同时表面的BCR表达减少。

(4)记忆B细胞的产生:记忆B细胞不产生Ig,但再次与同一抗原相遇时可迅速活化,产生大量抗原特异性的Ig,表达CD27和高水平的CD44。

二、B细胞对TI抗原的免疫应答

某些抗原能刺激初始B细胞,无需抗原特异性T细胞的辅助,这类抗原称为胸腺非依赖性抗原(TI抗原),TI抗原可以分为TI-1和TI-2抗原。

1.B细胞对TI-1抗原发生的应答:TI-1抗原又称为B细胞有丝分裂原如LPS,在高浓度时,可以多克隆诱导B细胞增殖和分化;在低浓度时,只能激活抗原特异性的B细胞。TI-1抗原单独不足以诱导Ig类别转换、抗体亲和力成熟及记忆B细胞的产生。

2.B细胞对TI-2抗原发生的应答:TI-2抗原为细菌胞壁与荚膜多糖,它们有高度重复结构,只能激活成熟B细胞。由于婴幼儿的B细胞多为不成熟B细胞,故不能有效产生抗多糖的抗体。对TI-2抗原发生应答的主要是B-1细胞,过高或过低浓度的TI-2抗原都不能有效激活B细胞。对TI-2抗原的应答是机体的一种快速而特殊的反应。

三、体液免疫应答抗体产生的一般规律

特定抗原初次刺激机体所引发的应答称为初次应答(primary response),初次应答中所形成的记忆淋巴细胞当再次接触相同抗原刺激后可迅速、高效、持久的应答,即再次应答(secondary response)。初次免疫应答可以分为潜伏期、对数期、平台期、下降期四个时期。

初次免疫应答的特点:①潜伏期长;②抗体浓度增加慢;③到达平台期慢,平台低,维持时间短;④下降期短;⑤抗体亲和力低,主要为IgM。再次免疫应答的特点:①潜伏期短;②抗体浓度增加快;③抗体维持时间长;④诱发再次应答所需抗原剂量小;⑤再次应答主要产生高亲和力的抗体IgG,而初次应答产生的抗体主要是低亲和力的IgM。

 测 试 题

一、选择题

A型题(1~17题)

1.在不成熟B细胞上的BCR为:
A. mIgM   B. mIgG   C. mIgA
D. mIgD   E. mIgM、mIgD

2.对TI-1抗原描述有错的是:
A.亦称为B细胞丝裂原
B.可多克隆诱导B细胞活化
C.诱导B细胞应答比TD抗原早
D.可诱导产生记忆性B细胞
E.单独不能诱导Ig类别转换

3.表达于成熟B细胞表面的协同刺激分子是:
A. CD40   B. CD28   C. CD154
D. CD40L   E. CD5

4.共同组成BCR复合物的分子是:
A. CD3和CD2   B. Igα/Igβ
C. CD19和CD21   D. CD40和CD40L
E. CD28和CD86

5.B细胞接受TI抗原刺激后,产生的抗体主要是:
A.高亲和力IgM类抗体   B.低亲和力IgM类抗体
C.高亲和力IgG类抗体   D.低亲和力IgG类抗体
E.低亲和力IgE类抗体

6.仅在活化T细胞表面表达的协同刺激分子是:
A. CD40L   B. CD80/CD86   C. CD2
D. CD4   E. CD8

7. 信号复合物 CD19/CD21/CD81 中能与抗原-C3d 复合物中 C3d 结合的分子是：
   A. CD19   B. CD21   C. CD81
   D. CD225   E. CD19 和 CD81
8. 活化的磷脂酶 Cγ(PLCγ)裂解磷脂酰肌醇二磷酸 (PIP2)后产生的第二信使是：
   A. 酪氨酸激酶   B. 苏氨酸激酶
   C. 三磷酸肌醇(IP3)   D. MAP 激酶
   E. 转录因子 NF-κB
9. 下列与信号转导有关的分子中，可激活蛋白激酶 C 的是：
   A. 三磷酸肌醇(IP3)   B. 甘油二酯(DAG)
   C. 磷脂酰肌醇二磷酸(PIP2) D. 磷脂酶 C-γ(PLCγ)
   E. 转录因子 NF-κB
10. 可表达 CD40L 的淋巴细胞是：
    A. 静息 T 细胞   B. 静息 B 细胞
    C. 活化 B 细胞   D. 活化 T 细胞
    E. 记忆 B 细胞
11. 为 B 细胞活化提供第二信号的协同刺激分子是：
    A. B7 与 CD28   B. CD4 与 MHC Ⅱ
    C. CD40L 与 CD40   D. IL-2 与 IL-2R
    E. BCR-Igα/Igβ
12. Ig 类别转换可发生于：
    A. V 基因片段之间
    B. C 基因片段之间
    C. V 基因片段与 D 基因片段之间
    D. V 基因片段与 J 基因片段之间
    E. D 基因片段与 J 基因片段之间
13. 属 TI-2 抗原的是：
    A. 肺炎球菌荚膜多糖   B. 细菌脂多糖
    C. 白喉毒素   D. 结核菌素
    E. 卵白蛋白
14. 初次应答抗体产生的特点是：
    A. 抗体以 IgG 类为主
    B. 抗体亲和力较高
    C. 抗体浓度达到平台期所需时间较短
    D. 平台期持续时间短
    E. 抗体产生潜伏期较短
15. 再次应答抗体产生的特点是：
    A. 抗体亲和力低
    B. 抗体浓度达到平台期所需时间较长
    C. 用较少量抗原刺激即可引发再次应答
    D. 抗体亲和力高低参差不齐
    E. 平台期持续时间较短
16. 在抗体形成过程中，下列叙述哪项是错误的：
    A. B 细胞可提呈抗原给 Th 细胞
    B. Th 和 B 细胞的相互作用具有 MHC 限制性
    C. B 细胞的活化、增值不需要细胞因子参与
    D. B 细胞对 TD-Ag 的应答需要巨噬细胞与 Th 细胞间的相互作用
    E. 再次应答中，抗体产生快，效价高
17. 关于记忆细胞的正确理解是：
    A. 已接受过抗原刺激
    B. 可生存月或数年
    C. 参加淋巴细胞再循环
    D. 再次遇到相同抗原时迅速活化、增值和分化
    E. 以上都正确

B 型题(18~27 题)

(18~22 题)
A. BCR 复合体
B. CD19/CD21/CD81 复合物
C. 协同刺激分子
D. C3d 受体
E. BCR 识别特异性抗原

18. 表达于 B 细胞表面的 CD40 是：
19. B 细胞活化的第一信号：
20. mIg 与 Igα/Igβ 异源二聚体连接组成：
21. 表达于 B 细胞表面的 CD21 是：
22. B 细胞活化共受体：

(23~27 题)
A. 诱导 B 细胞活化，但无需 Th 细胞辅助
B. 产生协同刺激信号，使 B 细胞活化
C. 为 B 细胞活化的初级信号传导分子
D. 产生增强的免疫应答，分泌高亲和力抗体
E. 产生活化第一信号，需 Th 细胞辅助，诱导 B 细胞活化

23. 细胞表面 Igα/Igβ：
24. 记忆细胞再次与抗原结合可：
25. 细胞表面 CD40 与 CD40L 结合可：
26. 细胞表面 BCR 复合物与蛋白质抗原结合，可：
27. 细胞表面 BCR 复合物与细菌多糖等碳水化合物作用可：

X 型题（28～35 题）

28. 记忆性 B 细胞：
   A. 不产生 Ig   B. 表达 CD27   C. 表达 CD44
   D. 只有 TD 抗原能诱导产生
   E. 只有 TI 抗原能诱导产生

29. Ig 类别转换：
   A. 在抗原诱导下发生
   B. 接受 T 细胞分泌的细胞因子调节
   C. IgV 区不变，只有 C 区改变
   D. IgV 区和 C 区均改变
   E. IgV 区和 C 区均不改变

30. Igα/Igβ 异源二聚体的主要功能是：
   A. 转导抗原与 BCR 结合产生的活化信号
   B. 转导抗原与 TCR 结合产生的活化信号
   C. 参与 B 细胞活化的第一信号转导
   D. 作为协同刺激分子与配体作用后促进淋巴细胞活化
   E. B 细胞活化的辅助受体

31. 再次应答的特点是：
   A. 抗体的浓度高   B. 主要抗体类型为 IgM
   C. 主要抗体类型为 IgG   D. 潜伏期短
   E. 持续时间短

32. 在抗体形成过程中，下列叙述正确的是：
   A. 浆细胞是产生抗体的细胞
   B. 所有 B 细胞的活化都必须有双信号刺激
   C. B 细胞对 TD-Ag 的应答需要 FDC 和 Th 细胞的参与
   D. 浆细胞表面表达 BCR 水平降低
   E. 浆细胞不能与 Th 细胞相互作用

33. TI-1 抗原具有的特点是：
   A. 为 B 细胞丝裂原
   B. 成熟或不成熟的 B 细胞均可被其激活
   C. 高浓度时可诱导多克隆 B 细胞增殖、分化
   D. 低浓度时可激活抗原特异性的 B 细胞
   E. 机体对 TI-1 抗原的应答比 TD-Ag 的应答早

34. TI-Ag 引起免疫应答的特点是：
   A. 抗原无需巨噬细胞加工处理
   B. 无 Ig 类别转换
   C. 只引起体液免疫
   D. 可因抗原多次刺激而增强
   E. 不引起细胞免疫

35. 生发中心的 B 细胞可发生以下哪些行为：
   A. 调亡
   B. 抗体亲和力成熟
   C. 类别转换
   D. 分化为记忆性 B 细胞
   E. 分化为浆细胞

二、名词解释

1. Ig 类别转换（Ig class switch）
2. 抗体亲和力成熟（affinity maturation）
3. 特异性体液免疫应答（specific humoral immune response）
4. 体细胞高频突变（somatic hypermutation）
5. 再次应答（secondary response）
6. AFC
7. 串珠样小体（iccosome）

三、填空题

1. 不成熟 B 细胞的 BCR 为 _____ ，B 细胞活化的第一信号，由 _____ 分子向细胞内传导。

2. B 细胞可通过表面的 _____ 直接结合相应的抗原，并经内吞摄取抗原，经加工处理后的抗原，以 _____ 复合物的形式表达于细胞表面，提呈给 T 细胞。

3. B 细胞对 _____ 抗原的应答需要 Th 细胞协助，对 _____ 抗原的应答无需 Th 细胞协助，B 细胞介导的免疫应答称为 _____ 。

4. B 细胞活化共受体由 _____ 、_____ 和 CD81 组成。

5. 活化 T 细胞诱导性表达的 _____ 分子，与 B 细胞表面组成性表达 _____ 分子结合相互作用后产生 B 细胞活化的第二信号。

6. 在 _____ 诱导和 _____ 调节下 B 细胞产生的抗体 _____ 区不变，仅是抗体的 _____ 区改变的现象，叫 Ig 类别转换。

7. 与初始 B 细胞相比记忆 B 细胞，可表达较高水平的 _____ 分子，记忆细胞再次与同一抗原相遇时可迅速 _____ ，引发机体的 _____ 。

8. TI-1 抗原通常被称为 _____ ，TI-2 抗原包括细菌胞壁和 _____ 它们只能刺激 _____ 细胞产生体液免疫应答。

9. 抗原刺激后，抗体产生的动态变化可分为四期，即 _____ 、_____ 、_____ 和 _____ 。

10. 根据免疫应答的规律,初次应答中主要产生的抗体是_____,再次应答中产生的抗体以高亲和力的_____为主。

四、简答题
1. Th 细胞如何辅助 B 细胞的免疫应答?
2. 简述抗体产生的初次应答和再次应答的特点?
3. BCR 识别抗原与 TCR 识别抗原有何不同?

五、论述题
1. 试述 TD 抗原刺激 B 淋巴细胞激活、增殖和分化的全过程。

参考答案

一、选择题
A 型题(1~17 题)
1. A 2. D 3. A 4. B 5. B 6. A 7. B 8. C 9. B 10. D 11. C 12. B 13. A 14. D 15. C 16. C 17. E

B 型题(18~27 题)
18. C 19. E 20. A 21. D 22. B 23. C 24. D 25. B 26. E 27. A

X 型题(28~35 题)
28. ABCD 29. ABC 30. AC 31. ACD 32. ACDE 33. ABCDE 34. ABCE 35. ABCDE

二、名词解释
1. Ig 类别转换:每个 B 细胞开始时均表达 IgM,即在免疫应答中首先分泌 IgM,但随后即可表达和产生 IgG、IgA 或 IgE,但其 IgV 不发生改变,这个变化即为 Ig 类别转换(class switch)或同种型转换(isotype switching)。

2. 抗体亲和力成熟:生发中心的 B 细胞经体细胞高频突变后,其中表达高亲和力 BCR 的 B 细胞才能有效的结合抗原,并在抗原特异性 Th 细胞辅助下增殖,产生高亲和力的抗体,此为抗体亲和力成熟。

3. 特异性体液免疫应答:外来抗原进入机体后诱导抗原特异性 B 细胞活化、增殖,并最终分化为浆细胞,产生特异性抗体,存在于体液中,发挥重要的免疫效应作用,此过程称为特异性体液免疫应答。

4. 体细胞高频突变:是指生发中心母细胞的轻链和重链 V 基因可发生高频率的点突变。体细胞高频突变在抗原诱导下发生,在初次应答时,大量抗原的出现,可使表达不同亲和力 BCR 的各种 B 细胞克

隆被选择和激活,产生多种不同亲和力的抗体。

5. 再次应答:初次应答中所形成的记忆淋巴细胞当再次接触相同抗原刺激后可迅速、高效、持久的应答,即再次应答。

6. AFC:抗体形成细胞,浆细胞又称抗体形成细胞(antibody forming cell,AFC),是 B 细胞分化的终末细胞,浆细胞能合成和分泌特异性抗体,同时表面的 BCR 表达减少。

7. 串珠样小体:DC 的树突表面高表达 CD21 分子,抗原-抗体所形成的免疫复合物通过 C3d 与 CD21 分子结合,附着在 FDC 树突上,或结合于 FDC 树突上的 Fc 受体,聚集在一起,成串珠状,称为串珠样小体。

三、填空题
1. mIgM Igα/Igβ
2. BCR 抗原肽 – MHC Ⅱ分子
3. TD 抗原 TI 抗原 体液免疫
4. CD19 CD21
5. CD40L CD40
6. 抗原 细胞因子 可变 恒定
7. CD44 增殖分化 再次应答
8. B 细胞撕裂原 荚膜多糖 B – 1
9. 潜伏期 对数期 平台期 下降期
10. IgM IgG

四、简答题
1. 答:Th 细胞在生发中心暗区的形成,B 细胞克隆性扩增和 B 细胞分化成生发中心细胞,在抗体类别转换,以及记忆性 B 细胞的生成中均起重要作用。活化的 Th 细胞能分泌多种细胞因子,作用于 B 细胞。Th1 细胞分泌 IL–2 和 IFN–γ等细胞因子,Th2 细胞则分泌 IL–4、IL–5 及 IL–6 等细胞因子。Th 细胞对 B 细胞的辅助作用发生于外周淋巴器官的 T 细胞区和生发中心。血循环中的 B 细胞穿过高内皮小静脉进入 T 细胞区,抗原特异性 B 细胞与抗原特异性 Th 细胞在这一特定部位相遇,B 细胞在 Th 细胞辅助下活化后进入淋巴小结。

2. 答:(1)初次免疫应答的特点:①潜伏期长;②抗体浓度增加慢;③到达平台期慢,平台低,维持时间短;④下降期短;⑤抗体亲和力低,主要为 IgM。

(2)再次免疫应答的特点:①潜伏期短;②抗体浓度增加快;③抗体维持时间长;④诱发再次应答所

需抗原剂量小；⑤再次应答主要产生高亲和力的抗体IgG,而初次应答产生的抗体主要是低亲和力的IgM。

3. 答：BCR与TCR识别抗原的不同：(1)BCR不仅能识别蛋白质抗原，还能识别多肽、核酸、多糖类、脂类和小分子化合物；(2)BCR可特异性识别完整抗原的天然构象，或识别抗原降解所暴露的表位的空间构象；(3)BCR识别的抗原无需经APC的加工处理，也无MHC限制性。

五、论述题

1. 答：(1)B细胞对TD抗原的识别：BCR识别抗原对B细胞的激活有两个相互关联的作用：BCR特异性结合抗原，产生B细胞活化的第一信号；B细胞内化与其BCR结合的抗原，并进行加工处理，形成抗原肽-MHCⅡ类分子复合物，提呈给抗原特异性Th细胞识别，活化的Th细胞功过表达的CD40L与B细胞上的CD40结合，可提供B细胞活化的第二信号。

(2)B细胞活化需要的信号：①B细胞活化的第一信号：第一活化信号经由Igα/Igβ传导入胞内，BCR与特异性抗原表位结合，启动B细胞活化的第一信号，但由于BCR胞质区短，自身不能传递信号，需由与mIg组成BCR复合物的Igα/Igβ将信号转入B细胞内。B细胞活化中共受体的作用：在成熟B细胞表面，CD19与CD21、CD81以非共价键形式组成B细胞活化共受体复合物，其中的CD19分子传导的信号加强了由BCR复合物传导的信号，明显降低了抗原激活B细胞的阈值，从而大大提高了B细胞对抗原刺激的敏感性。

②B细胞活化的第二信号：B细胞的第二活化信号也是由多种黏附分子对的相互作用所提供，其中最重要的是CD40/CD40L,静息T细胞不表达CD40L,活化T细胞迅速表达CD40L,CD40L与B细胞表面组成性表达的CD40相互作用，向B细胞传递活化的第二信号。

③T、B细胞相互作用与B细胞免疫应答：B细胞对TD抗原的应答需要T细胞的辅助，这一协助需要T、B细胞间相互作用来完成。一方面，B细胞可以作为抗原提呈细胞活化T细胞，另一方面活化的T细胞可以提供B细胞活化的第二信号，并分泌多种IL-4等细胞因子协助B细胞的进一步分化。

(3)B细胞的增殖和终末分化：被TD抗原诱导活化的B细胞迅速进入细胞周期，大量增殖，并进一步分化，最终形成浆细胞和记忆性B细胞。

（肖伟玲　冯永堂）

第十四章 固有免疫系统及其应答

掌握：①巨噬细胞的识别机制；②NK细胞的表面标志及调节性受体的类型；③NK杀伤靶细胞的作用机制。

熟悉：①组织屏障及其作用；②固有免疫细胞的组成；③巨噬细胞的生物学功能；④固有免疫应答的作用时相及特点。

了解：①树突状细胞的分布及主要功能；②固有体液免疫分子及其主要作用；③固有免疫与适应性免疫应答的关系。

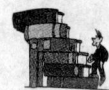

一、组织屏障及其作用

1. 皮肤黏膜及其附属成分的屏障作用：物理屏障、化学屏障、微生物屏障。

2. 体内屏障：血-脑屏障、血-胎屏障。

二、固有免疫细胞

固有免疫细胞主要包括吞噬细胞（中性粒细胞和单核吞噬细胞）、树突状细胞、NK细胞、NKT细胞、γδT细胞、B-1细胞、肥大细胞、嗜碱性粒细胞和嗜酸性粒细胞等。

（一）吞噬细胞：主要包括中性粒细胞和单个核吞噬细胞两类。

1. 巨噬细胞表面受体及其识别的配体：

（1）模式识别受体（PRR）：指单核/巨噬细胞和树突状细胞表面的一种膜分子，可以直接识别结合某些病原体共同表达的特定分子结构，在清除病原体等抗原性异物方面有重要作用。主要包括甘露糖受体（MR）、清道夫受体（SR）和Toll样受体（TLR）。另外，血清中还存在分泌型模式识别受体（sPRR），主要包括MBL和C-反应蛋白等急性期蛋白。①甘露糖受体（MR）：能广泛表达于病原体（如分支杆菌、克雷伯菌、卡氏肺胞菌和酵母菌等）细胞壁糖蛋白和糖脂分子末端的甘露糖和岩藻糖残基结合，介导吞噬或胞饮作用。②清道夫受体（SR）：可识别乙酰化低密度脂蛋白、G⁻菌脂多糖（LPS）、G⁺菌磷壁酸及磷脂酰丝氨酸（凋亡细胞重要标志），从而参与对某些病原体、衰老红细胞和凋亡细胞的清除。③Toll样受体（TLR）：人TLR家族可分为两类：①表达于细胞膜上的TLR1、2、4、5、6，主要识别病原微生物表面某些共有特定的分子结构，如G⁺菌的肽聚糖、磷酸和G⁻菌的鞭毛蛋白等；②表达于胞内器室如内体/吞噬溶酶体膜上的TLR3、7、8、9，主要识别胞质中病毒双/单链RNA(ds/ssRNA)和胞质中细菌或病毒非甲基化CpG DNA，进而通过触发MyD88依赖或非依赖的信号转导途径，诱导产生促炎细胞因子和I型干扰素。

（2）病原相关分子模式（PAMP）：指被PRR（模式识别受体）识别结合的配体，是病原体及其产物所共有的、某些高度保守的特定分子结构。PAMP种类有限，但在病原微生物中分布广泛，主要包括G⁻菌的肽聚糖、分支杆菌和螺旋体的脂蛋白和脂肽、细菌和真菌的甘露糖，细菌或病毒非甲基化CpGDNA和病毒双股/单股RNA(ds/ssRNA)等。

（3）调理性受体：主要包括IgG Fc受体、补体受体和细胞因子受体。

2. 巨噬细胞的主要生物学功能：

（1）清除、杀伤病原体：巨噬细胞借助表面PRR和调理性受体，可摄取抗原性异物，通过氧依赖性和氧非依赖性杀菌途径杀伤病原体。

（2）参与和促进炎症反应：①分泌MIP-1α/β、MCP-1、IL-8等趋化因子，募集、活化更多细胞，发挥抗感染作用；②分泌多种促炎症细胞因子和其他炎性介质，参与和促进炎症反应。

(3)杀伤靶细胞:活化的巨噬细胞可有效杀伤肿瘤细胞和病毒感染细胞,也可在特异性抗体参与下借助 ADCC 效应杀伤靶细胞。

(4)加工、提呈抗原:巨噬细胞属专职 APC,可以将加工处理后抗原以抗原肽-MHC 分子复合物形式提供给 T 细胞使之产生活化第一信号。

(5)免疫调节:活化的巨噬细胞可以分泌多种细胞因子参与免疫调节。

(二)树突状细胞(DC):广泛分布于除脑之外的全身脏器和组织,因有许多分枝样突起而得名,不同组织有不同的名称。人 DC 的主要特征性标志为 CD1a、CD11c、CD83。DC 是唯一能诱导初始 T 细胞活化的抗原提呈细胞,是适应性免疫应答的始动者。

(三)NK 细胞:来源于骨髓淋巴样干细胞,发育成熟后分布于外周血和脾。不表达特异性抗原识别受体,无需抗原预先作用,就可直接杀伤肿瘤细胞和病毒感染的靶细胞,在机体免疫监视和早期抗感染免疫过程中起重要作用。目前将 TCR$^-$、mIg$^-$、CD56$^+$、CD16$^+$ 淋巴样细胞认定为 NK 细胞。

1. NK 细胞杀伤靶细胞的作用机制:(1)穿孔素/颗粒酶作用途径;(2)Fas/FasL 途径;(3)TNF-α/TNFR-Ⅰ途径。

2. NK 细胞活性的调节:(1)识别 HLA Ⅰ类分子的 NK 细胞受体包括活化性受体-杀伤细胞免疫球蛋白样受体(KIR)和抑制性受体-杀伤细胞凝集素样受体(KLR);(2)识别非 HLA Ⅰ类分子的杀伤活化受体包括 NKG2D 和自然细胞毒性受体(NCR)。

三、固有免疫应答

固有免疫应答是指体内固有免疫细胞和固有免疫分子识别、结合病原体及其产物或其他抗原性异物后,被迅速活化并产生相应生物学效应,从而将病原体等抗原性异物杀伤、清除的过程。

1. 固有免疫应答作用时相:

(1)瞬时固有免疫应答阶段:发生于感染 0~4 小时,由组织屏障、巨噬细胞及中性粒细胞发挥作用。

(2)早期固有免疫应答阶段:发生于感染后 4~96 小时。包括巨噬细胞的募集、活化,B-1 细胞的活化以及 NK 细胞、γδ T、NK T 细胞的活化;

(3)适应性免疫应答诱导阶段:发生于感染 96 小时之后诱导 T 细胞活化。

2. 固有免疫应答的特点:

(1)主要参与细胞包括:黏膜上皮细胞、吞噬细胞、树突状细胞、NK 细胞、NK T 细胞、γδ T 细胞、B-1 细胞、肥大细胞、嗜碱性粒细胞、嗜酸性粒细胞;

(2)主要参与的分子包括:补体、细胞因子、抗菌蛋白、酶类物质;

(3)作用时相由即刻至 96 小时;

(4)识别受体:膜式识别受体,较少多样性;

(5)识别特点:直接识别病原体某些共有高度保守的分子结构,具有多反应性;

(6)作用特点:不经克隆扩增和分化,迅速产生免疫作用,没有免疫记忆功能;

(7)维持时间较短。

3. 固有免疫应答与适应性免疫应答的关系:(1)启动适应性免疫应答;(2)影响适应性免疫应答的类型;(3)协助适应性免疫应答产物发挥免疫效应。

测试题

一、选择题

A 型题(1~23 题)

1. 下列可参与固有免疫应答的细胞是:
   A. CD4$^+$Th1 细胞 B. CD4$^+$Th2 细胞
   C. αβ T 细胞 D. γδ T 细胞
   E. B-2 细胞

2. 既具有杀菌作用又具有抗原加工提呈作用的细胞是:
   A. 中性粒细胞 B. 巨噬细胞
   C. 树突状细胞 D. B 细胞
   E. 嗜酸性粒细胞

3. 巨噬细胞所不具备的受体是:
   A. IgG FC 受体 B. C3b 受体
   C. 细胞因子受体 D. KIR
   E. 模式识别受体

4. 对寄生虫具有杀伤作用的免疫细胞是:
   A. 嗜酸性粒细胞 B. 单核细胞
   C. 中性粒细胞 D. 嗜碱性粒细胞
   E. NK 细胞

5. 可诱导初始 T 细胞活化的免疫细胞是:
   A. 肥大细胞 B. B-1 细胞
   C. 树突状细胞 D. 中性粒细胞
   E. 巨噬细胞

6. NK 细胞所不具备的生物学功能是：
   A. 通过释放穿孔素、颗粒酶杀伤肿瘤细胞
   B. 分泌 IL-12,增强细胞免疫应答
   C. 直接杀伤某些病毒感染细胞
   D. 通过 ADCC 作用杀伤靶细胞
   E. 非特异性杀伤肿瘤靶细胞

7. 下列哪个屏障发育尚未完善导致婴幼儿易发生中枢神经系统感染：
   A. 微生物屏障　　　　B. 物理屏障
   C. 血-脑屏障　　　　D. 血-胎屏障
   E. 化学屏障

8. 下列关于巨噬细胞的说法错误的是：
   A. 参与免疫调节
   B. 通过 PRR 特异性识别抗原
   C. 活化的巨噬细胞可杀伤肿瘤细胞
   D. 通过表面 FcR 和 CR 发挥调理作用
   E. 在机体抗感染免疫中发挥重要作用

9. 不在瞬时固有免疫应答阶段发挥作用的是：
   A. DC 清除抗原的作用
   B. 皮肤粘膜的屏障作用
   C. 中性粒细胞杀伤靶细胞
   D. 补体的旁路激活途径
   E. 巨噬细胞的吞噬作用

10. 不属于组成化学屏障的物质的是：
    A. 脂肪酸　　B. α-防御素　　C. 抗菌肽
    D. 溶菌酶　　E. 乳酸

11. 巨噬细胞不能产生的分子是：
    A. IL-8　　B. IL-1　　C. MIP-1
    D. IL-2　　E. MCP-1

12. γδ T 细胞可直接识别的抗原为：
    A. 变性的自身抗原
    B. G$^+$ 菌表面共有的多糖抗原
    C. 感染细胞表达的热休克蛋白
    D. 巨噬细胞表面抗原肽-MHC 分子复合物
    E. 细胞表面的 MHC-II 类分子

13. 关于 PAMP 的说法不正确的是：
    A. 分子结构高度保守
    B. 无游离形式的 PAMP
    C. 不存在于正常宿主细胞表面
    D. 数量有限
    E. 即病原相关分子模式

14. 关于 NK 细胞的说法错误的是：
    A. 杀伤机制和 CTL 基本相同
    B. 可分泌 IL-1 等增强细胞免疫应答
    C. 可发挥 ADCC 作用
    D. 活化的 NK 细胞细胞毒作用增强
    E. 是执行免疫监视的重要细胞

15. 活化的巨噬细胞产生的促炎细胞因子是：
    A. 白三烯　　B. IFN-γ　　C. IL-15
    D. IL-1　　　E. IL-12

16. 关于 PRR 的说法不正确的是：
    A. 多样性较少
    B. 可直接识别 PAMP
    C. 有分泌型和膜型两种形式
    D. 即病原相关分子模式
    E. 不同组织部位的巨噬细胞表面表达的 PRR 相同

17. 不属于早期固有免疫应答的细胞是：
    A. NK 细胞　　B. 巨噬细胞　　C. B 细胞
    D. 树突状细胞　　E. NKT 细胞

18. 不属于固有免疫应答特点的是：
    A. 不形成免疫耐受
    B. 可产生免疫记忆
    C. 免疫细胞不经克隆扩增
    D. 由 PRR 识别结合 PAMP 启动
    E. 免疫应答迅速

20. 属于分泌型模式识别受体的是：
    A. Toll 样受体　　B. C-反应蛋白　　C. C5a
    D. IL-8　　　　　E. α-防御素

21. 关于 NK T 细胞的说法错误的是：
    A. 发挥特异性杀伤靶细胞作用
    B. 肝、骨髓和胸腺是其主要分布场所
    C. 表达 TCR$^-$CD3 复合物
    D. 可识别 CD1 分子提呈的脂类抗原
    E. 可分泌 IL-4 等细胞因子参与免疫调节

22. 以游离形式存在的 PAMP 是：
    A. 真菌的酵母多糖
    B. 细菌非甲基化 DNACpG 序列
    C. 分枝杆菌的脂蛋白
    D. G$^+$ 菌的肽聚糖
    E. G$^-$ 菌的脂多糖

23. 介导 ADCC 作用的固有免疫细胞主要是：

A. B1 细胞　　B. αβ T 细胞　　C. NK 细胞
D. NK T 细胞　　E. 巨噬细胞

B 型题(24~33 题)

(24~26 题)

A. IL-1　　B. IL-8　　C. MIP-1α/β
D. C5a　　E. MCP-1

24. 对中性粒细胞有趋化作用的细胞因子是:
25. 能诱导肥大细胞脱颗粒的是:
26. 属于内热源的是:

(27~30 题)

A. NK 细胞　　B. T 细胞　　C. 巨噬细胞
D. B1 细胞　　E. NK T 细胞

27. 具有抗原提呈作用的是:
28. 执行机体免疫监视作用的主要固有免疫细胞是:
29. 具有自我更新能力的能识别:
30. CD1 分子提呈的脂类是:

(30~33 题)

A. 血-脑屏障　　B. 化学屏障
C. 血-胎屏障　　D. 物理屏障
E. 微生物屏障

31. 口腔中的唾液链球菌产生 H_2O_2 属于:
32. 消化道粘液中的溶菌酶属于:
33. 发育尚未完善易导致孕妇妊娠 3 个月内感染风疹等病毒致流产的屏障是:

X 型题(34~41 题)

34. 固有免疫细胞表面的模式识别受体主要包括:
    A. Toll 样受体　　B. C3b 受体
    C. 甘露糖受体　　D. 清道夫受体
    E. LPS

35. 下列细胞能非特异性杀伤靶细胞的包括:
    A. NK T 细胞　　B. 补体　　C. γδ T 细胞
    D. NK 细胞　　E. $CD8^+$ T 细胞

36. PRR(模式识别受体)的特点包括:
    A. 可表达于某些正常宿主细胞表面
    B. 只表达于固有免疫细胞表面,无游离形式
    C. 较大多样性
    D. 直接识别病原体表面共有的配体分子
    E. 可识别凋亡细胞表面某些共有特定分子

37. 由巨噬细胞产生的具有趋化作用的分子是
    A. IL-1　　B. MCP-1　　C. IL-8
    D. MIP-α/β　　E. C3a

38. NK 细胞发挥杀伤效应的途径包括:
    A. TNF-α/ TNFR-1 途径　B. ADCC 作用
    C. 穿孔素/颗粒酶途径　　D. 调理作用
    E. Fas/FasL 途径

39. 固有免疫应答的特点包括:
    A. 经克隆扩增和分化,迅速产生免疫效应
    B. 作用时相为 96 小时之内
    C. 直接识别某些共有高度保守的配体分子
    D. 没有免疫记忆
    E. 免疫应答维持时间较短

40. 体内执行非特异性免疫功能的淋巴细胞包括:
    A. B 细胞　　B. NK T 细胞　　C. B-1 细胞
    D. 巨噬细胞　　E. γδ T 细胞

41. α-防御素的特点包括:
    A. 有致炎和趋化作用
    B. 诱导 NK 细胞活化
    C. 主要由中性粒细胞和小肠潘尼细胞产生
    D. 耐受蛋白酶
    E. 诱导病原体产生自溶酶,干扰 DNA 和蛋白质合成

二、名词解释

1. 固有免疫(innate immunity)
2. 模式识别受体(PRR)
3. 病原相关分子模式(PAMP)
4. γδ T 细胞
5. NK 细胞
6. ADCC 作用
7. 防御素
8. 溶菌酶
9. 固有免疫应答(innate immune response)
10. NK T 细胞

三、填空题

1. 参与机体固有免疫应答的免疫细胞主要包括_____、_____、_____、_____和_____。
2. NK 细胞表面可表达_____,此类受体胞浆内有_____结构,可转导活化信号使 NK 细胞产生杀伤作用。
3. 皮肤粘膜及其附属成分的屏障作用包括_____、_____和_____。
4. 模式识别受体主要包括_____、_____

和_____。

5. 活化的巨噬细胞分泌的趋化性细胞因子主要有_____、_____和_____等。

6. 唯一能诱导初始 T 细胞活化的抗原提呈细胞是_____,固有免疫细胞中执行机体免疫监视功能的重要效应细胞是_____。

7. 按照分子结构的不同,识别 HLA I 类分子的 NK 细胞受体包括_____和_____,识别非 HLA I 类分子的 NK 细胞活化性受体包括_____和_____。

8. 目前将表达_____、_____、_____的淋巴样细胞鉴定为 NK 细胞。

9. 参与固有免疫应答的固有体液免疫分子主要包括_____、_____、_____、_____和_____等。

10. 固有免疫应答包括_____、_____和_____三个作用时相。

11. 活化的巨噬细胞分泌的促炎细胞因子_____、_____和_____作为内源性致热源可作用于下丘脑体温调节中枢引起发热。

12. 参与早期固有免疫应答阶段的固有免疫细胞主要包括_____、_____、_____、_____和_____等。

四、简答题

1. 简述固有免疫应答与适应性免疫应答的关系。
2. 简述巨噬细胞的主要生物学活性。
3. 简述 NK 细胞杀伤靶细胞的作用机制。
4. 简述巨噬细胞在固有免疫应答的各阶段分别发挥哪些主要作用。

五、论述题

1. 试述模式识别受体及其分类及识别的配体分子。
2. 试述固有免疫应答和适应性免疫应答的不同点。

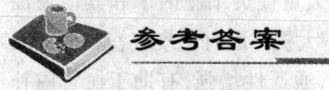
参考答案

一、选择题

A 型题(1~23 题)

1. D 2. B 3. D 4. A 5. C 6. B 7. C 8. B 9. A 10. B 11. D 12. C 13. D 14. B 15. A 16. D 17. C 18. B 19. C 20. A 21. A 22. B 23. C

B 型题(24~33 题)

24. B 25. D 26. A 27. C 28. A 29. D 30. E 31. E 32. B 33. C

X 型题(34~41 题)

34. ACD 35. ABCD 36. DE 37. BCD 38. ABCE 39. BCDE 40. BCDE 41. ACDE

二、名词解释

1. 固有免疫:亦称非特异性免疫,是生物在长期种系进化过程中形成的一系列防卫机制。固有免疫在个体出生时就具备,可对侵入的病原体迅速应答,发挥非特异性抗感染作用,并参与适应性免疫应答。

2. 模式识别受体(PRR):指单核/巨噬细胞和树突状细胞等固有免疫细胞表面或胞内器室膜上能够识别病原体某些特定分子结构的受体。主要包括甘露糖受体(MR)、清道夫受体(SR)和 Toll 样受体(TLR)。

3. 病原相关分子模式(PAMP):指被 PRR(模式识别受体)识别结合的配体,是病原体及其产物所共有的、某些高度保守的特定分子结构。

4. γδ T 细胞:是执行固有免疫功能、组成性表达 TCRγδ-CD3 复合受体分子的 T 细胞,主要分布于粘膜和皮下组织,TCR 缺乏多样性,无 MHC 限制性。

5. NK 细胞:来源于骨髓淋巴样干细胞,主要分布于外周血和脾脏,不表达特异性抗原受体,表面标志为 TCR$^-$、mIg$^-$、CD56$^+$、CD16$^+$ 的大颗粒淋巴样细胞。

6. ADCC 作用:即抗体依赖性细胞介导的细胞毒作用,指具有杀伤活性的细胞如 NK 细胞通过其表面表达的 Fc 受体识别包被于靶抗原(如细菌或肿瘤细胞)上的抗体的 Fc 段,直接杀伤靶细胞。

7. 防御素:一组耐受蛋白酶、富含精氨酸的小分子多肽,对细菌、真菌和某些有囊膜病毒具有直接杀伤作用。

8. 溶菌酶:广泛存在于各种体液、外分泌液和吞噬细胞溶酶体中的一种不耐热的碱性蛋白质,能够裂解 G+菌细胞壁中 N-乙酰葡萄糖胺与 N-乙酰胞壁酸之间的 β-1,4 糖苷键,通过破坏细胞壁的肽聚糖而导致菌细胞溶解、破坏。

9. 固有免疫应答:是指体内固有免疫细胞和固有免疫分子识别、结合病原体及其产物或其他抗原性异物后,被迅速活化并产生相应生物学效应,从而将病原体等抗原性异物杀伤、清除的过程。

10. NK T 细胞:是指能同时组成性表达 CD56

（小鼠NK1.1）和TCR⁻CD3复合受体的T细胞。

三、填空题
1. 吞噬细胞　树突状细胞　NK细胞　NKT细胞　γδT细胞
2. 活化性受体　ITAM
3. 物理屏障　化学屏障　微生物屏障
4. 甘露糖受体（MR）　清道夫受体（SR）　Toll样受体（TLR）
5. MIP-1α/β　MCP-1　IL-8
6. 树突状细胞　NK细胞
7. 杀伤细胞免疫球蛋白样受体（KIR）　杀伤细胞凝集素样受体（KLR）　NKG2D　自然细胞毒性受体（NCR）
8. TCR⁻　mIg⁻　$CD56^+$　$CD16^+$
9. 补体系统　急性期蛋白　细胞因子　抗菌肽　具有抗菌作用的酶类物质
10. 瞬时固有免疫应答阶段　早期固有免疫应答阶段　适应性免疫应答诱导阶段
11. TNF-α　IL-1　IL-6
12. 巨噬细胞　B-1细胞　NK细胞　γδT细胞　NKT细胞

四、简答题
1. 答：(1)启动适应性免疫应答：DC为体内唯一能诱导初始T细胞活化的抗原提呈细胞，是机体适应性免疫应答的始动者。巨噬细胞在吞噬、杀伤和清除病原微生物的同时，也具有抗原加工和提呈功能。上述两类固有免疫细胞直接参与适应性免疫应答的启动。(2)影响适应性免疫应答的类型：固有免疫细胞通过识别不同种类病原体，产生不同类型的细胞因子，从而决定特异性免疫细胞分化及适应性免疫应答的类型。(3)协助适应性免疫应答产物发挥免疫效应：B细胞增殖分化为浆细胞后，通过分泌抗体产生免疫效应。但抗体本身不具备直接杀菌和清除病原体的作用，仅在固有免疫细胞（如吞噬细胞和NK细胞）和固有免疫分子（如补体）参与下，通过调理吞噬、ADCC作用和补体介导的溶菌效应等机制，才能有效杀伤、清除病原体等异物。

2. 答：(1)清除、杀伤病原体：巨噬细胞借助表面PRR和调理性受体，可摄取抗原性异物，通过氧依赖性和氧非依赖性杀菌途径杀伤病原体。(2)参与和促进炎症反应：①分泌MIP-1α/β、MCP-1、IL-8等趋化因子，募集、活化更多细胞，发挥抗感染作用；②分泌多种促炎症细胞因子和其他炎性介质，参与和促进炎症反应。(2)杀伤靶细胞：活化的巨噬细胞可有效杀伤肿瘤细胞和病毒感染细胞，也可在特异性抗体参与下借助ADCC效应杀伤靶细胞。(4)加工、提呈抗原：巨噬细胞属专职APC，可以将加工处理后抗原以抗原肽-MHC分子复合物形式提供给T细胞使之产生活化第一信号。(5)免疫调节：活化的巨噬细胞可以分泌多种细胞因子参与免疫调节。

3. 答：NK细胞与靶细胞密切接触，可通过不同途径发挥杀伤效应。(1)穿孔素/颗粒酶途径：穿孔素是存于胞质颗粒内，其生物学效应与补体膜攻击复合物类似。在钙离子存在的条件下，多聚穿孔素可在靶细胞膜上形成"孔道"，使水电解质迅速进入胞内，导致靶细胞崩解破坏。颗粒酶是一类丝氨酸蛋白酶，可循穿孔素在靶细胞膜上的形成的"孔道"进入胞内，通过激活凋亡相关的酶系统导致靶细胞凋亡。(2)Fas/FasL途径：活化的NK细胞可表达FasL，其与靶细胞表面Fas结合，可形成Fas三聚体，使其Fas胞质区死亡结构域相聚成簇，经caspase级联反应而导致靶细胞凋亡。(3)TNF-α/TNFR-1途径：TNF与靶细胞表面Ⅰ型TNF受体（TNFR-1）结合，使之形成TNF-R三聚体，导致胞质内DD相聚成簇，进而激活caspase级联反应而导致靶细胞凋亡。

4. 答：(1)瞬时固有免疫应答阶段：发生于感染0~4小时，少量病原体突破机体屏障结构，进入皮肤或粘膜下组织，可及时被局部存在的巨噬细胞吞噬清除。(2)早期固有免疫应答阶段：发生于感染后4~96小时。①巨噬细胞募集：在某些细菌成分和感染部位组织细胞产生的细胞因子作用下，感染周围组织中的巨噬细胞被募集到炎症反应部位并被活化，以增强局部抗感染应答；②巨噬细胞活化：活化的巨噬细胞可，产生大量促炎细胞因子和其他炎性介质，进一步增强、扩大机体固有免疫应答和炎症反应：使局部血管扩张，通透性增强，有助于血管内补体、抗体和吞噬细胞进入感染部位发挥抗感染作用；活化局部血管内皮细胞和血小板，引起凝血、血栓封闭血管，有效阻止局部病原体进入血流向全身扩散；促炎性细胞因子可作为内源性致热源作用于下丘脑体温调节中枢引起发热，抑制体内病原体的生长；引发急性期反应，提高机体抗感染免疫应答能力。(3)

适应性免疫应答诱导阶段:发生于感染96小时之后。活化的巨噬细胞可作为专职APC,将病原体加工处理为多肽,以抗原肽-MHC分子复合物的形式表达于细胞表面,同时表面协同刺激分子(如CD80/CD86和ICAM等)表达上调,为激活T细胞启动适应性免疫应答创造条件。

五、论述题

1. 答:模式识别受体(PRR),指单核/巨噬细胞和树突状细胞等固有免疫细胞表面或胞内器室膜上能够识别病原体某些特定分子结构的受体。主要包括甘露糖受体(MR)、清道夫受体(SR)和Toll样受体(TLR)。另外,血清中还存在分泌型模式识别受体(sPRR),主要包括MBL和C-反应蛋白等急性期蛋白。(1)甘露糖受体(MR):能广泛表达于病原体(如分支杆菌、克雷伯菌、卡氏肺胞菌和酵母菌等)细胞壁糖蛋白和糖脂分子末端的甘露糖和岩藻糖残基结合,介导吞噬或胞饮作用。(2)清道夫受体(SR):可识别乙酰化低密度脂蛋白、G⁻菌脂多糖(LPS)、G⁺菌磷壁酸及磷脂酰丝氨酸(凋亡细胞重要标志),从而参与对某些病原体、衰老红细胞和凋亡细胞的清除。(3)Toll样受体(TLR):人TLR家族可分为两类:①表达于细胞膜上的TLR1、2、4、5、6,主要识别病原微生物表面某些共有特定的分子结构,如G⁺菌的肽聚糖、磷壁酸和G⁻菌的鞭毛蛋白等;②表达于胞内器室如内体/吞噬溶酶体膜上的TLR3、7、8、9,主要识别胞质中病毒双/单链RNA(ds/ssRNA)和胞质中细菌或病毒非甲基化CpG DNA,进而通过触发MyD88依赖或非依赖的信号转导途径,诱导产生促炎细胞因子和Ⅰ型干扰素。

2. 答:(1)固有免疫应答:①主要参与的细胞:黏膜上皮细胞、吞噬细胞、树突状细胞、NK细胞、NK T细胞、γδ T细胞、B-1细胞;②主要参与的分子:补体、细胞因子、抗菌蛋白、酶类物质;③作用时相:即刻~96小时;④识别受体:模式识别受体,较少多样性;⑤识别特点:直接识别病原体某些共有高度保守的分子结构,具有多反应性;⑥作用特点:不经克隆扩增和分化,迅速产生免疫作用,没有免疫记忆功能;⑦维持时间较短。

(2)适应性免疫应答:①主要参与的细胞:αβ T细胞、B-2细胞;②主要参与的分子:特异性抗体、细胞因子;③作用时相:96小时后启动;④识别受体:特异性抗原识别受体,胚系基因重拍编码,具有高度多样性;⑤识别特点:识别APC提呈的抗原肽-MHC分子复合物或B细胞表位,具有高度特异性;⑥作用特点:经克隆扩增和分化,成为效应细胞后发挥免疫作用,有免疫记忆功能;⑦维持时间较长。

(孙 萍 邱大琳)

第十五章 免疫耐受

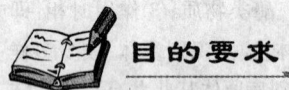

目的要求

掌握：①免疫耐受、中枢耐受和外周耐受的概念与特点。

熟悉：①后天接触抗原诱导免疫耐受的影响因素；②免疫耐受的形成机制。③研究生理性与病理性耐受、建立或打破耐受的意义。

了解：建立或打破免疫耐受的措施。

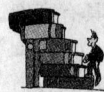

内容精要

一、免疫耐受

1. 免疫耐受的概念（immunological tolerance）：是T及B淋巴细胞对抗原的特异不应答或负应答表现，亦即对抗原特异应答的T细胞与B细胞，在抗原刺激下，不能被激活，不能产生特异性免疫效应细胞及（或）特异性抗体，从而不能执行正免疫应答的现象。

2. 免疫耐受的分类：按形成时期的不同分为中枢耐受与外周免疫耐受。中枢耐受（central tolerance）是指胚胎期及出生后T与B细胞发育过程中，遇自身抗原所形成的耐受。外周耐受（peripheral tolerance）是指成熟的T及B细胞，遇内源或外源性抗原，不产生正免疫应答。

3. 免疫耐受的主要特征：（1）免疫耐受具有特异性，也可产生免疫记忆。（2）只针对诱导耐受的耐受原不产生免疫应答，而对其它抗原的免疫应答仍然存在。所以，同一种抗原，因条件不同，既可以是免疫原，也可以是耐受原。

4. 免疫耐受的生理意义：（1）免疫耐受赋予了免疫系统识别"自身"和"非己"的能力，机体针对自身抗原的免疫耐受是免疫系统的正常功能，是实现免疫自稳的重要保障。（2）在正常发育的个体，主要靠外周耐受及免疫调节维持机体对自身抗原的耐受，一旦维持耐受的因素被破坏，自身应答细胞被活化，可致自身免疫病。

二、免疫耐受的形成机制

1. 中枢耐受的机制：（1）T细胞对自身抗原的免疫耐受借助TCR与胸腺微环境基质细胞表面表达的自身抗原肽-MHC分子复合物，通过胸腺的阴性选择致克隆清除（clonal deletion）。（2）B细胞对自身抗原的免疫耐受借助BCR与骨髓基质细胞表达的自身抗原结合，不成熟的B细胞通过克隆清除及受体编辑，对自身抗原不再发生应答。

2. 外周耐受的机制：（1）克隆清除及免疫忽视：外周高浓度的组织特异性抗原，若TCR与其亲和力高，则T细胞凋亡，克隆清除；外周低浓度的组织特异性抗原，若TCR与其亲和力低，则T细胞不活化并与组织特异性抗原并存，表现为免疫忽视（immunological ignorance）。（2）克隆无能及不活化：T细胞因缺乏两种活化信号中的任一信号均不能充分活化，致克隆无能（clonal anergy）；B细胞针对外周组织特异性自身抗原应答时，因Th不活化，缺乏活化Th提供的第二信号导致克隆无能；外来可溶性抗原因去除其中的聚体，使BCR受体不能交联也可致克隆无能及清除，B细胞对外来抗原应答过程中因高频突变产生的自身应答克隆，在生发中心与大量可溶性自身抗原相遇易致凋亡，维持免疫耐受。（3）免疫调节细胞的作用：Treg细胞经由细胞与细胞间的直接接触抑制T细胞应答，其它具有免疫抑制功能的T细胞藉分泌的TGF-β、IL-10等细胞因子及抑制Th1及CTL的功能诱导耐受。（4）细胞因子的作用：IL-7及BAFF水平超越生理限度，易致耐受被打破。（5）信号转导障碍：ITIMs酪氨酸磷酸化，通过抑制下游信号，维持免疫耐受。（6）免疫隔离部位（im-

munologically privileged sites)的抗原在生理条件下不致免疫应答。

三、免疫耐受的形成条件

1. 免疫耐受的细胞基础：是针对耐受原应答的特异性T及B淋巴细胞被清除、灭活或抑制。

2. 胚胎期及新生期接触抗原导致的免疫耐受：不成熟的T、B细胞接触抗原，不论是自身抗原或外来抗原，都会形成对所接触抗原的免疫耐受，是由于不成熟的自身免疫应答细胞接触了抗原后，会发生克隆清除。这种耐受可长期持续，不会轻易被打破。

3. 后天接触抗原导致的免疫耐受：取决于两方面的因素：(1)抗原方面：①抗原的剂量（高剂量→高带耐受，低剂量→低带耐受，T细胞易被诱导低带耐受，B细胞易被诱导高带耐受）；②抗原的类型及剂型；③抗原免疫途径；④抗原持续存在；⑤抗原表位的特点（耐受原表位易诱导Treg活化）；⑥抗原的变异。(2)机体因素：①机体发育程度（胚胎期更易于诱导耐受）；②是否使用免疫抑制（射线照射，免疫抑制剂）；③动物的种属与品系。

四、免疫耐受与临床医学的关系

正常的生理性耐受对自身组织抗原不应答，不发生免疫性疾病；而病理性耐受，对感染的病原体或肿瘤细胞抗原，不能执行免疫防卫功能，导致疾病发展及迁延。生理性耐受被打破易导致自身免疫病的发生；病理性耐受被打破，可以使适宜的特异性免疫应答得以进行，有助于清除病原体及杀伤肿瘤。

1. 建立免疫耐受：(1)口服抗原建立全身免疫耐受。(2)静脉注射抗原，建立全身耐受。(3)移植胸腺及骨髓，建立或恢复免疫耐受。(4)脱敏治疗。(5)防止感染。(6)诱导产生具有特异拮抗作用的调节性细胞，抑制效应免疫细胞对靶细胞的攻击。(7)自身抗原拮抗剂的使用。(8)转染基因。

2. 打破免疫耐受：(1)免疫原及免疫应答分子用于肿瘤患者的治疗。(2)免疫抑制分子及调节性T细胞用于肿瘤免疫治疗。(3)细胞因子及其抗体的合理使用。(4)多重抗感染措施，防止病原体产生抗原拮抗分子。

测 试 题

一、选择题

A型题（1~20题）

1. 用低剂量抗原最容易被诱导免疫耐受的细胞是：
   A. B细胞　　B. 巨噬细胞　　C. 单核细胞
   D. T细胞　　E. NK细胞

2. 关于免疫耐受的描述，错误的是：
   A. 免疫耐受是机体对抗原刺激表现出的特异性"免疫不应答"现象
   B. T和B细胞都可发生免疫耐受
   C. 免疫耐受的机体对任何抗原均不应答
   D. 淋巴细胞在胚胎期接触过的抗原，出生后再次接触可以产生免疫耐受
   E. 中枢免疫耐受状态可持续终身

3. 在器官移植前用供者的血细胞诱导受者免疫耐受时宜采用哪种方法：
   A. 皮内注射供者血细胞
   B. 静脉注射供者血细胞
   C. 肌肉注射供者血细胞
   D. 供者血细胞与佐剂联合经皮下注射
   E. 皮内/皮下同时注射

4. T细胞和B细胞形成免疫耐受的规律是：
   A. T细胞形成耐受性出现较早，维持时间较短
   B. B细胞形成耐受性出现较早，维持时间较短
   C. T细胞形成耐受性出现较早，维持时间较长
   D. B细胞形成耐受性出现较早，维持时间较长
   E. T、B细胞形成耐受性所需时间和维持时间大致相同

5. 产生免疫隔离部位的原因主要包括以下几个方面：
   A. 生理屏障
   B. 抑制性细胞因子的作用
   C. PD-1的负调控作用
   D. 以上A+B+C
   E. 以上A+B

6. 关于外周耐受，叙述错误的是：
   A. 其机制是克隆无能及免疫忽视
   B. Treg及IL-10、TGF-β均可发挥作用
   C. 自身抗原与外来抗原均可诱导
   D. 抗原只能是自身抗原
   E. 由于免疫隔离部位的抗原在生理条件下不致免疫应答

7. 下列哪种方法可能易于诱导B细胞免疫耐受

形成：
A. 使用免疫抑制剂
B. 注射有丝分裂素和抗原
C. 注射佐剂
D. 注射极大剂量抗原
E. A+D

8. 下列哪种方法可以解除免疫耐受性：
A. X 线照射　　　　B. 注射大量耐受原
C. 注射免疫抑制剂　D. 注射交叉抗原
E. 注射小剂量耐受原

9. 下列哪种情况更容易导致自身耐受被打破：
A. 与自身抗原有相似结构成分的微生物进入体内
B. Th2 型细胞因子增多
C. Treg 细胞数量增多
D. 免疫系统不间断地与低剂量自身抗原接触
E. 生发中心可溶性自身抗原的存在

10. 对免疫耐受生理学意义的描述，不正确的是：
A. 生理性耐受对自身组织抗原不应答，常发生自身免疫病
B. 病理性的免疫耐受下，机体可能易感染或对肿瘤不产生特异性免疫应答
C. 生理性耐受打破将可能导致自身免疫病的发生
D. 病理性耐受打破有助于恢复机体抗肿瘤、抗感染的免疫功能
E. 有目的地建立免疫耐受可用于自身免疫病的治疗

11. 中枢耐受形成的机制是：
A. T 细胞胸腺发育中的阴性选择
B. 不成熟 B 细胞的克隆清除
C. 通过受体编辑使 BCR 对自身抗原不应答
D. A+B+C
E. 耐受分离

12. 引起中枢耐受的抗原是：
A. 任何抗原
B. 各组织普遍存在的自身抗原
C. 受自身免疫调节基因编码蛋白调控，在胸腺髓质上皮细胞表达的组织特异性抗原：
D. 外源性抗原
E. B+C

13. 临床实践中不能通过建立免疫耐受进行防治的疾病是：
A. 肿瘤　　　　　　B. Ⅰ型超敏反应
C. 类风湿性关节炎　D. 系统性红斑狼疮
E. 骨髓移植排斥反应

14. 可通过打破免疫耐受进行治疗的疾病是：
A. 系统性红斑狼疮　B. Ⅰ型超敏反应
C. 骨髓移植排斥反应　D. 类风湿性关节炎
E. 肿瘤

15. 高带耐受的主要原因是：
A. 诱导 B 细胞产生抗体速度慢，代谢快
B. 高剂量抗原过剩，可中和相应抗体
C. 大量抗原同时激活 Th 及 B 细胞
D. 应答细胞处于免疫忽视状态
E. 抗原剂量过高诱导应答细胞凋亡，也可诱导抑制性 T 细胞活化，抑制免疫应答

16. 外周耐受中导致自身反应性 T 细胞克隆清除的主要原因是：
A. 胸腺、骨髓基质细胞缺陷
B. 胸腺内引发的阴性选择过程
C. IL-7、BAFF 高表达
D. 组织细胞不表达 B7 等协同刺激分子
E. 自身抗原量表达太少

17. 下列哪种方法不能用于建立免疫耐受：
A. 移植骨髓及胸腺
B. 防止与自身抗原相似的病原体感染
C. CTLA4 单抗经木瓜蛋白酶水解形成的 Fab
D. 使用自身抗原肽拮抗剂
E. 诱导具有特异拮抗作用的调节性细胞产生

18. 下列哪种方法不能用于打破免疫耐受：
A. IFN-γ、抗 TGF-β
B. 抗病毒药物控制病毒复制与变异
C. CTLA4 单抗经木瓜蛋白酶水解形成的 Fab
D. 肿瘤细胞转染 B7
E. 诱导具有特异拮抗作用的调节性细胞产生

19. 参与免疫耐受形成的抗原具有以下特点：
A. 主要是单体形式
B. 抗原不能在体内持续存在
C. 抗原变异速度快
D. 具有活化 Treg 的表位
E. 以上都不正确

20. 易于形成高带耐受的细胞是：

A. T 细胞 B. B 细胞
C. T 细胞和 B 细胞 D. 单核细胞
E. 以上都正确

B 型题(21～28 题)

(21～24 题)

A. 肾移植 B. 类风湿性关节炎
C. 肿瘤 D. 新生儿溶血症
E. 交感性眼炎

21. 免疫隔离部位抗原释放所致的疾病是：
22. 可通过建立免疫耐受治疗的疾病是：
23. 不能通过建立免疫耐受治疗的疾病是：
24. 与血清 BAFF 水平增高有关的疾病是：

(25～28 题)

A. 克隆消除 B. 克隆无能 C. 免疫忽视
D. 耐受分离 E. 高带耐受

25. 口服抗原获得局部肠道粘膜特异免疫,却导致全身免疫耐受的状态称为：
26. 自身应答性 T 细胞在胸腺中经阴性选择后导致：
27. 免疫细胞间相互作用缺乏活化第二信号,淋巴细胞不能充分活化,可导致：
28. 自身应答性 T 细胞与相应组织特异性抗原并存,但不引发自身免疫病的发生称为：

X 型题(29～37 题)

29. 将 CBA 品系小鼠骨髓移植至新生期 A 品系小鼠,成年后再分别移植 CBA 品系及 Balb/C 小鼠的皮肤至 A 品系小鼠,则出现下列现象：
    A. CBA 品系小鼠的皮肤存活
    B. Balb/C 小鼠的皮肤存活
    C. CBA 品系小鼠的皮肤被排斥
    D. Balb/C 品系小鼠的皮肤被排斥
    E. A 品系小鼠体内缺乏针对 CBA 小鼠皮肤抗原应答的淋巴细胞

30. 下面关于免疫耐受的叙述正确的是：
    A. 免疫耐受是机体免疫系统对某些抗原的特异不应答状态
    B. 免疫耐受是机体免疫系统对抗原的非特异不应答状态
    C. 免疫耐受需经抗原诱导
    D. 免疫耐受对抗原具有特异性,并具记忆性
    E. 根据耐受的形成机制,可以根据需要适当打破或建立免疫耐受

31. 根据免疫耐受的形成机制,下列哪些措施可用于建立免疫耐受：
    A. 肿瘤细胞内转染 B7 基因
    B. 应用自身抗原肽拮抗剂
    C. 输入 IL-2,IFN-γ
    D. 应用肿瘤多肽疫苗
    E. 用 CTLA-4Ig 融合蛋白阻断 B7 与 CD28 的结合

32. 关于抗原的免疫途径与免疫耐受关系的叙述正确的是：
    A. 静脉注射抗原最难诱导耐受
    B. 腹腔注射抗原最难诱导耐受
    C. 口服抗原易引起免疫耐受
    D. 静脉注射易诱导耐受
    E. 皮下注射抗原抗原易诱导免疫耐受

33. 关于 T 细胞的低带耐受描述正确的是：
    A. 抗原剂量过低不足以活化 T 细胞
    B. T 细胞容易诱导耐受
    C. 诱导的耐受维持时间长
    D. 诱导的耐受维持时间短
    E. B 细胞比 T 细胞容易诱导耐受

34. 关于 B 细胞高带耐受叙述正确的是：
    A. 需要较大剂量的抗原才能诱导
    B. 所需抗原剂量低
    C. 诱导的耐受维持时间长
    D. 诱导的耐受维持时间短
    E. B 细胞比 T 细胞容易诱导耐受

35. 下列各项属于外周免疫耐受形成机制的是：
    A. 克隆清除
    B. 克隆无能
    C. 抑制性 T 细胞及 TGF-β
    D. 免疫忽视
    E. 免疫隔离部位的细胞随意进入血液和淋巴循环

36. 下列关于免疫耐受的叙述哪些是错误的：
    A. 成年个体一般不容易诱导耐受
    B. 成年个体一般容易诱导耐受
    C. 胚胎期接触抗原后易诱导终生耐受
    D. 应用免疫抑制措施可促进免疫耐受形成
    E. 免疫耐受诱导产生的难易程度与个体性别相关

37. 下列哪些机制与 B 细胞耐受形成有关:
    A. 不成熟 B 细胞 BCR 与自身抗原高亲和力结合,被克隆清除
    B. 受体编辑使得对自身抗原应答的 B 细胞表达新的 BCR
    C. 自身应答 B 细胞亦有免疫忽视类型存在
    D. 不能使 BCR 受体交联的抗原,更易诱导免疫耐受
    E. 生发中心 B 细胞针对外来抗原应答,因高频突变产生的自身应答克隆与大量自身抗原结合被诱导凋亡

二、名词解释
1. 免疫耐受(immunological tolerance)
2. 中枢免疫耐受(central tolerance)
3. 外周免疫耐受(peripheral tolerance)
4. 耐受分离(split tolerance)
5. 克隆无能(clonal anergy)
6. 克隆消除(clonal deletion)
7. 免疫忽视(immunological ignorance)
8. 高带耐受(high zone tolerance)
9. 低带耐受(low zone tolerance)
10. 免疫隔离部位(immunologically privileged sites)

三、填空题
1. 在抗原刺激下,对某种抗原特异应答的 T、B 细胞不能被激活,不能产生特异_____及特异性_____,从而不能执行正应答的现象称_____;此抗原又称_____。该现象具有免疫特异性,对不引起该现象的抗原仍能进行良好的_____。
2. 在胚胎发育期,不成熟的 T 及 B 细胞接触抗原,不论是自身抗原或外来抗原,都会形成对所接触抗原的_____,出生后再遇到相应的抗原,不应答或不易应答。
3. 免疫耐受按形成时期不同,可分为_____和_____。
4. _____是胚胎发育期及出生后 T、B 细胞发育过程中,遇自身抗原所形成的耐受。
5. _____是成熟的 T、B 细胞遇内源或外源性抗原,不产生应答,所形成的耐受。
6. 抗原剂量太低或太高引起的免疫耐受,分别称为_____及_____;低剂量抗原诱导_____细胞耐受,且耐受持续时间_____;高剂量抗原易诱导_____细胞耐受,且其耐受持续时间_____。
7. 后天接触抗原可导致免疫耐受,抗原因素对耐受的影响取决于:_____、_____、_____、_____和_____。
8. 选择合适的免疫途径更易诱导免疫耐受的形成,_____与_____途径导致全身耐受,抗原经_____与_____途径免疫会活化 APC,激活特异 T 细胞的免疫应答。
9. 后天接触抗原可导致免疫耐受,其影响因素包括_____和_____。
10. 免疫耐受与临床密切相关,_____耐受,可使移植物存活;恢复对自身抗原的耐受,可治疗_____。反之,_____免疫耐受,在抗感染抗肿瘤免疫中有重要作用。

四、问答题
1. 免疫耐受具有哪些特点?
2. 简述免疫耐受的主要发生机制。
3. 人工诱导免疫耐受的影响因素有哪些?
4. 简述免疫耐受的生理意义。

五、论述题
1. 用学过的免疫耐受原理,论述如何根据临床需要建立或打破免疫耐受,具体措施有哪些?

参考答案

一、选择题

A 型题(1~20 题)
1. D 2. C 3. B 4. C 5. D 6. D 7. E 8. D 9. A 10. A
11. D 12. E 13. A 14. E 15. E
16. D 17. C 18. E 19. B 20. B

B 型题(21~28 题)
21. E 22. A 23. C 24. B 25. E 26. A 27. B 28. C

X 型题(29~37 题)
29. AE 30. ACDE 31. BE 32. CD 33. ABC 34. AD
35. ABCD 36. BE 37. ABCDE

二、名词解释
1. 免疫耐受:T 及 B 淋巴细胞对抗原的特异不应答或负应答现象,亦即对抗原特异应答的 T 细胞与 B 细胞,在抗原刺激下,不能被激活,不能产生特

异性免疫效应细胞及（或）特异性抗体，从而不能执行正免疫应答的现象称为。

2. 中枢耐受：是指胚胎期及出生后T与B细胞发育过程中，遇自身抗原所形成的耐受。

3. 外周耐受：是指成熟的T及B细胞，遇内源或外源性抗原，不产生正免疫应答。

4. 耐受分离：口服抗原后，经胃肠道诱导局部淋巴组织中B细胞产生分泌型IgA，发挥局部粘膜免疫效应，但却导致机体对该抗原产生全身性免疫耐受的现象。

5. 克隆无能：T/B细胞活化均需要两个信号，自身抗原反应性T及B淋巴细胞接触自身抗原后，由于缺乏协同刺激信号或第一信号导致T及B淋巴细胞不能活化的状态。

6. 克隆清除：抗原识别受体（TCR、BCR）与自身抗原亲和力较高的T及B淋巴细胞，在中枢免疫器官可启动凋亡程序而发生阴性选择被清除，这些自身反应性淋巴细胞克隆通过凋亡被清除的过程。

7. 免疫忽视：TCR/BCR与组织特异性抗原亲和力低或这类抗原浓度很低，或因缺乏第二信号，机体自身应答性T/B细胞克隆不被活化，并与相应组织特异性抗原并存，在正常情况下，不致自身免疫病的状态，称为免疫忽视。

8. 高带耐受：高剂量抗原诱导抑制性T细胞活化，抑制免疫应答所引起的免疫耐受。

9. 低带耐受：抗原剂量过低，不足以激活T和B细胞产生免疫应答所致的免疫耐受。

10. 免疫隔离部位：机体某些组织器官通过生理屏障、抑制性细胞因子及PD-1的负调控作用，使该部位表达组织特异性抗原的细胞不能随意穿越屏障进入淋巴及血液循环，同时免疫效应细胞也不能随意越过屏障进入这些部位，在这些特殊部位移植同种异型抗原的组织，不诱导应答，移植物不被排斥。

三、填空题

1. 效应T细胞 抗体 免疫耐受 耐受原 免疫应答

2. 免疫耐受

3. 中枢耐受 外周耐受

4. 中枢耐受

5. 外周耐受

6. 低带耐受 高带耐受 T细胞耐受 较长 B细胞 较短

7. 抗原剂量 抗原类型及剂型 抗原免疫途径 抗原持续存在 抗原表位特点 抗原变异

8. 口服 静脉注射 皮下注射 皮内注射

9. 抗原方面 机体因素

10. 建立 自身免疫疾病 打破

四、问答题

1. 答：免疫耐受具有特异性，也可产生免疫记忆；只针对诱导耐受的耐受原不产生免疫应答，而对其它抗原的免疫应答仍然存在。通常情况下，免疫耐受不影响机体适应性免疫应答的整体功能。

2. 答：免疫耐受按形成时期的不同分为中枢耐受与外周耐受。耐受机制如下：

（1）中枢耐受的机制：T细胞对自身抗原的免疫耐受借助TCR与胸腺微环境基质细胞表面表达的自身抗原肽-MHC分子复合物，通过胸腺的阴性选择致克隆清除；而B细胞对自身抗原的免疫耐受借助BCR与骨髓基质细胞表达的自身抗原结合，不成熟的B细胞通过克隆清除及受体编辑，对自身抗原不再发生应答。

（2）外周耐受的机制：①外周高浓度的组织特异性抗原，若TCR与其亲和力高，则T细胞凋亡，克隆清除；外周低浓度的组织特异性抗原，若TCR与其亲和力低，则T细胞不活化并与组织特异性抗原并存，表现为免疫忽视。②T细胞因缺乏两种活化信号中的任一信号均不能充分活化，致克隆无能；B细胞针对外周组织特异性自身抗原应答时，因Th不活化，缺乏活化Th提供的第二信号导致克隆无能，无能B细胞易由FasL+Th诱导凋亡；外来可溶性抗原因去除其中的聚体，影响BCR受体交联也可致克隆无能及清除，B细胞对外来抗原应答过程中因高频突变产生的自身应答克隆，在生发中心与大量可溶性自身抗原相遇易致凋亡，维持免疫耐受。③Treg细胞经由细胞与细胞间的直接接触抑制T细胞应答，其它具有免疫抑制功能的T细胞藉分泌的TGF-β、IL-10等细胞因子抑制iDC的成熟诱导免疫耐受，亦可通过抑制Th1及CTL的功能诱导耐受。④外周对自身成分低应答的自身T、B细胞克隆，分别需要适当水平的IL-7及BAFF，维持外周淋巴细胞库容；如若这些细胞因子的水平超越生理限度，则致耐受打破。⑤信号转导过程中，带有ITIMs的受体与其相应配体(如 CTLA4/B7,PD1/PDL1,PD1/PDL2)的结合,以及可以使 ITIMs 酪氨酸磷酸化的蛋白酪氨酸磷酸酶,通过抑制下游信号,维持免疫耐受。⑥免疫隔离部位的抗原在生理条件下不致免疫应答。

3. 答:抗原与机体因素均可影响人工诱导免疫耐受。

(1)抗原在免疫耐受中的作用:①抗原的剂量(高剂量→高带耐受,低剂量→低带耐受;T 细胞易被诱导低带耐受,B 细胞易被诱导高带耐受);②抗原的类型及剂型(蛋白单体不易被 APC 提呈,易导致耐受,蛋白聚体则易引起免疫应答;使用佐剂不利于耐受的诱导);③抗原免疫途径(口服及静脉注射最易诱导耐受,皮下及皮内注射最难);④抗原持续存在;⑤抗原表位的特点(耐受原表位易诱导 Treg 活化);⑥抗原的变异。

(2)机体方面的因素:①机体发育程度(胚胎期更易于诱导耐受);②是否使用免疫抑制(射线照射,免疫抑制剂);③动物的种属与品系。

4. 答:免疫耐受赋予了免疫系统识别"自身"和"非己"的能力,机体针对自身抗原的免疫耐受是免疫系统的正常功能,是实现免疫自稳的重要保障;在正常发育的个体,主要靠外周耐受及免疫调节维持机体对自身抗原的耐受,一旦维持耐受的因素被破坏,自身应答细胞被活化,可致自身免疫病。

五、论述题

1. 答:生理性的耐受对自身组织抗原不应答,不发生免疫性疾病;病理性的耐受,对感染的病原体或肿瘤细胞抗原,不能执行免疫防卫功能,疾病发展及迁延,因此免疫耐受与临床疾病的发生、发展及转归密切相关。打破生理性耐受易导致自身免疫病的发生,打破病理性耐受,可以使适宜的特异性免疫应答得以进行,有助于清除病原体及杀伤肿瘤。因此,根据临床需要可以建立或打破耐受。(1)在自身免疫病、超敏反应及器官移植时需建立免疫耐受,具体措施有:①口服抗原建立全身免疫耐受;②静脉注射抗原,建立全身耐受;③移植胸腺及骨髓,建立或恢复免疫耐受;④脱敏治疗;⑤防止感染;⑥诱导产生具有特异拮抗作用的调节性细胞,抑制效应免疫细胞对靶细胞的攻击;⑦自身抗原拮抗剂的使用;⑧转染基因。(2)在慢性感染及肿瘤患者中,需打破免疫耐受以进行治疗,具体措施有:①免疫原及免疫应答分子用于肿瘤患者的治疗;②免疫抑制分子及调节性 T 细胞用于肿瘤免疫治疗;③细胞因子及其抗体的合理使用;④多重抗感染措施,防止病原体产生抗原拮抗分子。

(胡 涛 付 强)

第十六章 免疫调节

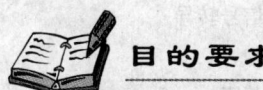

掌握：①抑制性受体介导的免疫调节；②AICD 的概念。

熟悉：①免疫调节的概念与意义；②调节性T细胞的免疫调节作用；③独特型网络的免疫调节作用。

了解：①免疫调节是免疫系统本身具有的能力；②固有免疫应答的调节；③免疫-内分泌-神经系统的调节。

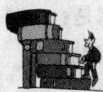

免疫调节指机体通过多方面、多层次的正负反馈机制控制免疫应答的强度和时限，以维持机体生理功能的平衡和稳定。

一、固有免疫应答的调节

1. 炎性因子分泌的反馈调节：双时相负向调节。
2. SOCS 蛋白调控细胞因子的分泌。
3. 补体调节蛋白对补体效应的反馈调节作用。

二、抑制性受体介导的免疫调节

1. 免疫细胞激活信号转导的调控：(1)信号转导中存在两类给功能相反的分子——PTK 和 PTP。PTK 即蛋白酪氨酸激酶，能够使蛋白质分子上的酪氨酸残基发生磷酸化；PTP 即蛋白酪氨酸磷酸酶，能够使蛋白质分子上的酪氨酸残基发生脱磷酸化。免疫细胞受体启动的信号转导涉及蛋白质磷酸化，对免疫细胞的激活而言，PTK 和 PTP 是一对分别传导活化和抑制信号的对立成分。(2)免疫细胞活化中存在两类功能相反的免疫受体——激活性受体和抑制性受体。激活性受体携带 ITAM，可招募 PTK，启动激活信号的转导；抑制性受体携带 ITIM，可招募 PTP，终止激活信号的转导。

2. 各种免疫细胞的抑制性受体及其反馈调节：(1)共信号分子对T细胞增殖的反馈调节：始T细胞的活化需双信号刺激，第一信号来自 TCR 与 pMHC 的结合；第二信号来自协同刺激受体与其配体的结合，如 CD28、CTLA-4 和 PD-1。CTLA-4 携带 ITIM，表达于T细胞活化约24小时之后，其配体与 CD28 同为 B7，可抑制由 CD28:B7 转导的激活信号。PD-1 也是抑制性受体，其配体为 PD-L1/L2。(2) B 细胞通过 FcγRⅡ-B 受体实施对特异性体液应答的反馈调节：B 细胞抑制性受体主要是 FcγRⅡ-B，与 BCR 交联后发挥抑制作用。参与交联的成分包括抗 BCR 分子的抗体(IgG 类)和抗原-抗体复合物。(3)杀伤细胞抑制性受体调节 NK 细胞活性：NK 细胞的抑制性受体分为 KIR、KLR(在人体称 CD94/NKG2A)和 ILT 和三种类型，一旦被激活由胞内段 ITIM 启动有效的抑制信号，从而使杀伤性(激活性)受体产生的正向信号被抑制，NK 细胞难以显示杀伤活性。(4)其他免疫细胞的调节性受体：肥大细胞的抑制性受体为 FcγRⅡ-B(同 B 细胞抑制性受体)，它通过和肥大细胞激活性受体 FcεRⅠ交联，发挥负向调节作用。人类 γδT 细胞亚群的 Vγ9Vδ2 CTL 的抑制性受体为 CD94/NKG2，同 NK 细胞。

三、调节性T细胞参与免疫调节

1. 自然调节T细胞(nTreg)：多为 $CD4^+CD25^+Foxp3^+$ T细胞，其功能除了遏制自身免疫病发生，还参与肿瘤的发生和诱导移植耐受。

2. 适应性调节T细胞：又称诱导性调节T细胞(iTreg)，主要包括 $CD4^+$ Tr1 和 $CD4^+$ Th3，Th3 在口服耐受和黏膜免疫中发挥作用，Tr1 细胞可调控炎症性自身免疫反应、抑制由 Th1 主宰的淋巴细胞增殖及诱导免疫耐受。

3. Th1 和 Th2 的免疫调节作用：Th1 细胞主要分泌 IFN-γ，介导细胞免疫和炎症反应、抗病毒和抗胞内寄生菌感染,参与移植物排斥;Th2 主要分泌 IL-4,涉及 B 细胞增殖、抗体产生、超敏反应和抗寄生虫免疫。

四、抗独特型淋巴细胞克隆对特异性免疫应答的调节

1.抗独特型抗体和独特型网络:(1)抗独特型抗体(AId):抗原进入体内后,选择出表达特定 BCR 的 B 细胞发生克隆扩增大量分泌特异性抗体(Ab1),当数量足够大时,Ab1 可以在体内诱导抗抗体(Ab2)的产生。抗抗体所针对的抗原表位只能是抗体分子上的独特型,因而 Ab2 称抗独特型抗体(AId)。(2)抗原内影像(internal image):抗独特型抗体有两种,分别针对抗体 V 区的骨架部分(α 型,称 Ab2α)和抗原结合部位(β 型,称 Ab2β);其中的 Ab2β 因其结构和抗原表位相似,并能与抗原竞争性地与 Ab1 结合,而被称为体内的抗原内影像。

2.以独特型为核心的两种调控格局:通过二抗增强机或抑制体对抗原的特异性应答。

五、其他形式的免疫调节

活化诱导的细胞死亡(AICD):三聚体 Fas 分子一旦与配体 FasL 结合,可启动凋亡信号,活化的 T 细胞和 NK 细胞可借自身大量表达的 FasL 和 Fas 的结合,使活化细胞很快发生凋亡;另外,以上细胞脱落的 FasL 也可与其他表达 Fas 的 T、B 细胞结合,使其凋亡,所以常把 Fas 受体分子启动的凋亡称为活化诱导的细胞死亡。

测 试 题

一、选择题

A 型题(1~12 题)

1.与 BCR 交联后转导抑制性信号的分子是:
   A. TCR   B. FcμR   C. CD21
   D. CD19   E. FcγRII-B

2.PTK 描述错误的是:
   A. 参与免疫细胞的活化
   B. 在激活信号转导的启动阶段起作用
   C. 能使蛋白质分子中酪氨酸残基磷酸化
   D. 能去除磷酸化酪氨酸分子上的磷酸根
   E. 依赖于胞浆区 ITAM 结构

3.对细胞免疫应答起负调节作用的细胞因子是:
   A. IL-2、IL-8、IL-5
   B. IL-4、IL-10、TGF-β
   C. IL-2、IL-4、IL-10
   D. IL-12、IL-8、TGF-β
   E. IL-1、INF-γ、TGF-β

4.下列关于 ITAM 描述错误的是:
   A. 可招募胞浆中的 PTK,带有 SH2 结构域
   B. 位于免疫细胞激活受体的胞内段
   C. 参与免疫细胞活化的信号转导
   D. 基本结构为 I/VxYxxL
   E. 免疫受体酪氨酸活化基序

5.可抑制 Th1 细胞生成的细胞因子是:
   A. IL-4、IL-10   B. IL-2、IL-10
   C. IL-5、IL-6   D. IL-8、IL-1
   E. IL-4、IFN-γ

6.能抑制 Th2 细胞生成的细胞因子是:
   A. IL-4   B. IL-5   C. IL-6
   D. IL-10   E. IFN-γ

7.介导活化诱导的细胞死亡(AICD)的细胞是:
   A. 肿瘤细胞   B. 活化的 T 细胞
   C. 活化的巨噬细胞   D. 病毒感染细胞
   E. 活化的中性粒细胞

8.活化 T 细胞表达的抑制性受体是:
   A. TCR⁻Igα/Igβ   B. IL-2R
   C. CTLA-4   D. CD94/NKG2A
   E. FcγR-II

9.与 ITIM 的结构或作用不相符的是:
   A. 可招募蛋白酪氨酸激酶
   B. 启动淋巴细胞活化抑制信号
   C. 被含有 SH2 结构域的蛋白酪氨酸磷酸酶识别
   D. 其酪氨酸是 Src-PTK 作用底物
   E. 富含酪氨酸残基

10.INF-γ 不具备的作用是:
   A. 诱导 MHC 分子表达
   B. 激活巨噬细胞
   C. 促进 Th0 向 Th1 分化,抑制 Th2 生成
   D. 增强 Tc 与 NK 细胞的杀伤能力
   E. 促进 Th0 向 Th2 分化,抑制 Th1 分化

11.NK 细胞表面的抑制性受体 CD94/NKG2A 可识别:
   A. HLA-C 提呈的抗原肽

B. HLA-E 提呈的抗原肽

C. HLA-I 分子

D. HLA-B 提呈的抗原肽

E. HLA-G 类分子

12. 不属于免疫细胞抑制受体的是：
    A. FcγRI   B. CTLA-4
    C. FcγRII-B   D. CD94/NKG2A
    E. PD-1

B 型题(13~22 题)

(13~14 题)
    A. IL-1   B. IL-6   C. TGF-β
    D. IFN-γ   E. IL-10

13. Th3 细胞分泌的代表细胞因子是：
14. Tr1 细胞分泌的代表细胞因子是：

(15~18 题)
A. NK 细胞   B. Th1 细胞   C. Tc 细胞
D. Th2 细胞   E. CD4$^+$CD25$^+$T 细胞

15. 产生 IL-4 和 IL-10，抑制细胞免疫应答的是：
16. 表达 FasL，特异杀伤靶细胞的是：
17. 产生 IL-2 和 IFN-γ，介导炎症反应的是：
18. 表达 CD94/NKG2A，识别 HLA-E 提呈的肽段的是：

(19~22 题)
    A. FcεRII-B   B. CD94/NKG2A
    C. CD16   D. CTLA-4
    E. FcεRI

19. NK 细胞的抑制性受体是：
20. 肥大细胞的抑制性受体是：
21. B 细胞的抑制性受体是：
22. 活化 T 细胞的抑制受体是：

X 型题(23~30 题)

23. 活化 T 细胞表达的的 FasL 分子：
    A. 可杀伤细胞都是表达 Fas 的细胞
    B. 可杀伤被活化的 B 细胞
    C. 也可杀伤未被活化的细胞
    D. 可杀伤该 T 细胞自己
    E. 可杀伤邻近被活化的 T 细胞

24. 免疫与神经内分泌网络调节作用是通过：
    A. 免疫细胞产生的抗体和各种效应因子
    B. 免疫细胞表达神经递质、神经肽及激素受体
    C. 免疫细胞分泌产生的内分泌激素
    D. 神经及内分泌细胞表达的细胞因子受体
    E. 免疫细胞产生的细胞因子

25. 关于 PD-1 的描述正确的是：
    A. 其配体是 PD-L1/L2
    B. B 细胞的抑制性受体
    C. T 细胞的激活受体
    D. B 细胞的激活受体
    E. T 细胞的抑制性受体

26. 免疫应答的调节包括：
    A. 整体水平的调节   B. 细胞水平的调节
    C. 分子水平的调节   D. 免疫系统内部的调节
    E. 群体水平的调节

27. 免疫细胞表达的激活性受体包括：
    A. FcγRII-B   B. TCR-CD3
    C. CD94/NKG2A   D. FcεRI
    E. BCR-Igα/Igβ

28. 独特型决定簇存在于：
    A. Ig 的 V 区   B. Ig 的 CDR 区
    C. Ig 的骨架区   D. Ig 的交联区
    E. BCR 的 V 区

29. NK 细胞表面抑制性受体 KIR
    A. 识别 HLA-G 分子
    B. 是 C 型凝集素受体
    C. 属于 Ig 超家族
    D. 识别 HLA-E 提呈的抗原肽
    E. FcγRI

30. 属自然性调节 T 细胞的是
    A. CD4$^+$Th3 细胞   B. CD4$^+$Tr1 细胞
    C. γδ T 细胞   D. NK T 细胞
    E. CD4$^+$CD25$^+$T 细胞

二、名词解释

1. AICD
2. 抗独特型抗体
3. 体内的抗原内影像
4. 免疫调节
5. 适应性调节 T 细胞
6. PTK
7. PTP

三、填空题

1. TLR 与 PAMP 结合后启动的双时相反馈调节包括_____和_____两个时相。

2. 对免疫细胞激活而言,PTK 和 PTP 是一组对应的成分,前者发挥_____信号转导,后者发挥_____信号转导。

3. 免疫细胞表达两类功能相反的激活性和抑制性受体。前者带有_____,可招募_____启动激活信号转导;后者带有_____,可招募_____,启动抑制信号转导。

4. 通过 Fas/FasL 启动的细胞死亡称为_____。

5. CTLA-4 和 PD1 的配体分别是_____和_____。它们结合后对_____细胞启动抑制信号转导。

6. 抗 BCR 独特型的 IgG 抗体能使 B 细胞表面的_____和_____交联而产生 B 细胞活化抑制信号。

7. Th1 细胞介导辅助_____免疫;Th2 细胞主要介导_____免疫应答。

8. 自然调节 T 细胞(nTreg)除表达 CD4⁺、CD25⁺外,还表达_____,其功能除遏制自身免疫病发生还可诱导_____。

9. 能使蛋白质分子中酪氨酸残基发生磷酸化的酶称为_____,能将磷酸化酪氨酸分子上磷酸根去除的酶称为_____,其作用与前者相反。

四、简答题

1. 简述自然调节 T 细胞与适应性调节 T 细胞的区别。

2. 为什么抑制性受体能在信号转导水平抑制免疫细胞的活化?

五、论述题

1. 试述 Th1、Th2、Th3、Tr1 细胞亚群各自的功能特征及临床意义。

2. 试述独特型网络和活化诱导的细胞死亡在调节特异性免疫应答中的作用。

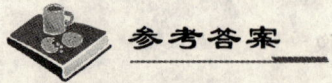
参考答案

一、选择题

A 型题(1~12 题)

1. E 2. D 3. B 4. D 5. A 6. E 7. B 8. C 9. A 10. E 11. B 12. A

B 型题(13~22 题)

13. C 14. E 15. D 16. C 17. B 18. A 19. B 20. A 21. A 22. D

X 型题(23~30 题)

23. ABDE 24. BCDE 25. AE 26. ABCDE 27. BDE 28. ABCE 29. AC 30. CDE

二、名词解释

1. AICD:即活化诱导的细胞死亡,表达 Fas 的 T、B 淋巴细胞可与表达于活化的 CTL 表面的 FasL 结合,启动凋亡信号,因此把 Fas 受体分子启动的凋亡称为活化诱导的细胞死亡。

2. 抗独特型抗体:是针对抗体独特型的抗体。体内当针对某一抗原决定簇的抗体(Ab1)增加并达到一定的量时,可诱发机体产生抗独特型抗体(Ab2),包括针对抗体分子 V 区支架部分的 Ab2α(α型)和抗原结合部位的 Ab2β(β 型)。

3. 体内的抗原内影像:指针对抗体互补结合区的抗独特型抗体即 Ab2β,其结构与 Ab1 针对的外源性抗原决定簇相似,能与外源性抗原竞争结合 Ab1,故 Ab2β 被称为体内的抗原内影像。

4. 免疫调节:机体通过多方面、多层次的正负反馈机制控制免疫应答的强度和时限,以维持机体生理功能的平衡和稳定。

5. 适应性调节 T 细胞:在外周由抗原诱导产生的一类调节性 T 细胞,可从自然性调节 T 细胞分化而来,也可来自其它初始 T 细胞,特点是不依赖于 CD28-B7 的共刺激。是否表达 CD25 则因亚群和接触抗原条件的不同而异,但必定有特定的细胞因子参与。

6. PTK:即蛋白酪氨酸激酶。可与激活性受体胞浆区免疫受体酪氨酸活化基序结合,使酪氨酸残基发生磷酸化而参与启动激活信号的转导。

7. PTP:即蛋白酪氨酸磷酸酶。可与抑制性受体胞内区免疫受体酪氨酸抑制基序 ITIM 结合,把磷酸化酪氨酸分子上的磷酸根去除(脱磷酸化),从而阻断激活信号在胞内的传递过程,对细胞活化产生抑制作用。

三、填空题

1. 效应相　耐受相

2. 活化　抑制

3. ITAM　PTK　ITIM　PTP

4. 活化诱导的细胞凋亡　(AICD)

5. B7 分子　PD-L1/ PD-L2　T

6. BCR　FcγRⅡ-B　(PTP)
7. 细胞　体液
8. Foxp3⁺　移植耐受
9. 蛋白酪氨酸激酶(PTK)　蛋白酪氨酸磷酸酶

四、简答题

1. 答：见下表。

	自然调节T细胞	适应性调节T细胞
诱导部位	胸腺	外周
CD25表达	+++	-/+
转录因子foxp3	+++	+
抗原特异性	自身抗原(胸腺中)	组织特异性抗原和外来抗原
发挥效应作用的机制	细胞接触为主	分泌细胞因子为主
功能	遏制自身免疫病的发生、参与肿瘤的发生、诱导移植耐受	抑制自身损伤性炎症反应、阻遏病原体和移植物引起的应答
举例	CD4⁺CD25+T细胞	CD4⁺的Tr1和Th3

2. 答：抑制性受体胞浆区均具有ITIM基序，活化后可结合蛋白酪氨酸磷酸酶(PTP)，PTP活化后使多种蛋白激酶脱磷酸化而失活，使蛋白激酶参与的信号传导通路被阻断。

五、论述题

1. 答：初始CD4⁺T细胞可分化为Th1、Th2和Th3三类效应Th细胞，这些细胞主要功能以分泌不同的细胞因子，发挥不同的免疫效应为主；另外，CD4⁺T细胞还可分化为Tr1细胞。

(1)Th1细胞和Th2细胞分别在细胞免疫和体液免疫应答中发挥重要作用。Th1细胞分泌IL-2、IFN-γ为代表的细胞因子，主要功能是介导细胞免疫和炎症反应、抗病毒和抗胞内寄生菌感染，参与移植物排斥；还可通过分泌TNF直接诱导靶细胞凋亡，促进炎症反应；另外，也是迟发性超敏反应中的效应细胞T细胞。许多器官特异性自身免疫病也由Th1细胞介导。Th2细胞分泌IL-4为代表性的细胞因子，主要作用是增强B细胞介导的体液免疫应答；该细胞还通过分泌IL-4和IL-5诱导IgE的生成和嗜酸性粒细胞的分化，因而在变态反应和抗寄生虫感染中发挥重要作用。

(2)Th3细胞主要是通过分泌TGF-β抑制Th1细胞介导的免疫应答和炎症反应，在口服耐受和黏膜免疫中发挥作用。

(3)Tr1细胞分泌的细胞因子以IL-10为主，可调控炎症性自身免疫反应、抑制由Th1主宰的淋巴细胞增殖及诱导移植免疫耐受。

2. 答：二者对免疫应答主要起负调节作用。

(1)免疫应答的过程是打破一种平衡继而建立一种新的平衡的过程，在这一过程中，独特型网络起着十分重要的作用。独特型网络使免疫应答维持在适当的强度，不伤及自身细胞。应用独特型网络可以进行免疫干预：一是应用抗原内影像诱导产生Ab3（与Ab1具有相同的独特型）增强机体对特异抗原应答；二是诱导Ab2（或独特型TCR）的产生，以减弱或最终去除体内原有的Ab1（或相应的细胞克隆）介导的抗原特异性应答，主要应用于防治自身免疫病。

(2)活化诱导的细胞死亡(AICD)：活化的T淋巴细胞和NK细胞，可借自身表达的FasL和Fas的结合，使活化的细胞很快发生凋亡；另外，以上细胞脱落后的FasL也可与其他表达Fas的活化细胞结合，引起其他细胞凋亡，最终的结果是体内细胞免疫和体液免疫同时受到下调。

(孙　萍　冯永堂)

第十七章 超敏反应

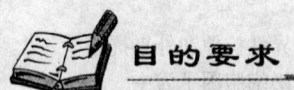

掌握：①超敏反应的概念及分型；②各型超敏反应的概念、发生机制及临床常见疾病。

熟悉：Ⅰ型超敏反应的防治原则。

了解：Ⅳ型超敏反应的皮试检测。

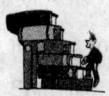

超敏反应(hypersensitivity)是指机体对某些抗原初次免疫应答后，再次接受相同的抗原刺激时，发生的以机体生理功能紊乱或组织损伤为主的特异性免疫应答。又称变态反应(allergy)或过敏反应(anaphylaxis)。根据超敏反应的发生机理和临床特点，可以分为四型：即Ⅰ型为速发型超敏反应；Ⅱ型为细胞毒型或细胞溶解型超敏反应；Ⅲ型为血管炎型或免疫复合物型；Ⅳ型即迟发型超敏反应。

一、Ⅰ型超敏反应

Ⅰ型超敏反应又称过敏反应(anaphylaxia)，主要由特异性IgE抗体介导产生，可发生于局部，亦可发生于全身。其主要特征：①发生快，消退也快；②通常引起功能性紊乱，不发生严重的组织细胞损伤；③具有明显的个体差异和遗传倾向。

(一)参与Ⅰ型超敏反应的主要成分

1. 变应原(allergens)：是指能够选择性诱导机体产生特异性IgE抗体应答，引起变态反应的抗原性物质。常见的变应原有花粉颗粒、尘螨或其排泄物、真菌或其孢子、昆虫或其毒液、动物皮屑或羽毛、牛奶、鸡蛋、海产品食物及青霉素、磺胺、普鲁卡因药物等。

2. IgE及其受体：特异性IgE是引起Ⅰ型超敏反应的主要因素。IgE主要由鼻咽、扁桃体、气管和胃肠道粘膜下固有层淋巴细胞中的B细胞产生，Th2细胞分泌的IL-4在诱导B细胞产生特异性IgE过程中至关重要。IgE的Fc受体(FcεR)有FcεRⅠ和FcεRⅡ两种，FcεRⅠ为高亲和性受体，在肥大细胞和嗜碱性粒细胞上高表达，对IgE的亲和力较高，与Ⅰ型超敏反应发生关系密切；FcεRⅡ(CD23)为低亲和性受体，分布比较广泛，可调节IgE抗体介导的免疫应答。

3. 肥大细胞、嗜碱性粒细胞和嗜酸性粒细胞：前两种细胞表面有高亲和力的FcεRⅠ，胞质内含类似的嗜碱性颗粒，储存有肝素、白三烯(LT)、组胺和嗜酸性粒细胞趋化因子(ECF)等活性介质。嗜酸性粒细胞除含某些生物活性介质外还能释放组胺酶和芳基硫酸酯酶。

(二)发生机制

1. 机体致敏：变应原进入机体后，诱导变应原特异性B细胞产生IgE类抗体应答。IgE类抗体以其Fc段与肥大细胞和嗜碱性粒细胞表面相应的FcεRⅠ结合，而使机体处于对该变应原的致敏状态。表面结合有IgE的细胞，简称致敏靶细胞。

2. IgE交联引发靶细胞活化：相同变应原再次进入机体时，多价变应原与致敏肥大细胞/嗜碱性粒细胞表面两个或两个以上相邻IgE抗体特异性结合，使膜表面FcεRⅠ交联，触发致敏靶细胞脱颗粒，释放及合成生物活性介质。

3. 释放生物活性介质：释放的生物活性介质包括颗粒内预储备的组胺、激肽原酶和胞内新合成的白三烯(LTs)、前列腺素D2(PGD2)、血小板活化因子(PAF)及某些细胞因子等。①组胺是引起即刻相反应的主要介质，其主要作用是：使毛细血管扩张、通透性增强；刺激支气管、胃肠道等处平滑肌收缩；促进粘膜腺体分泌增强。②激肽原酶可作用于血浆中激肽原，使之生成具有生物活性的激肽，主要作用是:刺激平滑肌收缩,使支气管痉挛;使毛细血管扩张,通透性增强;吸引嗜酸、嗜中性粒细胞等向局部趋化。③LTs 使支气管平滑肌强烈而持久的收缩;使毛细血管扩张、通透性增强;促进粘膜腺体分泌增强。④PGD2 可刺激支气管平滑肌收缩,使血管扩张、通透性增加。⑤PAF 可凝聚和活化血小板,使之释放组胺、5-羟色胺等血管活性胺类物质.增强和扩大 I 型超敏反应。⑥细胞因子 IL-4 和 IL-13 促进 B 细胞产生 IgE 类别转换。

4.局部或全身过敏反应发生:生物活性介质作用于效应组织和器官,引起局部或全身过敏反应发生。根据发生的快慢和持续时间长短可分即可/早期反应和晚期反应两种类型。早期反应发生在接触变应原后数秒钟内,主要由组胺、PGD2 等引起血管通透性增强,平滑肌收缩。晚期反应发生在接触变应原后 4-6 小时或更长时间,主要由 LTs、PAF 及嗜酸性粒细胞浸润后介导的反应。

(三)临床常见疾病

1.全身性过敏反应:药物过敏性休克和血清过敏性休克。

2.局部过敏反应:呼吸道过敏反应(过敏性鼻炎、过敏性哮喘)和消化道过敏反应。

3.皮肤过敏反应:包括寻麻疹、特应性皮炎(湿疹)和血管神经性水肿。

(四)防治原则

1.远离变应原:查明变应原,避免再接触。常用方法是皮肤试验。

2.脱敏治疗:①异种免疫血清脱敏疗法:适用于抗毒素皮试阳性,但又必须使用者,可采用小剂量、短间隔,多次注射抗毒素的方法达到脱敏的目的。②特异性变应原脱敏疗法:已查明变应原而又难以避免再接触者(特异性变应原-花粉注射脱敏疗法),采用小剂量,长间隔、反复多次注射的方式,诱导循环 IgG 的产生。

3.药物防治:抑制生物活性介质合成和释放的药物如阿司匹林、色苷酸二钠、肾上腺素等;生物活性介质拮抗剂如苯海拉明、扑尔敏、异丙嗪、乙酰水杨酸等;改善器官反应性的药物如肾上腺素、钙制剂等。

二、Ⅱ型超敏反应

Ⅱ型超敏反应是由 IgG 或 IgM 类抗体与靶细胞表面相应的抗原结合后,在补体、吞噬细胞和 NK 细胞的参与下,引起的以细胞溶解或组织损伤为主的病理性免疫反应。

(一)Ⅱ型超敏反应的发生机制

1.靶细胞及其表面抗原:①正常存在于血细胞表面的同种异型细胞;②外源性抗原与正常组织细胞之间具有的共同抗原;③感染和理化因素所致的改变的自身抗原;④结合在自身组织细胞表面的药物抗原表位或抗原抗体复合物。

2.抗体、补体和效应细胞的作用:①IgG 和 IgM 类抗体。该类抗体与靶细胞表面抗原结合后,可通过激活补体使靶细胞溶解破坏,也可通过补体裂解产物(C3b)介导调理吞噬。②IgG 结合靶细胞后,还可通过其 Fc 段与效应细胞(巨噬细胞、中性粒细胞和 NK 细胞)表面相应受体结合,对靶细胞产生调理吞噬和 ADCC 作用,使之溶解破坏。

(二)临床常见的Ⅱ型超敏反应性疾病

1.输血反应

2.新生儿溶血症

3.自身免疫性溶血性贫血

4.药物过敏性细胞减少症

5.肺出血-肾炎综合症

6.甲状腺功能亢进

三、Ⅲ型超敏反应

Ⅲ型超敏反应是由可溶性免疫复合物沉积于局部或全身毛细血管基底膜后,通过激活补体,并在嗜中性、嗜碱性粒细胞及血小板参与作用下,引起的以充血水肿、局部坏死和中性粒细胞浸润为特征的炎症反应和组织损伤。此型也叫血管炎型或免疫复合物型。

(一)发生机制

1.可溶性免疫复合物的形成与沉积:血液循环可溶性抗原与相应的 IgG 和 IgM 类抗体结合,可形成可溶性免疫复合物(immune complex, IC)。当在某些因素影响下,可溶性 IC 不能被有效清除时,可沉积于局部或全身毛细血管基底膜引起炎症反应和组织损伤。导致清除可溶性 IC 能力降低的因素有:①补体功能障碍或缺陷;②IC 的量过大或吞噬细胞功能缺陷,不能有效清除时。易使可溶性 IC 沉积的因素有:①局部血管通透性增加;②血管内高压及形成涡流的地方。

2.免疫复合物沉积后引起的组织损伤：

①补体的作用：免疫复合物可经传统途径激活补体系统产生裂解片段C3a、C5a，可使嗜碱性粒细胞和肥大细胞脱颗粒，释放组胺等炎性介质引起局部毛细血管通透性增加、渗出增多，出现水肿，同时C3a、C5a又可吸引中性粒细胞聚集在免疫复合物沉积的部位，引起组织损伤。②中性粒细胞的作用：中性粒细胞在吞噬免疫复合物过程中，可通过释放蛋白水解酶、胶原酶、弹性纤维酶和碱性蛋白等，使血管基底膜和周围组织细胞发生损伤。③血小板的作用：嗜碱性粒细胞和肥大细胞活化释放的PAF可使血小板活化，产生血管活性胺类物质，导致血管扩张，通透性增强，引起充血和水肿。同时可使血小板聚集形成微血栓，造成局部组织缺血进而出血水肿，从而加重局部组织细胞的损伤。

(二)临床常见疾病

1.局部的免疫复合物病：包括Arthus反应和反复注射胰岛素引起的类Arthus反应。

2.全身性免疫复合物病：包括血清病、链球菌感染后肾小球肾炎、类风湿性关节炎。

四、Ⅳ型超敏反应

Ⅳ型超敏反应是抗原诱导的一种细胞性免疫应答，是效应T细胞与相应抗原作用后，引起的以单个核细胞浸润和组织细胞损伤为主要特征的炎症反应。此型发生较慢，通常在接触抗原后24～72小时出现炎症反应，又称迟发型超敏反应。

(一)发生机制

1.抗原与相关致敏细胞

引起Ⅳ型超敏反应的抗原主要有胞内寄生菌、某些病毒、寄生虫和化学物质。这些抗原性物质经抗原提呈细胞(APC)加工处理后，能以抗原肽:MHCⅠ/Ⅱ类分子复合物的形式表达于APC表面，提呈给具有相应抗原受体的T细胞，使增殖分化为效应T细胞和记忆T细胞。效应T细胞主要是CD4⁺Th1和CD8⁺CTL。巨噬细胞除作为APC外，也是Ⅳ型超敏反应的效应细胞。

2.效应T细胞介导的炎症反应和组织损伤

①Th1细胞介导的炎症反应和组织损伤：效应性Th1细胞可通过释放多种细胞因子，介导以单核细胞及淋巴细胞浸润为主的免疫损伤效应。如MCP-1可趋化单核-巨噬细胞聚集在抗原存在部位，IFN-γ使单核-巨噬细胞活化并通过释放溶酶体酶等炎性介质引起组织损伤；TNF-α和LT-α可使局部血管内皮细胞表面粘附分子表达增加，促进血中单核细胞和淋巴细胞进入抗原存在部位，扩大炎症反应。也可直接对靶细胞及其周围组织细胞产生细胞毒作用。IFN-γ和TNF-α可使巨噬细胞进一步活化而释放前炎性细胞因子如IL-1、IL-6、IL-8和TNF-α等加重炎症反应。Th1细胞也可借助表达FasL杀伤表达Fas的靶细胞。

②CTL细胞介导的细胞毒作用：效应性CD8⁺CTL与靶细胞表面相应抗原结合作用后，通过释放穿孔素和颗粒酶等介质导致靶细胞溶解破坏；或通过表达FasL与靶细胞表面的Fas结合导致靶细胞凋亡的。

(二)临床常见的Ⅳ型超敏反应

1.传染性迟发型超敏反应：胞内寄生菌感染多见，如结核菌感染形成的肉芽肿。

2.接触性迟发型超敏反应：如接触性皮炎。

(三)Ⅳ型超敏反应的皮试检测

用抗原给机体皮试可检测个体针对该抗原特异性细胞免疫应答的强度。如接种结核菌素，注射12小时后可在局部出现红肿、硬结，24～48小时达高峰，是典型的迟发型超敏反应。结核菌素试验除可判断机体对结核菌的感染与免疫状况外，也可辅助判断机体细胞免疫水平。

需要强调的是有些超敏反应性疾病可由多种免疫损伤机制引起，同一抗原也可在不同条件下引起不同类型的超敏反应，如青霉素可引起Ⅰ型、Ⅱ型、Ⅲ型、Ⅳ型超敏反应。

测 试 题

一、选择题

A型题(1～24题)

1.下列哪项不是Ⅰ型超敏反应的特点：

　A.发生快，消退也快

　B.需要IgE和补体的参与

　C.多无严重的组织细胞损伤

　D.与遗传有关

　E.有明显的个体差异

2.是哪一类抗体介导产生Ⅰ型超敏反应：

A. IgG　　B. IgM　　C. IgA
D. IgE　　E. Ig D

3. 以下哪种成分不是来源于肥大细胞：
   A. 组织胺　　B. IL-4
   C. 血小板活化因子
   D. 嗜酸性粒细胞趋化因子
   E. 白三烯

4. 易诱导 B 细胞产生特异性 IgE 抗体的细胞因子是：
   A. IL-1　　B. IL-2　　C. IL-5
   D. IL-3　　E. IL-4

5. 用特异性变应原进行减敏治疗，诱导产生的封闭抗体主要是：
   A. IgA　　B. IgM　　C. IgG
   D. IgE　　E. SIgA

6. 脱敏疗法适用于：
   A. 青霉素过敏者而又必须使用者
   B. 抗毒素过敏而又必须使用者
   C. 食物过敏者而又必须食用者
   D. 可以避免接触变应原者
   E. 以上均不可

7. 与 IgE 合成无关的因素是：
   A. 变应原的种类　　B. IL-4
   C. IgE Fc 受体　　D. 肥大细胞
   E. Th2 细胞

8. 与 I 型超敏反应发生无关的是：
   A. 变应原　　B. 个体差异性
   C. FcγRI　　D. 嗜碱性粒细胞
   E. 肥大细胞

9. 参与 II 型超敏反应的抗体主要是：
   A. IgA 与 IgM　　B. IgM 与 IgE
   C. IgG 与 IgM　　D. IgE 与 IgM
   E. IgA 与 IgE

10. 青霉素引发的溶血性贫血的机制是：
    A. 青霉素吸附至红细胞，与相应抗体结合后激活补体
    B. 红细胞膜上出现补体受体
    C. 青霉素吸附至红细胞后直接活化补体
    D. 吸附到红细胞上的补体结合青霉素所致
    E. 抗体的直接溶血作用

11. Rh 血型不符引起的新生儿溶血症多发生于：
    A. Rh⁻ 母亲所生 Rh⁻ 胎儿
    B. Rh⁺ 母亲所生 Rh⁺ 胎儿
    C. Rh⁻ 母亲所生 Rh⁺ 胎儿
    D. Rh⁺ 母亲所生 Rh⁻ 胎儿
    E. 以上均不可

12. ABO 血型不符输血后引起的溶血属于：
    A. I 型超敏反应　　B. II 型超敏反应
    C. III 型超敏反应　　D. IV 型超敏反应
    E. 不属于超敏反应

13. 预防因母婴 Rh 血型不合新生儿溶血症可产后 72 小时内注射：
    A. 抗 Rh 免疫球蛋白　　B. 胎盘球蛋白
    C. 血清丙种球蛋白　　D. IL-2
    E. 抗淋巴细胞丙种球蛋白

14. 下列哪项属于 III 型超敏反应：
    A. 溶血性贫血　　B. 接触性皮炎
    C. 荨麻疹　　D. 类风湿性关节炎
    E. 异种皮肤排斥反应

15. 免疫复合物所致基底膜损伤主要由下列何种物质引起：
    A. 溶酶体酶　　B. 淋巴毒素
    C. 链激酶　　D. 溶血素
    E. IL-1

16. 类风湿因子：
    A. 是自身变性的 IgG 分子
    B. 是抗变性 IgG 分子的抗体
    C. 是自身变性的 IgM 分子
    D. 是抗变性 IgM 分子的抗体
    E. 大多数为 IgG 类抗体：

17. 与 III 型超敏反应发生的相关因素，错误的是：
    A. 可溶性免疫复合物的形成与沉积
    B. 沉积的免疫复合物激活补体
    C. C3a、C5a 及组胺等炎性介质的作用
    D. 炎症细胞聚集及溶酶体酶的释放
    E. 以上都不是

18. III 型超敏反应的重要病理学特征为：
    A. 组织充血、水肿坏死和巨噬细胞浸润
    B. 组织充血、水肿坏死和中粒粒细胞浸润
    C. 组织充血、水肿坏死和单核细胞浸润
    D. 组织充血、水肿坏死和嗜碱性粒细胞浸润
    E. 组织充血、水肿坏死和淋巴细胞浸润

19. 注射卡介苗引起局部红肿、坏死与哪型超敏反应有关：
   A. Ⅰ型超敏反应   B. Ⅱ型超敏反应
   C. Ⅲ型超敏反应   D. Ⅳ型超敏反应
   E. 以上均不是
20. Ⅳ型超敏反应的重要病理学特征为：
   A. 淋巴细胞和单核巨噬细胞浸润
   B. 嗜酸性粒细胞浸润
   C. 中性粒细胞浸润
   D. 淋巴细胞浸润
   E. 以上都不对
21. 以下哪一项特点不属于Ⅳ型超敏反应：
   A. 补体介导的细胞毒作用
   B. 细胞介导的免疫反应
   C. 在接触抗原24小时后发生
   D. 最终效应细胞是活化的单个核细胞
   E. 可通过致敏的淋巴细胞被动转移
22. 迟发型超敏反应皮肤试验阳性与下列哪些物质有关：
   A. 抗体、补体及淋巴因子
   B. 抗原抗体复合物、补体及嗜中性粒细胞
   C. 抗原、Th1(TDTH)、Mφ及细胞因子
   D. IgE抗体、抗原和肥大细胞
   E. 抗原、补体及巨噬细胞
23. 无抗体参与的超敏反应是：
   A. Ⅰ型超敏反应   B. Ⅲ型超敏反应
   C. Ⅱ型超敏反应   D. Ⅳ型超敏反应
   E. Ⅱ型和Ⅲ型超敏反应
24. 下列关于青霉素引起超敏反应的描述哪项是错误的：
   A. 可引起Ⅰ、Ⅱ、Ⅲ或Ⅳ型超敏反应
   B. 皮试阳性者可采用脱敏注射
   C. 初次注射也可引起过敏反应
   D. 个体差异明显
   E. 青霉噻唑和青霉烯酸为半抗原

B 型题(25~38题)
   A. Ⅰ型超敏反应   B. Ⅱ型超敏反应
   C. Ⅲ型超敏反应   D. Ⅳ型超敏反应
   E. 以上各型超敏反应
25. Arthus 反应属于：
26. 链球菌感染后肾小球肾炎属于：
27. 类风湿性关节炎属于：
28. 结核菌素试验属于：
29. 药物过敏性血细胞减少症属于：
30. 过敏性哮喘属于：
31. 青霉素可引起：
32. 再次注射马血清可发生：
33. 母子 Rh 血型不符可发生：
34. 某些化妆品对某些个体可引起：
35. 荨麻疹属于：
36. 发生结核性干酪样坏死属于：
37. 药物过敏性血细胞减少症属于：
38. 反复注射胰岛素引起的局部红肿出血坏死属于：

X 型题(39~48题)
39. 在Ⅰ型超敏反应中,肥大细胞释放的生物活性介质可引起：
   A. 毛细血管扩张   B. 平滑肌收缩
   C. 血管通透性增高 D. 粘膜腺体分泌增加
   E. 横纹肌收缩
40. 诊断Ⅰ型超敏反应可采用下列试验：
   A. 检测血清特异 IgE 水平
   B. 检测血清总 IgE 水平
   C. 检测血清 IgG 水平
   D. 检测 IgM 水平
   E. 皮肤试验
41. 参与迟发型超敏反应的细胞有：
   A. Mφ   B. Tc   C. Th1
   D. NK   E. LAK
42. 参与迟发型超敏反应的细胞因子有：
   A. LT-α   B. MCP-1   C. IL-4
   D. IFN-γ   E. TNF-α
43. 免疫复合物沉积于血管基底膜的因素,下列哪些说法是正确的：
   A. 形成大分子的免疫复合物
   B. 血管通透性增加
   C. 血管内高压及形成涡流的地方
   D. 局部解剖和血液动力学因素
   E. 形成的可溶性免疫复合物
44. Ⅱ型超敏反应临床常见疾病有：
   A. 链球菌感染后肾小球肾炎
   B. ABO 血型不合引起的输血反应
   C. 新生儿溶血症

D. 药物过敏性血细胞减少症
E. 荨麻疹
45. 肥大细胞和嗜碱性粒细胞产生的活性介质包括：
A. 组胺　　B. 白三烯　　C. 前列腺素
D. 激肽原　E. 血小板活化因子
46. Ⅲ型超敏反应临床常见疾病有：
A. 血清病
B. 输血反应
C. 链球菌感染后肾小球肾炎
D. 类风湿性关节炎
E. 类 Arthus 反应
47. 在Ⅱ型超敏反应中：
A. 调理吞噬使靶细胞溶解
B. 补体参与靶细胞的溶解
C. CTL 的作用使靶细胞溶解
D. ADCC 作用使靶细胞溶解
E. 细胞毒抗体直接引起靶细胞溶解
48. 人体注射抗毒素可引起：
A. Ⅰ型超敏反应　　B. Ⅱ型超敏反应
C. Ⅲ型超敏反应　　D. Ⅳ型超敏反应
E. Arthus 反应

二、名词解释
1. 超敏反应（hypersensitivity）
2. 变应原（allergens）
3. 类 Arthus 反应
4. 白三烯（leukotrienes, LTs）
5. 血清过敏性休克
6. 自身免疫性溶血性贫血
7. Graves 病

三、填空题
1. 参与Ⅰ型超敏反应的细胞主要是_____、_____和_____。
2. Ⅰ型超敏反应中新合成的介质主要是_____、_____和_____。
3. Ⅰ型超敏反应脱出的颗粒内预先储备的介质主要是_____、_____和_____。
4. Ⅰ型超敏反应的发生过程可分为三个阶段：_____、_____、_____。
5. 参与Ⅱ型超敏反应的抗体，主要属于_____和_____类抗体。
6. Ⅲ型超敏反应中免疫复合物沉积引起的组织损伤主要通过_____、_____、_____机制。
7. 参与Ⅳ型超敏反应的效应性 T 细胞包括_____和_____。
8. Graves 病属_____型超敏反应，接触性皮炎属_____型超敏反应。
9. 无补体参与的超敏反应有_____、_____超敏反应。
10. IgE 易于与_____和_____细胞结合。
11. 血清病属_____型超敏反应，血清过敏姓休克属_____型超敏反应。

四、简答题
1. 何为Ⅰ型超敏反应，其特征有哪些？
2. 何为Ⅱ型超敏反应，常见疾病有那些？
3. 何为Ⅲ型超敏反应，常见疾病有那些？
4. 何为Ⅳ型超敏反应，常见疾病有那些？
5. Ⅰ型超敏反应的防治原则有那些？

五、论述题
1. 概述Ⅰ型超敏反应的发生机制。
2. 概述Ⅱ型超敏反应的发生机制。
3. 概述Ⅲ型超敏反应的发生机制。
4. Ⅱ型和Ⅲ型超敏反应的发生过程中，其参与因素有何异同？举例说明。
5. 以结核杆菌感染为例，试述Ⅳ型超敏反应的发生机制与其他三型有何不同？

参考答案

一、选择题
A 型题（1~24 题）
1. B 2. D 3. B 4. E 5. C 6. B 7. C 8. C 9. C 10. A
11. C 12. B 13. A 14. D 15. A 16. B 17. E 18. B 19. D
20. A 21. A 22. C 23. D 24. B

B 型题（25~38 题）
25. C 26. C 27. C 28. D 29. B 30. A 31. E 32. A
33. B 34. D 35. A 36. D 37. B 38. C

X 型题（39~48 题）
39. ABCD 40. ABE 41. ABC 42. ABDE 43. BCDE
44. BCD 45. ABCE 46. ACDE 47. ABD 48. AC

二、名词解释
1. 超敏反应：又称变态反应（allergy），是指机体受到某些抗原刺激时，出现以机体生理功能紊乱或组织损伤为主的异常的适应性免疫应答（特异性免疫应答）。

2. 变应原：是指能够选择性诱导机体产生特异性 IgE 抗体的免疫应答，引起速发型变态反应的抗原性物质。

3. 类 Arthus 反应 可见于胰岛素依赖型糖尿病患者。局部反复注射胰岛素后可刺激机体产生相应 IgG 类抗体，若此时再次注射胰岛素，即可在注射局部出现红肿、出血和坏死等与 Arthus 反应类似的局部炎症反应。

4. LTs：是花生四烯酸经脂氧合酶途径形成的介质，是一种含硫的酸性脂类，通常由 LTC4、LTD4 和 LTE4 混合组成。LT 是引起晚期相反应的主要介质，其主要作用特点是：使支气管平滑肌强烈而持久的收缩；使毛细血管扩张、通透性增强；促进粘膜腺体分泌增强。

5. 血清过敏性休克：是指临床应用动物免疫血清如破伤风抗毒素、白喉抗毒素进行治疗或紧急预防时，有些患者可因曾经注射过相同的血清制剂已被致敏，而发生过敏性休克，重者可在短时间内死亡。

6. 自身免疫性溶血性贫血：属外来因素导致自身血细胞抗原性质改变所引起的免疫性疾病。如服用甲基多巴或某些病毒如流感病毒、EB 病毒感染后，能使红细胞膜表面成分发生改变，由此刺激机体产生抗体，这种抗体与自身改变的红细胞特异性结合，可引起溶血性贫血。

7. Graves 病：又称甲状腺功能亢进，是一种特殊的 II 型超敏反应，也称抗体刺激型超敏反应。该病患者体内可产生针对甲状腺细胞表面甲状腺刺激素（TSH）受体的自身抗体 IgG，该抗体也称长效甲状腺刺激素（LATS）。LATS 与甲状腺细胞表面 TSH 受体结合，可持续刺激甲状腺细胞合成分泌甲状腺素，因此引起甲状腺功能亢进。但该反应不使甲状腺细胞破坏。

三、填空题

1. 肥大细胞　嗜碱性粒细胞　嗜酸性粒细胞
2. 白三烯（LTs）　前列腺素（PGD2）　血小板活化因子（PAF）
3. 组胺　激肽原酶
4. 致敏阶段　激发阶段　效应阶段
5. IgG　IgM
6. 补体作用　中性粒细胞作用　血小板作用
7. $CD4^+$ Th1　$CD8^+$ CTL
8. II 型　IV 型
9. I 型　IV 型
10. 肥大细胞　嗜碱性粒细胞
11. III　I 型

四、简答题

1. 答：I 型超敏反应是由特异性 IgE 抗体介导的超敏反应。其特征是①发生快，消退也快；②通常使机体出现功能性紊乱，不发生严重的组织细胞损伤；③具有明显的个体差异和遗传背景。

2. 答：II 型超敏反应是由 IgG 或 IgM 类抗体与靶细胞表面相应的抗原结合后，在补体、吞噬细胞和 NK 细胞的参与下，引起的以细胞溶解或组织损伤为主的病理性免疫反应。常见疾病有输血反应、新生儿溶血、自身免疫性溶血性贫血、药物过敏性血细胞减少症、肺出血-肾炎综合症、甲状腺功能亢进等。

3. 答：III 型超敏反应是由可溶性免疫复合物（IC）沉积于局部或全身毛细血管基底膜后，通过激活补体和血小板、嗜碱性、嗜中性粒细胞参与作用下，引起的以充血水肿、局部坏死和中性粒细胞浸润为特征的炎症反应和组织损伤。临床常见的 III 型超敏反应性疾病有：(1) 局部的免疫复合物病：主要有 Arthus 反应、类 Arthus 反应。(2) 全身性免疫复合物病：主要有血清病及类血清病样反应、链球菌感染后肾小球肾炎、类风湿性关节炎等。

4. 答：IV 型超敏反应是抗原诱导的一种细胞性免疫应答。是效应 T 细胞与相应抗原作用后，引起的以单个核细胞浸润和组织细胞损伤为主要特征的炎症反应。此型发生较慢，通常在接触抗原后 24～72 小时出现炎症反应，又称迟发型超敏反应。常见疾病有(1) 感染性迟发型超敏反应胞内寄生菌感染多见，如结核病。(2) 接触性迟发型超敏反应，如接触性皮炎。

5. 答：(1) 远离变应原：如用药前进行皮肤试验，若皮试阳性避免再接触。(2) 脱敏治疗：适用于已知皮试阳性但又必须使用者（如异种免疫血清-抗毒素注射脱敏疗法）或已查明变应原而又难以避免再接触者（特异性变应原-花粉注射脱敏疗法）。(3) 药物防治：抑制生物活性介质合成和释放的药物；生物活性介质拮抗剂；改善器官反应性的药物。(4)免疫新疗法：抑制或下调IgE抗体产生的措施。

五、论述题

1. 答：Ⅰ型超敏反应的发生机制大致分为四个阶段：(1)机体致敏：青霉素变应原初次进入机体后，诱导变应原特异性B细胞产生IgE类抗体应答。IgE类抗体以其Fc段与肥大细胞和嗜碱性粒细胞表面相应的FcεRⅠ结合，而使机体处于对该变应原致敏状态。(2)IgE交联引发靶细胞活化：青霉素变应原再次进入机体时，通过与致敏肥大细胞/嗜碱性粒细胞表面2个以上相邻的IgE抗体特异性结合，使膜表面FcεRⅠ交联，触发致敏靶细胞活化、释放及合成生物活性介质。引起血量减少血压下降；刺激支气管平滑肌收缩痉挛引起呼吸困难；(3)释放生物活性介质：靶细胞活化释放的生物活性介质包括颗粒内预储备的组胺、激肽原酶和细胞内新合成的白三烯、前列腺素、血小板活化因子等。(4)引起局部或全身过敏反应发生：生物活性介质作用于效应组织和器官，使小静脉和毛细血管扩张、通透性增强，粘膜腺体分泌增多，导致恶心、呕吐、腹痛、腹泻等症状引起局或全身过敏反应发生。

2. 答：Ⅱ型超敏反应的发生机制是由抗体与靶细胞表面相应的抗原结合后，在补体、吞噬细胞和NK细胞的参与下，引起以细胞溶解或组织损伤为主的病理性免疫反应。(1)靶细胞表面抗原：包括正常同种异型的组织细胞抗原、改变的自身组织细胞抗原和被抗原结合在自身组织细胞表面的药物抗原表位或抗原抗体复合物。(2)IgG和IgM类抗体与靶细胞表面抗原结合后，通过激活补体使靶细胞溶解破坏或通过补体裂解产物(C3b)介导的调理作用，使靶细胞破坏。IgG类抗体与靶细胞特异性结合后，还可通过其Fc段与效应细胞(巨噬细胞、中性粒细胞和NK细胞)表面相应受体结合，对靶细胞产生调理吞噬和ADCC作用，使之溶解破坏。此外，抗细胞表面受体的自身抗体与相应受体结合，可导致细胞功能紊乱，表现为受体介导的对靶细胞的刺激或阻断作用。

3. 答：Ⅲ型超敏反应的发生机制①补体的作用：免疫复合物可经传统途径激活补体系统产生过敏毒素，使嗜碱性粒细胞和肥大细胞脱颗粒，释放组胺等炎性介质引起局部水肿，同时吸引中性粒细胞聚集在免疫复合物沉积的部位，引起组织损伤。②中性粒细胞的作用：局部中性粒细胞浸润聚集，在吞噬免疫复合物过程中，可通过释放溶酶体酶等，使血管基底膜和周围组织细胞发生损伤。③血小板的作用：免疫复合物和C3b可使血小板活化，产生5-羟色胺等血管活性胺类物质，导致血管扩张，通透性增强，引起充血和水肿。同时可使血小板聚集并通过激活凝血机制形成微血栓，造成局部组织缺血进而出血，加重局部组织细胞的损伤。

4. 答：Ⅱ型和Ⅲ型超敏反应的发生过程中的相同点是：Ⅱ型和Ⅲ型发生过程中，是都有抗体和补体参与，有细胞或组织损伤。不同之处：Ⅱ型超敏反应是由抗体与靶细胞表面相应的抗原结合后，在补体、吞噬细胞和NK细胞的参与下，引起以靶细胞溶解破坏为主要特征，如输血反应、自身免疫性溶血性贫血等。但在Ⅱ型超敏反应中，某些抗细胞表面受体的自身抗体与相应受体结合，是以导致靶细胞功能紊乱为主要特征，如甲状腺功能亢进。Ⅲ型超敏反应是由抗原与抗体结合形成可溶性免疫复合物(IC)，在一定条件下IC沉积于局部或全身毛细血管基底膜后，通过激活补体和血小板、嗜碱性、嗜中性粒细胞的参与作用下，引起以充血水肿、局部坏死和中性粒细胞浸润为特征的炎症反应和组织损伤为主要特征，如链球菌感染后肾小球肾炎。

5. 答：Ⅳ型超敏反应的发生机制是典型的细胞免疫应答过程，如结核菌感染的过程中，结核菌抗原物质经APC加工处理后，使具有相应抗原受体的Th和CTL细胞识别活化，产生效应性CD4$^+$Th1和CD8$^+$CTL细胞。效应T细胞、巨噬细胞及所产生的细胞因子和细胞毒性介质与炎症反应和组织损伤有关。

(1)CD4$^+$Th1细胞介导的炎症反应和组织损伤：①CD4$^+$Th1细胞可通过释放多种细胞因子，介导以单核细胞及淋巴细胞浸润为主的免疫损伤效应。如①MCP-1可趋化单核-巨噬细胞聚集在抗原存在部位，IFN-γ使单核-巨噬细胞活化并通过释放溶酶体酶等炎性介质引起组织损伤；②TNF-α和LT-α可使局部血管内皮细胞表面粘附分子表达增加，促进血中单核细胞和淋巴细胞进入抗原存在部位，扩大炎症反应。也可直接对靶细胞及其周围组织细胞产生细胞毒作用。③IFN-γ和TNF-α可使巨噬细胞进一步活化而释放前炎性细胞因子如IL-1、IL-6、IL-8和TNF-α等加重炎症反应。④Th1细胞也可借助表达FasL杀伤表达Fas的靶细胞。

(2) $CD8^+$ CTL细胞介导的细胞毒作用：效应性$CD8^+$ CTL细胞与靶细胞表面相应抗原结合作用后，通过释放穿孔素和颗粒酶等介质导致靶细胞溶解破坏；也可通过表达FasL与靶细胞表面的Fas结合导致靶细胞凋亡。

Ⅳ型超敏反应与其他三型发生机制的不同点是：①Ⅳ型是由T细胞介导，其他三型由抗体介导；②Ⅳ型除抗体不参与外，补体也不参与；③介导Ⅳ型炎症反应和组织损伤的相关因素与其他三型有所不同，在Ⅳ型超敏反应的炎症和组织损伤中主要与单核-巨噬细胞、$CD4^+$ Th1细胞/$CD8^+$ CTL及所产生的细胞因子有关。

(冯永堂　牟东珍)

第十八章 自身免疫性疾病

目的要求

掌握：①自身免疫及自身免疫性疾病的概念；②自身免疫性疾病的基本特征；③自身免疫性疾病的分类。

熟悉：①自身免疫性疾病的损伤机制及典型疾病；②自身免疫性疾病发生的相关因素。

了解：自身免疫病的防治原则。

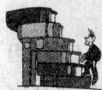
内容精要

一、自身免疫及自身免疫性疾病的概念

1. 自身免疫（autoimmunity）是机体免疫系统对自身成分发生免疫应答的能力，存在于所有的个体，在通常情况下不对机体产生伤害。自身免疫疾病（autoimmune disease）是机体对自身成分发生免疫应答而导致的疾病状态。

2. 自身免疫疾病的基本特点：(1)患者体内可检测到针对自身抗原的自身抗体（autoimmune antibody）和（或）自身反应性T淋巴细胞（autoreactive T lymphoeytes）；(2)自身抗体和（或）自身反应性T淋巴细胞介导对自身细胞或自身成分的适应性免疫应答，造成组织损伤或功能障碍；(3)疾病的转归与自身免疫反应强度密切相关；(4)易反复发作，慢性迁延。

3. 分类：器官特异性自身免疫疾病和全身性自身免疫疾病。

(1)器官特异性自身免疫病（organ specific autoimmune disease），患者的病变一般局限于某一特定器官，其产生原因是针对自身抗原的体液免疫或细胞免疫应答通过效应机制损伤靶器官或腺体的细胞。如桥本氏甲状腺炎、毒性弥漫性甲状腺肿和胰岛素依赖的糖尿病等。

(2)全身性自身免疫疾病又称系统性自身免疫病，由针对多种器官和组织靶抗原的自反应引起，患者病变可见于多个器官和组织。典型疾病如系统性红斑狼疮。

二、自身免疫性疾病的免疫损伤机制及典型疾病

（一）自身抗体引起的自身免疫性疾病

1. 细胞膜或膜吸附成分的自身抗体引起的自身免疫性疾病

一些自身抗体可以启动自身细胞的破坏而引起自身免疫性疾病。其机制可能是自身抗体与细胞膜上的自身抗原结合后激活补体，形成攻膜复合体破坏细胞；与细胞表面的Fc受体结合通过ADCC效应介导细胞的损伤；激活补体系统，释放酶及介质损伤细胞。其典型疾病有自身免疫性溶血性贫血、自身免疫性血小板减少性紫癜等。

2. 细胞表面受体自身抗体引起的自身免疫性疾病

一些自身抗体可激动细胞表面的受体引发自身免疫性疾病如Grave's病是由血清中促甲状腺激素受体的自身IgG抗体引起的自身免疫性疾病；一些自身抗体可阻断细胞受体的功能引发自身免疫病，如重症肌无力是由乙酰胆碱受体的自身抗体与乙酰胆碱受体结合后，致使肌细胞对运动神经元释放的乙酰胆碱的反应性降低引起的自身免疫疾病。

3. 细胞外成分自身抗体引发的自身免疫性疾病

细胞外抗原的自身抗体也可以引起自身免疫性疾病，如肺出血肾炎综合症是由抗基底膜Ⅳ型胶原自身抗体引起的自身免疫疾病。

4. 自身抗体-免疫复合物引起的自身免疫性疾病

有些情况下自身抗体和相应抗原结合形成的免

疫复合物可引起自身免疫性疾病。如系统性红斑狼疮(SLE)。SLE 患者体内存在针对自身细胞核的自身抗体,这些自身抗体和自身抗原物质形成大量的免疫复合物沉积在皮肤、肾小球、关节、脑等器官的小血管壁,激活补体造成细胞的损伤。

(二)自身反应性 T 淋巴细胞引起的自身免疫性疾病

体内存在针对自身抗原的自身反应性 T 淋巴细胞在一定条件下可引发自身免疫性疾病。如胰岛素依赖的糖尿病(IDDM)。患者体内存在的自身反应性 T 细胞持续杀伤胰岛 β 细胞,致使胰岛素的分泌严重不足。

三、自身免疫性疾病发生的相关因素

(一)抗原方面的因素

1. 免疫隔离部位抗原的释放 在人体脑、睾丸、眼球和子宫存在着免疫隔离部位(immunologically privileged sites),其抗原成分和免疫系统相对隔离。在手术、外伤或感染等情况下,隔离部位的抗原释放,与免疫系统接触便能刺激自身反应性淋巴细胞发生免疫应答,导致自身免疫病的发生,如自身免疫性交感性眼炎。

2. 自身抗原发生改变 生物、物理、化学等因素可以使自身组织抗原发生改变,导致自身免疫病。

3. 分子模拟(molecular mimicry):有些微生物与人的细胞或细胞外成分有相同或相似的抗原表位,感染后激发的免疫应答也能攻击人体的细胞或细胞外成分引起自身免疫性疾病,这种现象被称为分子模拟。

(二)免疫系统方面的因素

1. MHC Ⅱ 类分子的异常表达 某些因素可使非抗原提呈细胞表达较高水平的 MHC Ⅱ 类分子,这类细胞就可能成为自身反应性 T 淋巴细胞的靶细胞。

2. 免疫忽视(immunological ignorance)的打破 免疫忽视是指免疫系统对低水平或低亲和力抗原不发生免疫应答的现象。在胚胎发育过程中,由于免疫忽视,针对低水平表达或低亲和力的自身抗原的淋巴细胞并未被清除,是潜在的自身反应性淋巴细胞。多种因素可以打破这些淋巴细胞对自身抗原的免疫忽视而引起自身免疫性疾病。

3. 调节性 T 细胞功能失常 $CD4^+CD25^+$ 调节性 T 细胞的免疫抑制功能异常是自身免疫性疾病发生的一种因素。

4. 活化诱导的细胞死亡发生障碍 激活的效应淋巴细胞在行使功能后死亡的现象称为活化诱导的细胞死亡(AICD),AICD 基因缺陷的个体易患自身免疫性疾病。如 Fas 基因突变的个体可发生系统性自身免疫综合症。

5. 淋巴细胞的多克隆激活 B 淋巴细胞的多克隆激活可产生自身抗体,这些自身抗体可识别并结合自身抗原引起机体的免疫损伤。

6. 表位扩展 抗原的表位分为两种,一是优势表位(dominant epitope),另一个是隐蔽表位(cryptic epitope)。免疫系统针对一个优势表位发生免疫应答后,可能对隐蔽表位相继发生免疫应答,这种现象称为表位扩展。表位扩展是自身免疫性疾病发生的一种机制。这是因为针对自身隐蔽抗原表位的淋巴细胞克隆在发育过程中可能未经历阴性选择,成为自身反应性淋巴细胞克隆,而诱发自身免疫性疾病。

(三)遗传方面的因素

由于不同型的分子提呈抗原肽的能力不同,因此自身免疫病的发生往往同一定的 HLA 基因型密切关联。与自身免疫性疾病有关的其他基因还有,C4、CTLA-4、C1q 等等。另外自身免疫性疾病的发生有一定的性别差异,如女性发生多发性硬化和 SLE 的可能性比男性大 10~20 倍。

四、自身免疫性疾病的治疗原则

1. 预防和控制微生物的感染。

2. 应用免疫抑制剂。如环胞霉素 A、FK-506、皮质激素等。

3. 应用细胞因子及其受体的抗体或阻断剂

测 试 题

一、选择题

A 型题(1~25 题)

1. 下列关于自身免疫的叙述哪一项是错误的:
A. 有针对自身抗原的抗体和/或自身反应性淋巴细胞
B. 一旦机体对自身抗原发生免疫应答,将对机体造成严重的危害
C. 自身免疫与自身免疫病是不同的两个概念
D. 健康者体内可测出多种自身抗体

E. 生理性的自身免疫有助于维持自稳作用

2. 属于隐蔽抗原的是：
   A. 眼晶状体
   B. 甲胎蛋白
   C. Ⅰ型溶血性链球菌
   D. 胰岛素
   E. 自身变性的 IgG

3. 下列对自身抗体的论述哪一项是正确的：
   A. 正常个体中不可能检出自身抗体
   B. 检出自身抗体即意味着发生了自身免疫病
   C. 非自身免疫病患者体内也可检出自身抗体
   D. 正常人到老年期，自身抗体的检出率明显降低
   E. 自身抗体可通过Ⅰ型免疫损伤机理而致病

4. 以下属于非器官特异性自身免疫病的是：
   A. 甲状腺功能亢进症
   B. 重症肌无力
   C. SLE
   D. 肺肾综合征
   E. 胰岛素依赖性糖尿病

5. 下列哪种自身免疫病主要是由循环免疫复合物引起：
   A. 自身免疫性溶血性贫血
   B. 毒性弥漫性甲状腺肿
   C. 系统性红斑狼疮
   D. 重症肌无力
   E. 胰岛素依赖性糖尿病

6. 人体肾小球基底膜和心肌内膜有交叉抗原成分的是：
   A. 衣原体
   B. A 族链球菌产生的溶血素
   C. A 族链球菌的胞膜成分
   D. 大肠杆菌 O 脂多糖
   E. 结肠粘膜

7. 甲状腺功能亢进的发病机理与下列哪项因素有关：
   A. 抗甲状腺胶质抗原的抗体
   B. 抗甲状腺细胞微粒体的抗体
   C. 抗甲状服球蛋白的抗体
   D. 抗促甲状腺激素受体的抗体
   E. 以上均不是

8. 能与类风湿因子特异结合的物质是：
   A. 自身变性的 IgA
   B. 自身变性的 IgG
   C. 自身变性的 IgM
   D. 自身变性的 IgE
   E. 自身变性的 IgD

9. 重症肌无力主要有哪型超敏反应发病机制参与：
   A. Ⅲ型超敏反应
   B. Ⅱ型超敏反应
   C. Ⅳ型超敏反应
   D. Ⅰ型超敏反应
   E. 以上都不是

10. 下列哪种情况与自身免疫性疾病的发生无关：
    A. 隐蔽抗原的释放
    B. 分子模拟
    C. 长期使用广谱抗生素
    D. MHCⅡ类分子的异常表达
    E. 独特型网络激活

11. 以下哪个不是与 HLA DR3 相关的疾病：
    A. 重症肌无力
    B. 系统性红斑狼疮
    C. 胰岛素依赖性糖尿病
    D. 突眼性甲状腺肿
    E. 强直性脊柱炎

12. 胰岛素依赖性糖尿病主要有哪型超敏反应发病机制参与：
    A. Ⅰ型超敏反应
    B. Ⅱ型超敏反应
    C. Ⅳ型超敏反应
    D. Ⅲ型超敏反应
    E. 以上都不是

13. α-甲基多巴诱发自身免疫性溶血性贫血的原因是：
    A. 导致隐蔽抗原释放
    B. 使红细胞的自身抗原成分改变
    C. 通过分子模拟机制导致自身免疫
    D. 出现了非特异免疫细胞刺激剂
    E. 导致 MHCⅡ类分子异常表达

14. Ⅲ型超敏反应发病机制相关自身免疫病是：
    A. 奎宁引起的血小板减少性紫癜
    B. 重症肌无力
    C. 系统性红斑狼疮
    D. 胰岛素依赖性糖尿病
    E. 特发性 Addison 氏病

15. 风湿性心脏病被认为是以下哪一项引起的：
    A. 抗 HLA 抗体
    B. 免疫复合物沉积
    C. 同心肌反应的 NK 细胞
    D. 抗同心脏有交叉反应性的 A 族链球菌抗原的抗体
    E. 高水平的类风湿因子

16. 系统性红斑狼疮主要有哪型超敏反应发病机制

参与：
A. Ⅲ型超敏反应　　B. Ⅱ型超敏反应
C. Ⅳ型超敏反应　　D. Ⅰ型超敏反应
E. 以上都不是

17. 不属于Ⅱ型超敏反应的自身免疫性疾病是：
A. 桥本甲状腺炎　　B. 肺-肾综合症
C. 重症肌无力　　D. 自身免疫性溶血
E. 自身免疫性血小板减少性紫癜

18. 属于器官特异性自身免疫病的是：
A. 重症肌无力　　B. 青霉素过敏
C. 系统性红斑狼疮　　D. 肺炎
E. 出血热

19. 下列哪一种自身免疫病患者最可能捡出抗自身IgG抗体：
A. 恶性贫血　　B. 重症肌无力
C. 自身免疫性溶血　　D. 类风湿性关节炎
E. 肺肾出血性综合征

20. 以下哪项不是自身免疫病的基本特征：
A. 疾病反复发作或慢性迁移
B. 体内能检出自身抗体或自身反应性T细胞
C. 可复制出实验动物模型
D. 疾病转归与自身免疫应答强度密切相关
E. 免疫抑制剂常不能使病情缓解

21. 下列不属于隐蔽抗原的是：
A. 神经髓鞘磷脂碱性蛋白
B. 甲胎蛋白
C. 甲状腺球蛋白
D. 精子
E. 眼晶状体

22. 属于与肾小球基底膜成分有交叉抗原的是：
A. 精子　　B. 大肠杆菌
C. 类风湿因子　　D. EB 病毒
E. 溶血性链球菌

23. 环孢素A治疗自身免疫病的机制是：
A. 促进T细胞表达CTLA-4
B. 促进T细胞表达FasL
C. 抑制IL-2基因转录，使IL-2的表达受阻
D. 抑制APC表达抗原肽-MHC分子复合物
E. 抑制IFN-γ基因转录，使IFN-γ表达受阻

24. 引发重症肌无力的自身抗原是：
A. 自身免疫性IgG　　B. 促甲状腺激素受体

C. 髓鞘碱性蛋白　　D. 乙酰胆碱受体
E. 细胞核成分

25. Ⅱ型超敏反应发病机制相关自身免疫病是：
A. 系统性红斑狼疮　　B. 重症肌无力
C. 特发性Addison氏病　　D. Ⅰ型糖尿病
E. 桥本氏甲状腺炎

B 型题（26～37 题）

（26～28 题）
A. 重症肌无力　　B. Grave 氏病
C. 系统性红斑狼疮　　D. 胰岛素依赖性糖尿病
E. 自身免疫性溶血性贫血

26. 主要有Ⅱ型超敏反应发病机制参与的自身免疫病是：
27. 主要有Ⅲ型超敏反应发病机制参与的自身免疫病是：
28. 主要有Ⅳ型超敏反应发病机制参与的自身免疫病是：

（29～31 题）
A. DR3　　B. DR4　　C. DR2
D. B27　　E. DR3、DR5

29. 与重症肌无力有关的HLA基因型主要是：
30. 与强直性脊柱炎有关的HLA基因型主要是：
31. 与类风湿关节炎有关的HLA基因型主要是：

（32～34 题）
A. 抗胰岛细胞抗体　　B. 抗胰岛素受体抗体
C. 抗线粒体抗体　　D. 抗红细胞抗体
E. 抗胃壁细胞抗体

32. 与恶性贫血有关的是：
33. 与非胰岛素依赖性糖尿病有关的是：
34. 与胰岛素依赖性糖尿病有关的是：

（35～37 题）
A. 隐蔽抗原　　B. 修饰抗原
C. 抗独特型抗体　　D. 抗同种异型抗体
E. 交叉反应性抗体

35. 交感性眼炎：
36. 输血反应：
37. 链球菌感染后肾小球肾炎：

X 型题（38～47 题）

38. 隐蔽抗原有：
A. 神经髓鞘磷脂碱性蛋白
B. 甲胎蛋白

C. 甲状腺球蛋白
D. 精子
E. 眼晶状体

39. 主要由于产生了自身抗体而导致免疫病理损伤的自身免疫病是：
A. 甲基多巴诱发的自身免疫性溶血反应
B. 重症肌无力
C. 桥本氏甲状腺炎
D. 胰岛素依赖性糖尿病
E. 原发性肾上腺功能低下症

40. Ⅱ型超敏反应发病机制相关自身免疫病是：
A. 自身免疫性溶血反应 B. 重症肌无力
C. 特发性 Addison 氏病 D. 系统性红斑狼疮
E. 甲状腺机能亢进症

41. 与 HLA 基因型 DR3、B8 相关的自身免疫病是：
A. 类风湿关节炎   B. 重症肌无力
C. 甲状腺机能亢进症 D. 肺肾综合征
E. 干燥综合症

42. 自身免疫病的共同特点有：
A. 女性多见
B. 可见自身抗体和/或致敏淋巴细胞
C. 有遗传倾向
D. 免疫增强剂治疗有一定疗效
E. 病情的转归与自身免疫应答强度无关

43. 下列哪种抗体见于系统性红斑狼疮患者的血清中：
A. 抗核抗体   B. 抗平滑肌抗体
C. 抗 RNA 抗体   D. 抗线粒体抗体
E. 抗心磷脂抗体

44. 器官特异性自身免疫病见于：
A. 系统件红斑狼疮 B. 皮肌炎
C. 硬皮病   D. 桥本甲状腺炎
E. 重症肌无力

45. 下列哪一项不是自身免疫件疾病：
A. 重症肌无力   B. 原发性胆汁性肝硬变
C. 恶性贫血   D. 急性胰腺炎
E. 肾小球肾炎

46. 下列哪些是自身免疫病的致病相关因素：
A. 分子模拟
B. 隐蔽抗原的释放
C. TH 细胞功能低下
D. MHC Ⅱ类分子的异常表达
E. 表位扩展

47. 与自身免疫状态相关的疾病是：
A. 慢性活动性肝炎 B. 系统性红斑狼疮
C. 急性胰腺炎   D. 慢性支气管炎
E. 恶性贫血

二、名词解释
1. Autoimmunity
2. 自身免疫性疾病
3. 免疫忽视
4. molecular mimicry
5. 表位扩展

三、填空题
1. 属于器官特异性自身免疫病有_____、_____等，属于非器官特异性自身免疫病有_____等。
2. 一个抗原的抗原决定基可以被分为两种类型，一种是_____，另一种是_____。
3. _____与人结肠粘膜有共同抗原，所以与溃疡性结肠炎有关。
4. 自身免疫病患者体内常能检出_____和（或）_____。
5. 由抗细胞表面受体抗体引起的自身免疫病包括_____，_____，_____。
6. A 族溶血性链球菌与心肌间质、心肌和_____等有_____抗原成分。
7. 重症肌无力的发生是由于机体产生了抗_____抗体，使_____破坏，神经的冲动不传至_____，致使肢体软弱无力。
8. 当自身免疫超越生理界限，对自身组织和抗原造成病理损伤并出现_____，引起临床症状时，称为_____。
9. T 细胞_____表达缺陷，造成激活诱导的_____机制障碍，可导致 T 细胞异常激活。组织细胞如胰岛 β 细胞异常表达 Fas，与表达的 T 细胞接触，可造成胰岛 β 细胞_____。
10. 晶状体、精子、甲状腺蛋白等均属于隐蔽抗原，一旦它们释放入血，可分别引起_____、_____和_____等。

四、问答题
1. 简述自身免疫性疾病的基本特点。

2. 简述自身免疫性疾病的分类。

五、论述题

1. 机体为何会发生自身免疫病？可能的发病因素有哪些？

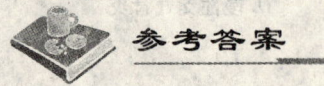

一、选择题

A 型题（1~25 题）

1. B 2. A 3. C 4. C 5. C 6. C 7. D 8. B 9. B 10. C
11. E 12. C 13. B 14. C 15. D 16. A 17. A 18. A 19. D
20. E 21. B 22. E 23. C 24. D 25. B

B 型题（26~37 题）

26. A 27. C 28. D 29. A 30. D 31. B 32. E 33. B
34. A 35. A 36. D 37. E

X 型题（38~47 题）

38. ACDE 39. AB 40. ABE 41. BCE 42. ABC
43. ABCD 44. DE 45. D 46. ABDE 47. ABE

二、名词解释

1. Autoimmunity：自身免疫，机体免疫系统对自身成分发生免疫应答的能力，存在于所有的个体，在通常情况下不对机体产生伤害。

2. 自身免疫性疾病：机体免疫系统针对自身成分发生免疫应答导致自身组织的损伤出现疾病状态。

3. 免疫忽视：是指对低水平自身抗原不发生自身反应性的免疫应答的现象。

4. molecular mimicry：分子模拟，有些微生物与人的细胞或细胞外成分有相同或相似的抗原表位，感染后激发的免疫应答也能攻击人体的细胞或细胞外成分引起自身免疫性疾病，这种现象被称为分子模拟。

5. 表位扩展：免疫系统针对一个优势表位发生免疫应答后，可能对隐蔽表位相继发生免疫应答，这种现象称为表位扩展。

三、填空题

1. 胰岛素依赖性糖尿病　桥本氏甲状腺炎　系统性红斑狼疮

2. 优势表位　隐蔽表位

3. 大肠杆菌 O14 型脂多糖

4. 自身抗体　自身反应性 T 细胞

5. 毒性弥漫性甲状腺肿　重症肌无力　胰岛素耐受性糖尿病

6. 肾基底膜　交叉/共同

7. 乙酰胆碱受体（或 AchR）　AchR　肌肉

8. 功能障碍　自身免疫性疾病

9. Fas　细胞凋亡　FasL　凋亡

10. 交感性眼炎　男性不育　甲状腺炎等

四、问答题

1. 答：自身免疫性疾病的基本特点是：①患者体内可检测到针对自身抗原的自身抗体和(或)自身反应性 T 淋巴细胞；②自身抗体和(或)自身反应性 T 淋巴细胞介导对自身细胞或自身成分的适应性免疫应答，造成组织损伤或功能障碍；③疾病的转归与自身免疫反应强度密切相关；④易反复发作，慢性迁延。

2. 答：分为器官特异性自身免疫疾病和全身性自身免疫疾病。①器官特异性自身免疫病，患者的病变一般局限于某一特定器官，其产生原因是针对自身抗原的体液免疫或细胞免疫应答通过效应机制损伤靶器官或腺体的细胞。如桥本氏甲状腺炎、毒性弥漫性甲状腺肿和胰岛素依赖的糖尿病等。②全身性自身免疫疾病又称系统性自身免疫病，由针对多种器官和组织靶抗原的自身反应引起，患者病变可见于多个器官和组织。典型疾病如系统性红斑狼疮。

五、论述题

1. 答：自身免疫病的发生往往首先是由于机体针对自身抗原产生了自身抗体及自身反应性淋巴细胞而出现疾病状态。引起自身免疫性疾病的出现有多方面的因素，如抗原方面的因素、机体免疫系统方面的因素、遗传因素等。就这几方面的原因做一简要的论述。

(1) 免疫隔离部位抗原的释放　在人体脑、睾丸、眼睛和子宫存在着免疫隔离部位，其抗原成分和免疫系统相对隔离。在手术、外伤或感染等情况下，隔离部位的抗原释放，与免疫活性细胞接触便能诱导相应的自身免疫应答，导致自身免疫病的发生。如交感性眼炎。

(2) 自身抗原发生改变：生物因素(如细菌、病毒、寄生虫)、物理因素(如冷、热、电离辐射)、化学因素(如药物)可影响自身组织抗原的性质，诱导自身免疫应答,导致自身免疫病。

(3) 分子模拟:有些微生物与人的细胞或细胞外成分有相同或相似的抗原表位,感染后激发的免疫应答也能攻击人体的细胞或细胞外成分引起自身免疫性疾病。

(4) MHC Ⅱ 类分子的异常表达:某些因素可使非抗原提呈细胞表达 MHC Ⅱ 类分子,这类细胞就可能成为自身反应性 T 淋巴细胞的靶细胞。

(5) 免疫忽视:由于免疫忽视,针对低水平表达或低亲和力的自身抗原的淋巴细胞并未被清除,是潜在的自身反应性淋巴细胞。多种因素可以打破这些淋巴细胞对自身抗原的免疫忽视而引起自身免疫性疾病。

(6) 调节性 T 细胞功能失常:$CD4^+CD25^+$ 调节性 T 细胞的免疫抑制功能异常是自身免疫性疾病发生的一种因素。

(7) 活化诱导的细胞死亡(AICD)发生障碍:AICD 基因缺陷的个体易患自身免疫性疾病。如 Fas 基因突变的个体可发生系统性自身免疫综合症。

(8) 淋巴细胞的多克隆激活:B 淋巴细胞的多克隆激活可产生自身抗体,这些自身抗体可识别和结合自身抗原引起机体的免疫损伤。

(9) 表位扩展:这是因为针对自身抗原一个优势表位发生应答后,又对隐蔽表位相继发生应答。

(10) 遗传方面的因素:由于不同型的分子提呈抗原肽的能力不同,因此自身免疫病的发生往往同一定的 HLA 基因型密切关联。

(魏 萍 冯永堂)

第十九章 免疫缺陷病

目的要求

掌握:免疫缺陷病的概念、特点。

熟悉:①DiGeorge 综合征、Bruton 综合征和选择性 IgA 缺乏症的免疫学异常;②AIDS 的传播途径、发病机制及临床特征。

了解:①免疫缺陷病的分类、各类疾病的一般特征;②免疫缺陷病的治疗原则。

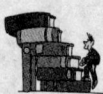
内容精要

免疫缺陷病(immunodeficiency disease,IDD)是免疫系统先天发育不全或后天损害而使免疫细胞的发育、增殖、分化和代射异常,并导致免疫功能不全所出现的临床综合征。IDD 按病因不同分为原发性免疫缺陷病和继发性免疫缺陷病两大类;根据主要累及的免疫成分不同,可分为体液免疫缺陷、细胞免疫缺陷、联合免疫缺陷、吞噬细胞缺陷和补体缺陷等。IDD 的主要临床特点是:感染、肿瘤、自身免疫病、遗传倾向。

一、原发性免疫缺陷病

1.原发性 B 细胞缺陷:B 细胞先天性发育不全,或由于 B 细胞对 T 细胞传递的信号反应缺陷,而导致抗体产生减少的一类疾病。该病以体内 Ig 水平降低或缺失为特征,患者外周血 B 细胞减少或缺失,T 细胞数目正常,临床表现为反复化脓性细菌感染及对某些病毒的易感性增加。(1)X 性连锁无丙种球蛋白血症(XLA):又称 Bruton 病,是最常见的原发性 B 细胞缺陷,为 X 连锁隐性遗传,多见于男性患儿。病因:B 细胞的信号转导分子 Bruton 酪氨酸激酶(BtK)基因缺陷。(2)选择性 IgA 缺陷:可能是非免疫球蛋白基因区的某个基因异常所致,而并非 IgA 基因缺

陷。(3)X-性连锁高 IgM 综合征:发病机制是 X 染色体上的 CD40L 基因突变所致。若 CD40L 缺陷,使 CD40 不能介导 Ig 同种型类别转换,引起性联高 IgM 综合征。

2.原发性 T 细胞缺陷:本病是涉及 T 细胞发生、分化和功能障碍的遗传性缺陷病。(1)DiGeorge 综合征:因 22 号染色体某区域缺失,在胚龄 6~8 周时第三和第四对咽囊管发生障碍,导致胸腺、甲状腺及大血管等多种脏器发育不全。(2)T 细胞活化和功能障碍。

3.原发性联合免疫缺陷:T、B 细胞均出现发育障碍或缺乏细胞间相互作用所致的疾病。(1)重症联合免疫缺陷(SCID)①X-SCID:病因是由于 IL-2Rγ 链基因突变引起。IL-2Rγ 链为多种细胞因子受体的共用链,参与细胞因子的信号转导并调控 T 细胞、B 细胞分化发育和成熟,还可使 T 细胞发育停滞于 pro-T 阶段。②常染色体隐性遗传 SCID:腺苷酸脱氨酶(ADA)缺乏和嘌呤核苷磷酸化酶(PNP)缺乏所致的联合免疫缺陷;MHC-Ⅰ类分子或 MHC-Ⅱ类分子缺陷引起的 SCID;(2)其他的 SCID。

4.补体系统缺陷:补体系统中,参与补体激活的固有成分、补体调节蛋白或补体受体中任一成分缺陷均可导致此类疾病。(1)遗传性血管神经性水肿:由于 C1INH 基因缺陷所致。(2)阵发性夜间血红蛋白尿:编码糖基磷脂酰肌醇(GPI)的 piG⁻α 基因翻译后修饰缺陷。DAF/CD55 和 CD59 是补体溶细胞效应的抑制因子,它们通过 GPI 锚定在细胞膜上。由于 GPI 合成障碍,患者红细胞因缺乏 DAF 和 CD59 而发生补体介导的溶血。

5.吞噬细胞缺陷:包括吞噬细胞数量减少或功能异常。

二、获得性免疫缺陷病

(一)诱发获得性免疫缺陷病的因素:1.非感染

第十九章 免疫缺陷病

因素:(1)恶性肿瘤;(2)营养不良;(3)医源性免疫缺陷。2.感染因素:(1)某些细菌;(2)病毒;(3)寄生虫感染。

(二)获得性免疫缺陷综合征:HIV 侵入机体,引起细胞免疫严重缺陷,导致以机会感染、恶性肿瘤和神经系统病变为特征的临床综合征。AIDS 的主要传播途径:性接触传播、血液传播、母婴垂直传播、其他途径。

1. HIV 分子的生物学特征:HIV 属逆转录病毒,分为 HIV-1 和 HIV-2 两型。

2. AIDS 发病机制:(1)HIV 侵入免疫细胞的机制:HIV 通过外膜的 gp120 与靶细胞膜表面 CD4 分子结合,同时与表达于靶细胞表面的趋化因子受体 CXCR4 或 CCR5 结合形成 CD4-gp120-CCR/CXCR 三分子复合物,导致 gp120 构象改变,暴露出被其掩盖的 gp41。gp41 起"桥"的作用将 HIV 与靶细胞膜连接起来,称为 HIV-融合肽,介导病毒进入靶细胞。(2)HIV 损伤 $CD4^+T$ 细胞的机制:①直接杀伤:病毒包膜糖蛋白插入细胞膜或以出芽的方式释放;抑制细胞膜磷脂的合成影响细胞功能;感染 HIV 的 $CD4^+T$ 细胞表达 gp120 分子与周围未感染的 CD4 分子结合,导致细胞融合或形成多核巨细胞,加速细胞凋亡;病毒增殖时产生的大量未整合的病毒 RNA 及核心蛋白分子大量堆积;HIV 感染骨髓 $CD34^+$ 前体细胞,同时骨髓基质细胞感染,导致造血细胞生成障碍。②间接杀伤:HIV 诱导感染细胞产生细胞毒性细胞因子并抑制正常细胞生长因子的作用;HIV 诱生特异性 CTL 或抗体,通过细胞毒作用或 ADCC 作用杀伤表达病毒蛋白的 $CD4^+T$ 细胞;HIV 编码的超抗原引起携带某些型别的 TCRVβ 链的 $CD4^+T$ 死亡。③诱导凋亡:可溶性 gp120、HIV 感染 DC 表面的 gp120 可与 T 细胞表面的 CD4 分子交联,通过激活钙通道而使胞内 Ca^{2+} 浓度升高,导致细胞死亡;gp120 与 CD4 分子交联,促使靶细胞表达 Fas 分子,通过 Fas 途径诱导凋亡;HIV 附属基因编码的 tat 蛋白可增强 $CD4^+T$ 细胞对 Fas/FasL 效应的敏感性,从而促进其凋亡。(3)HIV 逃逸免疫攻击的机制:①表位序列变异与免疫逃逸;②树突状细胞与免疫逃逸;③潜伏感染与免疫逃逸。

3. HIV 诱导的机体免疫应答:(1)体液免疫应答:①中和抗体对 HIV 感染有抑制作用,可阻断病毒向淋巴器官播散;②抗 P24 壳蛋白抗体;③抗 gp120 和抗 gp41 抗体。(2)细胞免疫应答:①$CD8^+T$ 细胞应答:特异性杀伤 HIV 感染的靶细胞;②$CD4^+T$ 细胞应答:可分泌多种细胞因子,辅助体液免疫和细胞免疫。

4. 临床分期:(1)急性感染期;(2)潜伏期;(3)症状期;(4)典型的 AIDS 发病期。

5. 免疫学诊断:(1)HIV 抗原检测;(2)抗 HIV 抗体检测;(3)$CD4^+T$ 细胞计数。

三、免疫缺陷病的防治原则

1. 抗感染　2. 免疫重建　3. 基因治疗　4. 免疫制剂

测试题

一、选择题

A 型题(1~13 题)

1. 性联无丙种球蛋白血症描述错误的是
   A. 又称 Bruton 病
   B. 多数是男性患儿发病
   C. 患儿 T 细胞数较低
   D. 患儿反复发生化脓性感染
   E. 患儿血清 Ig 水平很低,甚至测不出

2. T、B 细胞联合免疫缺陷病一般不包括
   A. 毛细血管扩张性共济失调综合征
   B. X-连锁重症联合免疫缺陷病
   C. MHC Ⅱ类分子缺陷
   D. 先天性胸腺发育不全
   E. 伴湿疹血小板减少的免疫缺陷病

3. DiGeoge 综合征的病因是
   A. 先天性补体缺陷
   B. 先天性胸腺发育不良
   C. 先天性骨髓发育不良
   D. 先天性白细胞缺陷
   E. 先天性吞噬细胞缺陷

4. X-性连锁重症联合免疫缺陷病的病因是
   A. 胸腺发育不全
   B. C3 缺乏
   C. 还原型辅酶 Ⅱ 氧化酶系统基因缺陷
   D. IL-2 受体 γ 链基因突变
   E. 整合素 β2 亚单位基因突变

5. 整合素 β2 亚单位基因突变可以引起
   A. 慢性肉芽肿
   B. 白细胞粘附缺陷
   C. 毛细血管扩张性共济失调综合征
   D. 严重联合免疫缺陷病
   E. 性联高 IgM 综合征
6. CD40L 基因突变可以引起
   A. 性联无丙种球蛋白血症
   B. 重症联合免疫缺陷病
   C. T 细胞信号传导缺陷
   D. 性联高 IgM 综合征
   E. 慢性肉芽肿病
7. 遗传性血管神经性水肿的病因是
   A. MHC-I 类分子缺乏
   B. NADH/NADPH 缺乏
   C. MHC-II 类分子缺乏
   D. C1INH 基因缺陷
   E. 衰变加速因子基因突变
8. 属于原发性 B 细胞缺陷病是
   A. DiGeorge 综合征
   B. 慢性肉芽肿病
   C. X 性联锁无丙种球蛋白血症
   D. 遗传性血管神经性水肿
   E. 阵发性夜间血红蛋白尿病
9. 关于 DiGeorge 综合征的叙述，错误的是
   A. 患者 T 细胞信号转导缺陷
   B. 患者易发生病毒、真菌和细胞内寄生菌的感染
   C. 患者 B 淋巴细胞数目正常
   D. 胚胎胸腺移植治疗有效
   E. 患者外周血 T 细胞减少或缺失
10. 接种卡介苗、麻疹等减毒活疫苗后，可使接种者发生严重感染甚至死亡的原因是
    A. B 细胞缺陷　　B. T 细胞缺陷
    C. 补体固有成分缺陷　D. 吞噬细胞缺陷
    E. 补体受体缺陷
11. HIV 的受体是
    A. CD2 分子　　B. CD3 分子　　C. CD4 分子
    D. CD19 分子　　E. CD8 分子
12. 临床反复发生化脓性细菌感染的 6-9 月龄患儿很可能患有
    A. 选择性 IgA 缺陷

B. 性联无丙种球蛋白血症
   C. 补体调节分子缺陷
   D. 高 IgM 综合征
   E. 补体系统缺陷
13. AIDS 的主要传播途径包括
    A. 性接触、注射途径、消化道传播
    B. 性接触、呼吸道传播、注射途径
    C. 性接触、垂直传播、消化道传播
    D. 性接触、呼吸道传播、垂直传播
    E. 性接触、血液传播、垂直传播

B 型题（14~18 题）
   A. HIV 感染
   B. C1 INH 缺乏
   C. 在胚胎发育中，第三、四咽囊发育障碍
   D. Bruton 酪氨酸激酶基因缺乏
   E. 整合素 β2 基因突变
14. 性联无丙种球蛋白血症
15. 获得性免疫缺陷综合征
16. 先天性胸腺发育不全
17. 遗传性血管神经性水肿
18. 白细胞粘附缺陷

X 型题（19~24 题）
19. 免疫缺陷病的主要临床特点包括
    A. 易发生恶性肿瘤
    B. 有遗传倾向
    C. 出现反复、持续、严重的感染
    D. 补体水平增高
    E. 伴发自身免疫性疾病
20. 关于 AIDS 叙述正确的是
    A. 易发生机会感染
    B. 目前尚没有有效的疗法
    C. 由 HIV 感染引起
    D. 疫苗预防治疗都有明确疗效
    E. 主要引起 CD4$^+$ T 细胞减少
21. 根据免疫系统受损的范围不同，原发性免疫缺陷病可分为
    A. 特异性免疫缺陷和非特异性免疫缺陷
    B. 体液免疫缺陷病、细胞免疫缺陷病和联合免疫缺陷病
    C. 吞噬细胞缺陷病、补体缺陷病
    D. 先天性免疫缺陷病和获得性免疫缺陷病

E. HIV 感染所致 AIDS
22. X-性连锁重症联合免疫缺陷病的发生机制和主要特征是
    A. 常染色体遗传缺陷
    B. IL-2 受体 γ 链基因突变
    C. 外周血 T 细胞数减少
    D. B 细胞数目正常,但缺乏功能
    E. CD40L 基因突变
23. 裸淋巴细胞综合征的特点是
    A. 患者 MHC-II 类分子表达缺陷
    B. 患者 MHC-I 类分子表达正常
    C. 患者迟发型超敏反应缺陷
    D. 患者 $CD4^+T$ 细胞分化障碍
    E. 患者对病毒的易感性增高
24. TAP 基因突变导致
    A. MHC-I 类分子表达缺陷
    B. MHC-II 类分子表达缺陷
    C. 临床常表现为慢性呼吸道病毒感染
    D. $CD4^+T$ 细胞分化障碍
    E. $CD8^+T$ 细胞介导的免疫应答缺陷

二、名词解释
1. 免疫缺陷病(immunodeficiency disease, IDD)
2. AIDS(acquired immune deficiency syndrome)
3. 原发性免疫缺陷病(primary immunodeficiency disease)
4. 获得性免疫缺陷病(acquired immunodeficiency disease)
5. 联合免疫缺陷病(combind immunodeficiency disease)
6. DiGeorge 综合征

三、填空题
1. AIDS 的主要传播途径是 _____、_____、_____。
2. 获得性免疫缺陷综合征是由 _____ 感染引起的,主要破坏 _____ 细胞。
3. 免疫缺陷病的治疗原则是 _____、_____、_____。
4. 免疫缺陷病的主要临床特点是 _____、_____、_____ 和 _____。
5. 免疫缺陷病按其发病原因分为 _____ 和 _____。

6. X-性连锁重症联合免疫缺陷病的病因是由于 _____ 基因突变引起的。

四、简答题
1. 简述免疫缺陷病的分类及其主要临床特点。
2. 简述 AIDS 的传播途径及患者 $CD4^+T$ 细胞数目减少的可能原因。
3. 简述免疫缺陷病的治疗原则。

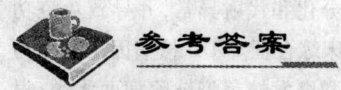

参考答案

一、选择题
A 型题(1~13 题)
1. C 2. D 3. B 4. D 5. B 6. D 7. D 8. C 9. A 10. B 11. C 12. B 13. E
B 型题(14~18 题)
14. D 15. A 16. C 17. B 18. E
X 型题(19~24 题)
19. ABCE 20. ABCE 21. ABC 22. BCD 23. ABCDE 24. ACE

二、名词解释
1. 免疫缺陷病:是免疫系统先天发育不全或后天损害而使免疫细胞的发育、增殖、分化和代谢异常,并导致免疫功能不全所出现的临床综合征。
2. AIDS:即获得性免疫缺陷综合征,是因 HIV 侵入机体,引起细胞免疫严重缺陷,导致以机会性感染、恶性肿瘤和神经系统病变为特征的临床综合征,即艾滋病。
3. 原发性免疫缺陷病:是由于免疫系统遗传基因异常或先天性免疫系统发育障碍而致免疫功能不全引起的疾病。
4. 获得性免疫缺陷病:是后天因素造成的、继发于某些疾病或使用药物后产生的免疫缺陷性疾病。
5. 联合免疫缺陷病:是一类因 T、B 细胞均出现发育障碍或缺乏细胞间相互作用所致的疾病。
6. DiGeorge 综合征:先天性胸腺发育不全引起的原发性 T 细胞缺陷病。患者 22 号染色体某区域丢失,胚胎早期第Ⅲ、Ⅳ咽囊发育不全所致的临床综合征。

三、填空题
1. 性接触 血液途径 母婴垂直传播
2. 人类免疫缺陷病毒(HIV) $CD4^+T$

3. 抗感染、免疫重建、基因治疗、免疫抑制剂

4. 感染　肿瘤　自身免疫病　遗传倾向

5. 原发性免疫缺陷病　继发性免疫缺陷病

6. IL-2 受体 γ 链

四、简答题

1. 答：免疫缺陷病（immunodeficiency disease，IDD）是免疫系统先天发育不全或后天损害而使免疫细胞的发育、增殖、分化和代射异常，并导致免疫功能障碍所出现的临床综合征。IDD 按病因不同分为原发性免疫缺陷病和继发性免疫缺陷病两大类；根据主要累及的免疫成分不同，可分为体液免疫缺陷、细胞免疫缺陷、联合免疫缺陷、吞噬细胞缺陷和补体缺陷等。IDD 的主要临床特点是：感染、肿瘤、自身免疫病、遗传倾向。

2. 答：HIV 的主要传播方式有三种：(1)性接触；(2)血液途径；(3)母婴垂直传播。

HIV 的感染可损害体内多种免疫细胞，最重要的是能使外周血 $CD4^+T$ 细胞减少。HIV 感染导致 $CD4^+T$ 细胞减少，减少的机制可能包括：

(1) HIV 直接杀伤靶细胞：①病毒包膜糖蛋白插入细胞膜或病毒颗粒以出芽的方式从细胞释放，引起细胞膜损伤；②抑制细胞膜磷脂合成，影响细胞膜功能；③感染 HIV 的 $CD4^+T$ 细胞表面表达 gp120 分子与周围未感染细胞的 CD4 分子结合，导致细胞融合或形成多核巨细胞加速细胞死亡；④病毒增殖时产生大量未整合的病毒 RNA 及核心蛋白分子在胞质内大量积聚，干扰细胞正常代谢，影响细胞生理功能；⑤HIV 感染骨髓 $CD34^+$ 前体细胞，在造成细胞损伤的同时还削弱其生成增殖性骨髓细胞克隆的能力；同时由于骨髓基质细胞被感染使骨髓微环境发生改变，导致造血细胞生成障碍。

(2) HIV 间接杀伤靶细胞：①HIV 诱导感染细胞产生细胞毒性细胞因子，并抑制正常细胞生长因子的作用；②HIV 诱生特异性 CTL 或抗体，通过特异性细胞毒作用或 ADCC 效应而杀伤表达病毒抗原的 $CD4^+T$ 细胞；③HIV 编码的超抗原引起携带某些型别 TCRVβ 链的 $CD4^+T$ 细胞死亡。

(3) HIV 诱导细胞凋亡：①可溶性 gp120、HIV 感染 DC 表面的 gp120 可与 T 细胞表面的 CD4 分子交联，通过激活钙通道而使胞内 Ca^{2+} 浓度升高，导致细胞死亡；②gp120 与 CD4 分子交联，促使靶细胞表达 Fas 分子，通过 Fas 途径诱导凋亡；③HIV 附属基因编码的 tat 蛋白可增强 $CD4^+T$ 细胞对 Fas/FasL 效应的敏感性，从而促进其凋亡。

3. 答：(1)抗感染：应用抗生素治疗反复发作的细菌感染，并应用抗真菌、抗原虫、抗支原体、抗病毒的药物，以控制感染，缓解病情。(2)免疫重建：借助造血干细胞移植以补充免疫细胞，重建机体免疫功能。(3)基因治疗：某些原发性免疫缺陷病是单基因缺陷所致，通过基因治疗可获得良好疗效。(4)免疫制剂：即补充各种免疫分子(免疫球蛋白、细胞因子)以增强机体免疫功能。

（牟东珍　鞠吉雨）

第二十章 肿瘤免疫

目的要求

掌握：①肿瘤抗原的概念及分类；②掌握机体抗肿瘤的免疫学机制。

熟悉：肿瘤免疫逃逸的机制。

了解：肿瘤免疫诊断、免疫治疗及预防。

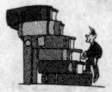
内容精要

肿瘤免疫学是研究肿瘤抗原的种类和性质、机体对肿瘤的免疫监视和免疫应答以及肿瘤的免疫逃逸的方式和机制、肿瘤的免疫诊断和免疫防治的科学。

一、肿瘤抗原

肿瘤抗原是指细胞癌变过程中出现的新抗原、肿瘤细胞异常或过度表达的抗原物质的总称。

(一)根据肿瘤抗原特异性的分类

1. 肿瘤特异性抗原(tumor specific antigen, TSA)：瘤细胞特有的或只存在于某种肿瘤细胞而不存在于正常细胞的新抗原。鉴于此类抗原一般通过动物肿瘤移植排斥实验所证实，故又称为肿瘤特异性移植抗原(TSTA)或肿瘤排斥抗原(TRA)。

2. 肿瘤相关抗原(tumor-associated antigen, TAA)：指肿瘤细胞和正常细胞组织均可表达的抗原，只是其含量在细胞癌变时明显增高。如甲胎蛋白、癌胚抗原等。

(二)根据肿瘤发生情况的分类

1. 化学或物理因素诱发的肿瘤抗原：其特点是特异性高而抗原性弱，常表现为明显的异质性。

2. 病毒诱发的肿瘤抗原：同一种病毒诱发的不同类型肿瘤，均可表达相同的抗原且具有较强的抗原性。

3. 自发性肿瘤抗原：即无明确诱发因素的肿瘤，大多数人类肿瘤属于此类。

4. 胚胎抗原或分化抗原：是指在胚胎发育阶段由胚胎组织产生的正常成分，在胚胎后期减少，出生后逐渐消失，或仅存留极微量，当细胞癌变时，此类抗原可重新合成而大量表达，而正常细胞不表达，一旦细胞恶性转化并发展为肿瘤细胞后可高表达此类抗原，故又称为分化抗原。胚胎抗原可分为分泌性抗原和肿瘤细胞表达的膜抗原。前者如肝癌细胞产生的甲胎蛋白(AFP)，后者如结肠癌细胞表达的癌胚抗原(CEA)。

二、机体对肿瘤的免疫应答

机体的免疫功能与肿瘤的发生、发展有密切关系。当宿主免疫功能低下或受抑制时，肿瘤发病率增高，而在肿瘤进行性生长时，肿瘤患者的免疫功能受抑制。

机体抗肿瘤免疫可分为体液免疫和细胞免疫。一般认为，细胞免疫，特别是$CD8^+$ CTL是机体抗肿瘤免疫的主要效应细胞。体液免疫在抗肿瘤方面也可发挥一定作用，如通过激活补体系统或ADCC作用来杀死肿瘤细胞，但某些情况下抗体可起到促进肿瘤生长的作用，称为增强抗体。另外，固有免疫细胞如NK细胞、巨噬细胞和γδT细胞等也可以参与抗肿瘤效应。

三、肿瘤的免疫逃逸机制

1. 肿瘤细胞的抗原缺失和抗原调变。
2. 肿瘤细胞MHC I类分子表达低下。
3. 肿瘤细胞缺乏协同刺激信号。
4. 肿瘤细胞导致的免疫抑制。
5. 肿瘤细胞的漏逸。
6. 肿瘤细胞的凋亡抵抗作用。

四、肿瘤免疫诊断和免疫治疗及预防

(一)肿瘤的免疫诊断

通过生化和免疫学技术检测肿瘤抗原、抗肿瘤抗体或其它肿瘤标记物，将有助于肿瘤患者的诊断和免疫功能状态的评估。检测肿瘤抗原是目前最常用的肿瘤免疫诊断方法，如 AFP 水平升高对肝细胞性肝癌有诊断价值；CEA 的检测有助于直肠结肠癌诊断；CA199 的检测有助于胰腺癌的诊断；PSA 的检测有助于前列腺癌的诊断。

（二）肿瘤的免疫治疗

肿瘤的免疫治疗是以激发和增强机体的免疫功能，以达到控制和杀灭肿瘤细胞的目的。包括主动免疫治疗和被动免疫治疗。主动免疫治疗主要是利用肿瘤抗原的免疫原性，采用各种有效的免疫手段使宿主免疫系统产生针对肿瘤抗原的抗肿瘤免疫应答，如灭活的瘤苗、抗独特型抗体瘤苗等。被动免疫治疗是指给机体输注外源性的免疫效应物质包括抗体、细胞因子、免疫效应细胞等。

（三）对病原体所致肿瘤的预防

多种高发肿瘤与病原体感染有关，相关病原体疫苗的接种有助于相关肿瘤的预防。

测 试 题

一、选择题

A 型题（1~12 题）

1. 能够对特异性杀伤肿瘤起作用的抗原是：
   A. 甲胎蛋白　　　　B. 分化抗原
   C. 胚胎抗原　　　　D. 肿瘤特异性抗原
   E. 肿瘤相关抗原

2. 以下哪一项与肿瘤的免疫逃逸无关：
   A. 肿瘤细胞抗原的缺失
   B. 抗原调变
   C. 增强抗体的产生
   D. 肿瘤细胞导致的免疫耐受
   E. 肿瘤抗原阳性种类的选择

3. 下面与胚胎抗原无关的是：
   A. 当细胞恶变时，此类抗原可重新合成
   B. 可以用于某些肿瘤的临床诊断
   C. 能引起宿主免疫系统对这种抗原的免疫应答
   D. 由胚胎组织产生
   E. 出生后逐渐消失或仅存留极微量

4. 高水平血清甲胎蛋白见于：
   A. 孕妇　　　　　　B. 酒精性肝硬化
   C. 重度嗜烟者　　　D. 原发性肝细胞性肝癌
   E. 结肠癌切除术后病人

5. MAGE 见于下列哪种肿瘤细胞：
   A. 白血病　　　B. 肝癌　　　C. 胃癌
   D. 黑色素瘤细胞　　E. 鼻咽癌细胞

6. 抗肿瘤主动免疫治疗方法是给患者输入：
   A. 具有免疫原性的疫苗
   B. 淋巴因子激活的杀伤细胞
   C. 单克隆抗体
   D. 肿瘤浸润淋巴细胞
   E. 免疫球蛋白

7. 尚未发现对肿瘤细胞有杀伤作用的免疫细胞是：
   A. 细胞毒性 T 细胞　　B. NK 细胞
   C. 嗜碱性粒细胞　　　D. 活化巨噬细胞
   E. 淋巴因子激活的杀伤细胞

8. 关于肿瘤免疫的描述，错误的是：
   A. 实验证实在某些肿瘤细胞表面存在肿瘤特异性抗原
   B. 血清癌胚抗原升高见于多种肿瘤
   C. 人乳头瘤病毒感染与人宫颈癌发生有关
   D. 血清抗甲胎蛋白抗体水平升高可以辅助诊断原发性肝癌
   E. 抗 EB 病毒抗体阳性可以辅助诊断鼻咽癌

9. 能特异性杀伤肿瘤细胞的免疫细胞是：
   A. 巨噬细胞　　　　B. 中性粒细胞
   C. 细胞毒性 T 细胞　D. NK 细胞
   E. 树突状细胞

10. T 细胞介导抗肿瘤免疫中，下面不正确的是：
    A. 受 MHC 限制
    B. 需要 $CD8^+$ 细胞毒性 T 细胞
    C. 抗原致敏的 T 细胞才能杀伤、溶解肿瘤细胞
    D. 不需要 $CD4^+$ 辅助性 T 细胞
    E. T 细胞在肿瘤免疫应答反应中起重要作用

11. 抗 CD20 的基因工程抗体可用于哪种肿瘤的治疗：
    A. 乳腺癌　　　B. B 细胞淋巴瘤　　C. 肺癌
    D. 原发性肝癌　　E. 结肠癌

12. 属于肿瘤特异性抗原的是：
    A. 甲胎蛋白　　B. 癌胚抗原　　C. CA199
    D. 人类黑色素瘤细胞的 MAGE

E. 异型胎儿蛋白

B 型题（13～17 题）

　　A. EB 病毒
　　B. 人乳头瘤病毒
　　C. 人嗜 T 淋巴细胞病毒（HTLV-1）
　　D. 甲胎蛋白
　　E. 癌胚抗原

13. 与原发性肝癌有关：
14. 与 B 细胞淋巴瘤和鼻咽癌的发生有关：
15. 与成人 T 细胞白血病有关：
16. 与人宫颈癌的发生有关：
17. 与结肠和直肠癌有关：

X 型题（18～19 题）

18. 现在常用于肿瘤临床诊断的肿瘤抗原有：
　　A. 甲胎蛋白　　B. CA199　　C. 癌胚抗原
　　D. PSA　　　　E. OK432

19. 下列哪些物质可用作肿瘤的被动免疫疗法：
　　A. LAK 细胞　　　B. 基因修饰的瘤苗
　　C. 卡介苗　　　　D. TIL
　　E. 肿瘤抗原特异性的 CTL

二、名词解释

1. 甲胎蛋白（AFP）
2. 癌胚抗原（CEA）
3. 肿瘤相关抗原（TAA）
4. 肿瘤特异性抗原（TSA）
5. 肿瘤抗原（tumor antigen）
6. 胚胎抗原
7. 增强抗体（enhancing antibodies）

三、填空题

1. 根据肿瘤抗原特异性分类法，肿瘤抗原可以分为_____和_____。
2. 化学致癌剂或物理因素诱发的肿瘤抗原特点是_____高而_____弱。
3. 检测血清甲胎蛋白有助于_____的诊断，而检测癌胚抗原则可辅助诊断_____。
4. 肿瘤的免疫治疗主要分为_____和_____两类
5. 某些肿瘤是由病毒引起的如，如 EB 病毒与_____和_____有关，而人乳头瘤病毒与_____有关。
6. 用肿瘤细胞免疫动物所获抗体，寻找肿瘤细胞表面肿瘤特异性抗原的分子难以成功的原因是：肿瘤抗原通常以_____形式存在于肿瘤细胞表面，以此种形式表达的肿瘤抗原可被_____识别，而不能被 BCR/抗体识别。
7. 在机体的抗肿瘤免疫应答中，通常认为_____免疫起主导作用，_____免疫在某些情况下起协同作用。
8. 目前多种基因工程抗体用于肿瘤的临床治疗，如人类表皮生长因子受体2抗体用于_____的治疗，CD20 的抗体用于_____的治疗，表皮生长因子受体的抗体用于_____的治疗。

四、问答题

1. 机体抗肿瘤免疫的效应机制有哪些？
2. 何谓肿瘤抗原？肿瘤抗原有哪些分类方法？
3. 肿瘤的免疫逃逸机制有哪些？
4. 何谓胚胎抗原？你知道哪些胚胎抗原与肿瘤有关？
5. 简述肿瘤免疫治疗的类型、原理及特点？

参考答案

一、选择题

A 型题（1～12 题）

1. D 2. E 3. C 4. D 5. D 6. A 7. C 8. D 9. C 10. D 11. B 12. D

B 型题（13～17 题）

13. D 14. A 15. C 16. B 17. E

X 型题（18～19 题）

34. ABCD 35. ADE

二、名词解释

1. 甲胎蛋白：是一种分泌性抗原，在原发性肝癌患者血清中可异常增高。
2. 癌胚抗原：可疏松的结合在细胞膜表面，容易脱落，在结肠癌和直肠癌细胞上可有表达。
3. 肿瘤特异性抗原：是肿瘤细胞特有的或只存在于某种肿瘤细胞而不存在正常细胞的新抗原。鉴于此类抗原一般通过动物肿瘤移植排斥实验所证实，故又称为肿瘤特异性移植抗原。
4. 肿瘤相关抗原：是指非肿瘤细胞所特有的、正常细胞和其它组织上也存在的抗原，只是其含量在细胞癌变时明显增高。如甲胎蛋白等。

5. 肿瘤抗原:指细胞癌变过程中出现的新抗原及过度表达的抗原物质的总称。

6. 胚胎抗原:在胚胎发育阶段由胚胎组织产生的正常成分,在胚胎后期减少,出生后逐渐消失,或仅存留极微量,当细胞癌变时,此类抗原可重新合成而大量表达。如甲胎蛋白(AFP)和癌胚抗原(CEA)。

7. 增强抗体:在某些情况下,肿瘤特异性抗体非但不能杀伤肿瘤细胞,反而会干扰特异性细胞免疫应答对肿瘤细胞的杀伤作用,这种具有促进肿瘤生长作用的抗体被称为增强抗体。

三、填空题

1. 肿瘤特异性抗原　肿瘤相关抗原
2. 特异性　抗原性
3. 原发性肝细胞癌　结肠癌和直肠癌
4. 主动免疫治疗　被动免疫治疗
5. B细胞淋巴瘤　鼻咽癌　人宫颈癌
6. MHC/多肽复合物　T细胞TCR
7. 细胞　体液
8. 乳腺癌　B细胞淋巴瘤　转移性结直肠癌

四、简答题

1. 答:机体抗肿瘤免疫可分为体液免疫和细胞免疫。一般认为,细胞免疫,特别是$CD8^+$ CTL是机体抗肿瘤免疫的主要效应细胞。体液免疫在抗肿瘤方面也可发挥一定作用,如通过激活补体系统或ADCC作用来杀死肿瘤细胞,但某些情况下抗体可起到促进肿瘤生长的作用,称为增强抗体。另外,固有免疫细胞如NK细胞、巨噬细胞和γδT细胞等也可以参与抗肿瘤效应。

2. 答:肿瘤抗原是指细胞癌变过程中出现的新抗原及过度表达的抗原物质的总称。根据肿瘤抗原的特异性进行分类,肿瘤抗原可以分为肿瘤特异性抗原和肿瘤相关抗原;根据肿瘤诱发和发生情况进行分类,可以分为化学或物理因素诱发的肿瘤抗原、病毒诱发的肿瘤抗原、自发性肿瘤抗原和胚胎抗原或分化抗原。

3. 答:肿瘤的免疫逃逸机制有:(1)肿瘤细胞的抗原缺失和抗原调变。(2)肿瘤细胞MHC I类分子表达低下。(3)肿瘤细胞缺乏协同刺激信号。(4)肿瘤细胞导致的免疫抑制。(5)肿瘤细胞的漏逸。(6)肿瘤细胞的凋亡抵抗作用。

4. 答:胚胎抗原是在胚胎发育阶段由胚胎组织产生的正常成分,在胚胎后期减少,出生后逐渐消失,或仅存留极微量,当细胞癌变时,此类抗原可重新合成。如甲胎蛋白(AFP)和癌胚抗原(CEA)。目前已经知道甲胎蛋白与原发性肝细胞癌有关,而癌胚抗原的表达与直肠结肠癌有关。

5. 答:肿瘤的免疫治疗是以激发和增强机体的免疫功能,以达到控制和杀灭肿瘤细胞的目的。包括主动免疫治疗和被动免疫治疗。主动免疫治疗主要是利用肿瘤抗原的免疫原性,采用各种有效的免疫手段使宿主免疫系统产生针对肿瘤抗原的抗肿瘤免疫应答,如灭活的瘤苗、抗独特型抗体瘤苗等。该类方法的前提是要综合考虑肿瘤的免疫原性和宿主的免疫功能状态,以保证瘤苗免疫后能激发机体的抗肿瘤免疫应答。被动免疫治疗是指给机体输注外源性的免疫效应物质包括抗体、细胞因子、免疫效应细胞等。该疗法不依赖宿主的免疫功能状态即能达到较好的治疗效果。

(鞠吉雨　王丽娜)

第二十一章 移植免疫

掌握：①器官移植相关概念；②同种异体器官移植排斥反应的发生机制；③移植排斥反应的类型。

熟悉：①移植排斥反应的防治原则；②熟悉造血干细胞移植。

了解：器官移植相关的免疫学问题。

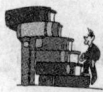

一、引言及概论

1. 移植（transplantation）指应用异体（或自体）正常的细胞、组织或器官置换病变的或功能缺损的细胞、组织或器官，以维持和重建机体的生理功能。

2. 在移植术中，提供移植物的个体称作供者（donor），接受移植物的个体称作受者（recipient）。

3. 根据移植物的来源及其遗传背景的不同，把移植分为自体移植（autologous transplantation）、同系移植（syngeneic transplantation）、同种（异体）移植（allogeneic transplantation）、异种移植（xenogeneic transplantation）四种类型。

二、同种异体器官移植排斥的机制

1. 介导同种移植排斥反应的抗原

（1）主要组织相容性抗原（MHC 抗原）：在移植排斥反应中起主要作用，是发生急性移植排斥反应的主要原因。

（2）次要组织相容性抗原（mH 抗原）：在 HLA 完全相同的供受者间进行移植所发生的移植排斥反应主要由 mH 抗原所致。

（3）其他参与排斥反应发生的抗原：包括人类 ABO 血型抗原和组织特异性抗原。

2. T 细胞识别同种抗原的机制

同种反应性 T 细胞是参与同种异体移植排斥反应的关键效应细胞，可通过直接和间接途径识别同种抗原。

（1）直接识别机制：受者 T 细胞直接识别移植物中供者 APC 表面的完整的同种异型 MHC 分子称为直接识别。移植物里的 APC（又称"过客白细胞"，passenger leukocyte）对移植排斥起重要的作用。直接识别在移植早期急性移植排斥反应中起重要作用。

（2）间接识别机制：受者 T 细胞识别经过受者 APC 加工处理的、来源于供者 MHC 分子的抗原肽被称为间接识别。间接识别在急性移植排斥的中晚期及慢性移植排斥中起重要作用。

3. 移植排斥反应的效应机制

（1）针对移植物的细胞免疫应答效应：T 细胞介导的细胞免疫应答在移植排斥反应中发挥关键作用，尤其在急性排斥反应中。$CD4^+$ T 细胞是主要的效应细胞，出现以单个核细胞为主的细胞浸润，活化的 Th1 细胞还通过释放多种炎性细胞因子，介导迟发型超敏反应性炎症，造成移植物损伤。

（2）针对移植物的体液免疫应答效应：移植抗原特异性的 $CD4^+$ Th2 细胞被激活后，可辅助 B 细胞活化并分化为浆细胞，进一步分泌针对同种异型抗原的特异性抗体发挥作用，主要在超急性反应中发挥作用。

（3）参与移植排斥反应的非特异性效应机制：同种器官移植术中的机械损伤、缺血、缺血-再灌注等诸多因素可致组织损伤，诱导细胞应激，继发炎性"瀑布式"反应，导致移植物损伤。

三、移植排斥反应的类型

移植排斥反应分为宿主抗移植物反应和移植物抗宿主反应。

1. 宿主抗移植物反应（host versus graft reaction，

HVGR):受者免疫系统识别移植物抗原并产生针对移植物的免疫应答称为宿主抗移植物反应,根据排斥反应发生的时间、强度、机制和病理表现,分为超急性排斥反应、急性排斥反应和慢性排斥反应。

(1) 超急性排斥反应(Hyperacute rejection) 发生于移植术后数分钟至数小时内,其效应机制为移植前已经存在的抗供者组织抗原的抗体与血管内皮细胞相应抗原结合,激活补体系统和凝血系统。主要病理变化为血管内凝血。

(2) 急性排斥反应 发生于移植术后数天至2周左右,类似于普通抗原产生的免疫应答。是同种异基因移植中最常见的一类排斥反应。病理学检查可见移植物中有大量的巨噬细胞和淋巴细胞浸润。

细胞免疫应答在急性移植排斥反应中发挥主要作用,其机制为:①CD4$^+$Th1细胞介导的迟发型超敏反应是其主要的损伤机制;②CTL直接杀伤表达同种异型抗原的移植物细胞;③激活的巨噬细胞和NK细胞参与组织损伤。

(3) 慢性排斥反应:发生于移植后数月至数年,是急性排斥反应细胞坏死的延续和结果,涉及到免疫学和非免疫学损伤两种机制。

① 免疫学机制:血管慢性排斥是其主要形式,表现为血管内皮细胞损伤。机制:炎症性CD4$^+$T细胞/巨噬细胞相关的慢性炎症;反复多次抗体或细胞介导的内皮损害,管壁增厚和间质纤维化。

② 非免疫学机制:术后缺血-再灌注损伤、移植器官失去神经支配和血管损伤、免疫抑制剂的毒性作用及术后并发症等。

2. 移植物抗宿主反应(graft versus host reaction,GVHR):是由移植物中同种异型反应性淋巴细胞(主要是T细胞)识别宿主同种异型组织抗原而引发的一种排斥反应。一般难以逆转,不但导致移植失败,还可威胁受者生命。发生的前提是:①供、受者间的HLA型别不相配合;②移植物中有足够数量的免疫细胞;③受者处于免疫无能或免疫功能极度低下状态。GVHR主要见于骨髓移植。

四、移植排斥反应的防治原则

1. 供者的选择

(1) 红细胞血型检查:供受者的ABO和Rh血型必须相同。

(2) 检测受者血清中预存的细胞毒性抗HLA抗体:取供者淋巴细胞和受者血清进行交叉细胞毒实验,以防止超急性排斥反应的发生。

(3) HLA分型:HLA型别匹配的程度是决定供受者组织相容性的关键因素。不同HLA基因座位产物对移植排斥的影响各异。HLA-DR最重要,其次为HLA-A和HLA-B,骨髓移植对HLA配型的要求更高。

(4) 交叉配型:将供者和受者的淋巴细胞互为反应细胞做两组单向混合淋巴细胞培养,任何一组反应过强均提示供者选择不当。

2. 移植物和受者的预处理

(1) 移植物预处理:除去移植物中的过客白细胞(APC)和骨髓移植物中的T细胞。

(2) 受者预处理:术前给受者灌注供者血小板,除去受者体内预存的血型抗体,脾切除、免疫抑制疗法等。

3. 免疫抑制疗法

免疫抑制已成为防治排斥反应的常规治疗方案。

(1) 免疫抑制药物的应用:防治移植排斥反应最有效的措施是给予免疫抑制药物,包括化学类免疫抑制药(如硫唑嘌呤、环磷酰胺、环孢菌素A、FK506等)、生物制剂(如抗CD3抗体)、中草药类(如雷公藤、冬虫夏草等)。

(2) 清除预存抗体:以防止超急性排斥反应。

(3) 其他免疫抑制疗法

4. 移植后的免疫监测

有助于及时采取防治措施,常用免疫学检测指标包括:①淋巴细胞亚群百分比和功能检测;②免疫分子水平测定,如细胞因子、抗体、补体、可溶性HLA分子水平等。

五、器官移植相关的免疫学问题

1. 造血干细胞移植(hematopoietic stem cell transplantation,HSCT)

造血干细胞主要来源于骨髓、外周血和脐带血,具有自我更新能力和分化为不同谱系血细胞的潜能。目前HSCT已被广泛用于治疗血液系统恶性疾病(如白血病、淋巴瘤)、遗传性血液病、某些经放疗或化疗的恶性实体瘤、先天免疫缺陷和代谢失调等,以重建正常造血和免疫功能。

筛选造血干细胞供者的策略:①HLA具有高度

多态性,故在无关个体中筛选合适供者十分困难;②HLA基因为单体型遗传,故在同胞兄弟姐妹中筛选出HLA全相合供者的几率最高。目前,中国红十字会主持建立了中国造血干细胞捐赠者资料库(简称中华骨髓库),为筛选合适供者提供线索。

测 试 题

一、选择题

A型题(1~15题)

1. 引起同种异型器官移植排斥反应的靶抗原主要是:
   A. 表达于移植物细胞表面的MHC分子
   B. 表达于移植物细胞表面的次要组织相容性抗原
   C. 血型抗原
   D. 异嗜性抗原
   E. 自身抗原

2. 过客白细胞是指:
   A. 供者移植物中的APC
   B. 受者体内的APC
   C. 受者体内的T细胞
   D. 供者移植物中的B细胞
   E. 供者移植物中的T细胞

3. 参与同种异型移植排斥反应的主要效应细胞是:
   A. B细胞   B. NK细胞   C. 中性粒细胞
   D. 肥大细胞   E. T细胞

4. 受者T细胞对供者MHC分子的直接识别是指:
   A. 受者T细胞直接识别从移植物细胞表面脱落下来的游离MHC分子
   B. 受者T细胞直接识别自身组织细胞表面粘附的供者MHC分子
   C. 受者T细胞直接吞噬移植物细胞将其加工处理的过程
   D. 受者T细胞识别移植物APC表面的同种异型MHC分子
   E. 受者T细胞识别经受者APC加工处理的来源于供者MHC分子的肽

5. 受者T细胞对供者MHC分子的间接识别是指:
   A. 由供者T细胞识别供者MHC分子活化后,活化的供者T细胞激活受者T细胞
   B. 移植物细胞脱落的MHC分子被受者APC摄取、加工处理后提呈给受者T细胞识别
   C. 受者T细胞TCR不参与对供者MHC分子的识别
   D. 不需要APC细胞参与的识别过程
   E. 受者T细胞识别移植物细胞表面上完整的同种异型MHC分子

6. 抗体在超急性移植排斥反应中的作用有:
   A. 抗体与血管内皮细胞抗原结合通过经典途径激活补体
   B. 抗原抗体复合物通过旁路途径激活补体
   C. 抗原抗体复合物通过MBL途径激活补体
   D. 激活纤溶系统
   E. 中和作用

7. 下列那项不是超急性移植排斥反应的发生机制:
   A. 由受者体内预存的针对供者组织抗原的天然抗体引起
   B. 引起排斥反应的抗体多属于IgM类
   C. 排斥反应与患者术前反复输血无关
   D. 补体活化是导致排斥反应的主要原因
   E. 有移植物出血、水肿和血管内凝血发生

8. 超急性排斥反应的主要原因:
   A. 受者体内预存ABO血型抗体或抗HLA-Ⅰ类分子的抗体
   B. 移植物供血不足
   C. Th1细胞介导的炎症反应
   D. CTL对移植物细胞的杀伤
   E. 中性粒细胞

9. 移植物抗宿主反应最常发生在:
   A. 骨髓移植   B. 肾脏移植   C. 胰腺移植
   D. 皮肤移植   E. 以上都是

10. GVHR的特点是:
    A. 是供-受者间淋巴细胞的相互识别、反应,但以移植物中的反应占优势
    B. 移植物的B细胞产生大量自身抗体
    C. 宿主的B细胞产生大量自身抗体
    D. 是供-受者间淋巴细胞的相互识别、反应,但以宿主中的反应占优势
    E. 以上都不对

11. 下列哪种抗原是引起人类同种异型移植排斥反应的主要靶抗原:
    A. 组织特异性抗原

B. ABO 血型抗原

C. MHC 分子

D. 次要组织相容性抗原

E. 以上都不是

12. 急性排斥反应的主要效应细胞是：

A. 嗜酸性粒细胞　　B. B 细胞

C. Th1 和 CTL 细胞　D. 肥大细胞

E. 以上都不对

13. 超急性排斥反应的主要效应物质是：

A. CD4$^+$ 的 TDTH 细胞　B. CD8$^+$ 的 Tc 细胞

C. 抗体　　D. 巨噬细胞

E. 以上都不对

14. 受者体内移植前已经存在的抗血型类抗原的抗体引发的排斥反应属于：

A. 急性排斥反应

B. 超急性排斥反应

C. 急性体液性排斥反应

D. 急性细胞性排斥反应

E. 慢性排斥反应

15. 下面哪类移植不发生移植排斥反应：

A. 骨髓移植　　B. 自体移植

C. 同种异基因移植　D. 胸腺移植

E. 异种移植

B 型题(16～23 题)

(16～18 题)

A. 急性血管炎

B. 急性间质炎

C. 血管内凝血

D. 间质纤维化和血管硬化

E. 其它

16. 超急性排斥反应的病理变化是：

17. 急性细胞排斥反应的病理变化是：

18. 慢性排斥反应的病理变化是：

(19～23 题)

A. 异种移植　B. 自体移植

C. 同种(异体)移植

D. 同系移植　E. 原位移植

19. 同一物种内遗传背景不同个体之间的移植称为：

20. 移植物取自受者自身的移植称为：

21. 遗传基因完全相同或基本相似个体间的移植称为：

22. 不同种属个体间的移植称为：

23. 移植到正常解剖部位的称为：

X 型题(24～32 题)

24. 器官移植前为慎重选择供者，一般应做哪些检测：

A. 检测血清总补体含量

B. 检测 T 细胞和 B 细胞的数量和功能

C. 检测 ABO 血型

D. HLA 配型

E. 检测血清 Ig 含量

25. 要避免超急性排斥可采取下列哪些措施：

A. 供者和受者的 ABO 血型必须一致

B. 应用免疫抑制剂

C. 移植前输血

D. 排除受者体内预存的针对供者同种异型抗原的抗体

E. 应用 CTLA-4 与 Ig 的融合蛋白

26. 参与同种异型移植排斥反应的免疫细胞有：

A. CD4$^+$ T 细胞　　B. 巨噬细胞

C. CD8$^+$ T 细胞　　D. 树突状细胞

E. 移植物里的 APC(过客白细胞)

27. 由受者 T 细胞对供者 MHC 分子的直接识别而导致的排斥反应有哪些特点：

A. 反应速度快，引起急性排斥反应

B. 引起慢性排斥反应

C. 反应比较弱

D. 反应强烈

E. 反应速度慢

28. 下列哪些机制参与了同种异型急性移植排斥反应：

A. 移植前已经存在的抗体与抗原结合激活补体

B. CD4$^+$ Th1 细胞介导的炎症损伤

C. CD8$^+$ CTL 细胞介导的细胞毒作用

D. 抗体或细胞介导的反复多次的内皮损伤，管壁增厚和间质纤维化

E. 受者产生对移植物血管内皮细胞表面同种异型抗原抗体，激活补体引起急性血管炎

29. 下列哪些机制参与了同种异型慢性排斥反应：

A. 急性排斥细胞坏死的延续和结果

B. CD4$^+$ Th1 细胞/巨噬细胞所导致的慢性炎症

C. 抗体或细胞介导的反复内皮损伤，管壁增厚和

间质纤维化
D. 非免疫因素如缺血时间过长等,所诱发的组织器官退行性变
E. 移植前已经存在的抗体所致的免疫损伤

30. 移植物抗宿主反应(GVHR)的发生与下列特定条件有关的是:
A. 宿主与移植物 HLA 型别不相配合
B. 进行自体皮肤移植
C. 移植物中有足够数量的免疫细胞
D. 宿主处于免疫无能或免疫功能极度低下状态
E. 宿主处于免疫功能过强状态

31. 下列哪些药物常用于抑制移植排斥反应:
A. 血管扩张药　　　B. 糖皮质激素
C. 环孢菌素 A 　　　D. FK506
E. 硫唑嘌呤

32. 移植排斥反应的防治原则是:
A. 血型相同
B. 移植物和受者的预处理
C. 使用免疫抑制药物
D. 选择 MHC 配型相合的供者
E. 以上均对

二、名词解释
1. GVHR
2. HVGR
3. 同种(异体)移植
4. 异种移植
5. 直接识别
6. 间接识别

三、填空题
1. 根据移植物来源及其遗传背景的不同,把移植分为＿＿＿、＿＿＿、＿＿＿和＿＿＿四种类型。
2. 介导同种移植排斥反应的主要靶抗原是＿＿＿。
3. 在宿主抗移植物移植排斥反应中,根据排斥反应发生的时间、强度、机制和病理表现,可分为＿＿＿、＿＿＿和＿＿＿。
4. 受者 T 细胞识别经过＿＿＿加工处理的、来源于供者＿＿＿的肽被称为间接识别。
5. 在移植术中,提供移植物的个体称为＿＿＿,接受移植物的个体称为＿＿＿。

6. 有效抑制移植排斥反应的主要措施是＿＿＿,但这种措施存在的主要问题是容易引发＿＿＿。
7. 同种(异体)移植排斥主要是受者＿＿＿介导的、针对＿＿＿的免疫应答。
8. 异卵双生子间的肾移植为＿＿＿移植,同卵双生子间的肾移植为＿＿＿移植。

四、简答题
1. 何为同种异体的直接识别与间接识别,二者的区别在哪里?
2. 同种异体移植排斥的防治措施有哪些?
3. 发生 GVHR 的前提及其发生机制是什么?

五、论述题
1. 在宿主抗移植物反应中,同种异型移植排斥反应的类型有那些? 其效应机制是什么?

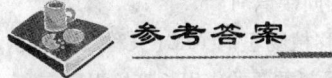

参考答案

一、选择题
A 型题(1~15 题)
1. A 2. A 3. E 4. D 5. B 6. A 7. C 8. A 9. A 10. A
11. C 12. C 13. C 14. B 15. B
B 型题(16~23 题)
16. C 17. B 18. D 19. C 20. B 21. D 22. A 23. E
X 型题(24~32 题)
24. CD 25. AD 26. ABCDE 27. AD 28. BCE
29. ABCD 30. ACD 31. BCDE 32. ABCDE

二、名词解释
1. GVHR:即移植物抗宿主反应,指移植物中的免疫细胞对宿主的组织抗原产生免疫应答并引起组织损伤。
2. HVGR:即宿主抗移植物反应,指受者免疫系统识别移植物抗原并产生针对移植物的免疫应答。
3. 同种(异体)移植:是指同种内遗传基因不同的个体之间的移植。
4. 异种移植:是指不同种属个体之间的移植。
5. 直接识别:受者 T 细胞识别移植物细胞表面上完整的同种异型 MHC 分子被称为直接识别。
6. 间接识别:受者 T 细胞识别经过受者 APC 加工处理的、来源于供者 MHC 分子的抗原肽被称为间接识别。

三、填空题

1. 自体移植 同种（异体）移植 同系移植 异种移植
2. MHC 分子
3. 超急性排斥反应 急性排斥反应 慢性排斥反应
4. 受者 APC MHC 分子
5. 供者 受者
6. 免疫抑制 感染或肿瘤
7. T 细胞 同种异型抗原
8. 同种（异体） 同系

四、简答题

1. 答：受者 T 细胞识别移植物细胞表面上的完整的同种异型 MHC 分子被称为直接识别；受者 T 细胞识别经过受者 APC 加工处理的、来源于供者 MHC 分子的抗原肽被称为间接识别。

在直接识别中，移植物里的 APC（又称"过客白细胞"）对移植物排斥起重要的作用。直接识别在移植早期急性移植排斥反应中起重要作用。间接识别在急性移植排斥的中晚期及慢性移植排斥中起重要作用。

2. 答：(1)供者的选择：①供受者的 ABO 和 Rh 血型必须相同②检测受者血清中预存的细胞毒性抗 HLA 抗体③HLA 分型④交叉配型。(2)移植物和受者的预处理。(3)免疫抑制疗法：①免疫抑制药物的应用②清除预存抗体③其他免疫抑制疗法。(4)移植后的免疫监测。

3. 答：发生 GVHR 的前提是：①供、受者间的 HLA 型别不相配合；②移植物中有足够数量的免疫细胞；③受者免疫功能极度低下。发生机制：骨髓中的成熟 T 细胞被宿主同种异型组织相容性抗原激活，增殖分化为效应细胞，随血液循环游走至受者全身，对宿主组织或器官发动免疫攻击。

五、论述题

1. 答：同种异体移植排斥反应分为超急性排斥、急性排斥和慢性排斥。

超急性排斥是由于受者体内预先存在抗供者组织抗原抗体（多为 IgM 类），包括抗供者 ABO 血型抗原、血小板抗原、HLA 抗原及血管内皮细胞抗原的抗体。天然抗体与移植物抗原结合，通过激活补体而直接破坏靶细胞，同时补体活化片段也可引起血管通透性增高和中性粒细胞浸润，导致毛细血管和小血管内皮损伤、血小板聚集造成血栓，使移植物发生不可逆性缺血、变性和坏死。

细胞免疫应答在急性排斥中发挥主要作用，其机制为：①$CD4^+$ Th1 细胞介导的迟发型超敏反应乃主要损伤机制；②CTL 细胞直接杀伤表达同种异型抗原的移植物细胞；③激活的巨噬细胞和 NK 细胞参与急性排斥反应的组织损伤。

慢性排斥反应为急性排斥细胞坏死的延续和结果。①免疫学机制：血管慢性排斥是其主要形式，表现为血管内皮细胞损伤。②非免疫学机制：慢性排斥与组织器官退行性变有关，其诱发因素为供者年龄过大或过小、某些并发症、移植物缺血时间过长、免疫抑制剂的毒副作用等。

（王丽娜 鞠吉雨）

第二十二章 免疫学检测技术的基本原理

掌握：①抗原抗体反应的特点及影响因素；②凝集反应和沉淀反应的种类及特点；③免疫标记技术的种类。

熟悉：①免疫标记技术的原理；②免疫细胞的分离技术；③T、B 细胞数量和主要功能的检测。

了解：①细胞毒功能测定；②吞噬功能测定；③细胞因子的检测。

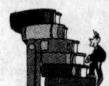

一、体外抗原抗体结合反应的特点及影响因素

抗原抗体的结合反应是免疫学检测技术中的基本原理，这种特异性的结合反应有其自身的特点，受到许多因素的影响。

1. 抗原抗体反应的特点：①由抗原表位与抗体超变区互补结合决定的高度特异性；②表面化学基团之间的可逆结合；③需要适宜的抗原抗体浓度和比例；④反应可分为特异性结合和可见反应两个阶段。

2. 抗原抗体反应的影响因素：①电解质；②温度；③酸碱度。

二、检测抗原和抗体的体外试验

利用抗原抗体反应具有高度特异性的特点，可以在体外用已知的抗原（或抗体）来检测未知的抗体（或抗原）。由于抗原物理性状的差异或参加反应的其他辅助成分的不同，可出现不同类型的反应。如凝集反应、沉淀反应及免疫标记技术等。

1. 凝集反应：细菌、红细胞等颗粒性抗原或表面包被抗原的颗粒状物质与相应的抗体在电解质存在的条件下结合，出现肉眼可见的凝集团现象，称为凝集反应。凝集反应可分为直接凝集反应和间接凝集反应两种。

2. 沉淀反应：毒素、组织浸出液及血清中的蛋白质等可溶性抗原与其相应的抗体反应后，在电解质参与下，出现肉眼可见的沉淀物，称为沉淀反应。沉淀反应主要包括速率散射比浊法/免疫比浊法，单向琼脂扩散，双向琼脂扩散，免疫电泳四种。

3. 免疫标记技术：是将抗原抗体反应与标记技术相结合，以检测抗原或抗体的一类试验方法。常用酶、荧光素、放射性核素、胶体金及化学发光物质等标记物标记抗原或抗体，进行的抗原抗体反应，是目前应用最广泛的免疫学技术。主要包括：①免疫酶测定法：是一种用酶标记一抗或二抗检测特异性抗原或抗体的方法。具体有双抗体夹心法、间接ELISA、BAS-ELISA、微粒捕获酶免疫分析技术以及免疫组化技术。②免疫荧光技术：是用荧光素标记一抗或二抗，检测特异性抗原或抗体的方法。③放射免疫测定法：是用放射性核素标记抗原或抗体进行的免疫测定。④化学发光免疫技术：是将化学发光分析和免疫反应相结合而建立一种新的免疫分析技术。⑤免疫胶体金技术：用胶体金颗粒标记抗体或抗原，以检测未知抗原或抗体的方法。它在免疫组化和免疫层析快速诊断技术中都有重要的应用。⑥免疫印迹技术：是将十二烷基磺酸钠聚丙烯酰胺凝胶电泳分离得到的按分子量大小排列的蛋白转移到固相载体膜上，再用标记的特异性的抗血清或单克隆抗体对蛋白质进行定性及定量分析的技术。

4. 蛋白质芯片技术：蛋白质芯片技术是根据蛋白质分子间特异性结合的原理，来实现快速、准确、高通量的检测。

三、免疫细胞功能的检测

为了检测机体的免疫功能，可以通过体外或体内实验对参与免疫应答的不同细胞进行分离、鉴定及功能测定。

1. 免疫细胞的分离：①外周血单个核细胞的分离：PBMC 是免疫学实验最常用的细胞，也是进行 T、B 细胞分离纯化过程的第一步。常用的分离方法是葡聚糖-泛影葡胺密度梯度离心法（Ficoll-Urografin）。②淋巴细胞及其亚群的分离：淋巴细胞及其亚群的分离有多种方法，由于单克隆抗体技术的应用和免疫学技术的发展，可对淋巴细胞及其亚群进行有效分离方法有免疫吸附分离法、磁珠分离法、荧光激活细胞分选仪分离法（fluorescence activated cell sorting, FACS）和抗原肽-MHC 分子四聚体技术等。

2. 免疫细胞的功能测定：检测 T、B 细胞的数量及功能有助于某些疾病的辅助诊断、疗效观察及科研分析。①T 细胞功能测定包括 T 淋巴细胞增殖试验和迟发型超敏反应的检测。其中 T 淋巴细胞增殖试验是指 T 淋巴细胞受到特异性抗原或有丝分裂原刺激后可发生增殖，可通过形态计数法、同位素掺入法、MTT 比色法来检测。②B 细胞功能测定：方法主要有单向琼脂扩散法、ELISA、速率比浊法和抗体形成细胞测定法。③细胞毒实验技术：是检测 CTL、NK 等细胞杀伤靶细胞活性的一种细胞学技术。④吞噬功能测定：包括硝基蓝四氮唑试验和巨噬细胞吞噬试验。⑤细胞因子的检测：包括生物活性检测法和免疫学检测法。

 测 试 题

一、选择题

A 型题（1~20 题）

1. 有关抗原与抗体结合反应的描述哪项是错的：
   A. 两者结合反应具有高度特异性
   B. 两者结合反应的速度与温度有关
   C. 出现可见反应与两者的浓度有关
   D. 出现可见反应与两者的比例无关
   E. 可见反应结果的性质与反应液的 PH 有关

2. 不属于抗原抗体反应的试验：
   A. 玻片凝集试验　　　B. 肥达氏试验
   C. 结核菌素试验　　　D. 抗球蛋白试验
   E. ELISA

3. 血清中细胞因子含量检测应选用：
   A. ELISA（双抗体夹心法）B. ELISA（间接法）
   C. 直接免疫荧光法　　D. 玻片凝集试验
   E. ELISPOT

4. 用间接荧光抗体技术检测组织中的抗原时，应将荧光素标记：
   A. 抗原　　　　　　　B. 抗免疫球蛋白抗体
   C. 相应抗体　　　　　D. 抗原和相应抗体
   E. 抗 C3 抗体

5. 流式细胞术中利用的免疫学技术是：
   A. 酶标技术　　　　　B. 胶体金标记技术
   C. 免疫荧光技术　　　D. 放射免疫技术
   E. 以上均有

6. 用 ELISA 试验的双抗体夹心法检测抗原 A，固相载体的包被物是：
   A. 酶标抗原 A　　　　B. 酶标抗 A 抗体
   C. 酶标抗人球蛋白　　D. 未标记抗 A 抗体
   E. 未标记抗人球蛋白

7. 免疫电泳属于：
   A. 凝集反应　　B. 溶血反应　　C. 沉淀反应
   D. 中和反应　　E. 补体结合反应

8. 单向琼脂扩散属于：
   A. 凝集反应　　　　　B. 溶血反应
   C. 沉淀反应　　　　　D. 中和反应
   E. 补体结合反应

9. 与抗原抗体结合无关的因素是：
   A. 抗原抗体结构的互补性
   B. 反应温度
   C. 反应体系的酸碱度
   D. 反应体系的离子强度
   E. 抗原分子量的大小

10. 下列试验中，需用第二抗体的是：
    A. 肥达氏试验　　　　B. 直接免疫荧光
    C. 库姆（Coomb's）试验　D. 免疫比浊
    E. 间接凝集试验

11. 用双抗体夹心法检测甲胎蛋白（AFP）所用的固相包被物是：
    A. 纯化 AFP　　　　　B. 酶标记 AFP
    C. 酶标记 AFP 抗体　　D. AFP 抗体
    E. AFP 抗抗体

12. 抗原抗体结合出现肉眼可见反应：
    A. 与抗原分子量大小密切相关
    B. 与抗体的类型密切相关

C. 与抗体的亲和力密切相关
D. 与抗原抗体的比例密切相关
E. 与抗原的亲合力密切相关

13. 可用于检测 T 细胞免疫功能的试验：
   A. 间接凝集试验　　B. 溶血空斑试验
   C. 吞噬试验　　　　D. 淋巴细胞增殖试验
   E. 硝基蓝四氮唑试验

14. 要定量检测人血清乙肝表面抗原，临床常用的免疫检测法是：
   A. 免疫荧光法　　　B. 免疫酶标记法
   C. 细胞毒试验　　　D. 溶血空斑试验
   E. 补体结合试验

15. ELISA 中通常使用的酶是：
   A. 蛋白酪氨酸激酶　　B. 葡萄糖 6 磷酸酶
   C. 核酸末端转移酶　　D. 辣根过氧化物酶
   E. 核酸内切酶

16. E 玫瑰花环形成实验的原理是 SRBC 可与：
   A. B 细胞的 BCR 结合　　B. Th 细胞结合
   C. 人外周血表达 CD2 的 T 细胞非特异性结合
   D. 所有的 T 细胞结合　　E. Tc 细胞结合

17. 流式细胞术不可用于：
   A. T 细胞表型测定　　B. 血清中细胞因子的检测
   C. T 细胞总数测定　　D. B 淋巴细胞分离
   E. T 淋巴细胞的分离

18. 早早孕试纸利用的免疫学技术是：
   A. 酶标技术　　　　B. 胶体金标记技术
   C. 免疫荧光技术　　D. 放射免疫技术
   E. 补体结合试验

19. 可以用流式细胞术进行检测的是：
   A. T 细胞表型测定
   B. 外周血 $CD4^+/CD8^+$ T 细胞的比值
   C. T 细胞总数测定
   D. T 淋巴细胞的分离
   E. 以上均可

20. 应用抗原抗体结合反应的实验是：
   A. 补体结合试验　　B. 淋巴细胞转化试验
   C. E 花环试验　　　D. 以上均不是

B 型题（21～40 题）

（21～25 题）
   A. 双向免疫扩散法　　B. 单向免疫扩散法
   C. 免疫电泳　　　　　D. 淋巴细胞转化试验
   E. 抗球蛋白试验

21. 用于抗原或抗体的定性检测的是：
22. 能检测 Rh 抗体的是：
23. 能对抗原组分进行分析的是：
24. 能检测细胞免疫功能的是：
25. 能检测补体 C3 含量的是：

（26～30 题）
   A. ELISPOT 测定法　　B. 双向免疫扩散
   C. 免疫电泳　　　　　D. 单向免疫扩散
   E. 免疫荧光

26. IgG 含量测定：
27. 诊断性联无丙种球蛋白血症：
28. 抗原组成和两种抗原相关性分析：
29. 组织中抗原的鉴定或定位：
30. 细胞因子测定：

（31～35 题）
   A. 玻片凝集法　　　　B. 试管凝集法
   C. 抗球蛋白试验　　　D. 间接乳胶凝集试验
   E. 免疫比浊法

31. 新生儿溶血症（Rh 溶血）的诊断：
32. 类风湿因子测定：
33. 伤寒病诊断：
34. ABO 血型鉴定：
35. 免疫球蛋白含量测定：

（36～40 题）
   A. PE　　　B. 3H - TdR　　C. 胶体金
   D. 鲁米诺　　　E. SDS - PAGE

36. 用于免疫层析法：
37. 用于免疫荧光：
38. 用于免疫印迹：
39. 用于化学发光免疫分析：
40. 用于 T 细胞增殖试验：

X 型题（41～47 题）

41. 下列不是抗原抗体反应的特点是：
   A. 具有特异性
   B. 为可逆性结合
   C. 为不可逆结合
   D. 比例适当时出现可见反应
   E. 不受温度影响

42. 用已知抗体检测抗原的方法是：

A. 免疫荧光技术(间接法)
B. 免疫荧光技术(直接法)
C. ELISA(夹心法)
D. ELISA(间接法)
E. ELISPOT

43. 凋亡细胞检测可用：
A. 流式细胞术　　B. ^{51}Cr 释放法
C. ^{3}H‐TdR 掺入法　　D. TUNEL 法
E. 形态学检查法

44. 用已知抗原检测未知抗体的实验方法是：
A. ELISA 间接法　　B. 间接凝集试验
C. 间接免疫荧光法　　D. MTT 法
E. ^{3}H‐TdR 掺入法

45. 检测 T 细胞亚群可采用的实验方法是：
A. 流式细胞术　　B. 间接凝集试验
C. 间接免疫荧光法　　D. MTT 法
E. 直接免疫荧光法

46. 免疫学诊断方法重要的评估标准是：
A. 特异性　　B. 敏感性　　C. 实用性
D. 快速性　　E. 可逆性

47. 从 T 细胞中分离出 CD4$^+$ T 细胞可用：
A. MTT 法　　B. 磁珠分离法
C. 流式细胞术　　D. ELISPOT
E. 密度梯度离心法

二、名词解释

1. 凝集反应(agglutination)
2. 沉淀反应(precipitation)
3. 免疫标记技术(immunolabeling techniques)
4. 酶联免疫吸附试验(ELISA)
5. 免疫印迹法(immunoblotting)
6. 免疫组化技术(immunohistochemistry)
7. 酶联免疫斑点试验(ELISPOT)
8. 流式细胞术(fluorescence activated cell sorter, FACS)

三、填空题

1. 酶免疫测定中最常用的酶是 _____ 和 _____。
2. 免疫标记技术有 _____、_____、_____、_____ 和 _____。
3. 抗原与抗体的结合受 _____、_____ 和 _____ 等条件的影响。
4. 荧光免疫试验中,常用的标记物有 _____ 和 _____ 等。
5. 淋巴细胞分离与类型鉴定的方法有 _____、_____、_____ 和 _____。
6. 酶免疫的常用方法是 _____、_____、_____、_____ 和 _____。
7. 细胞因子常见的检测方法类型有 _____ 和 _____。
8. 通常用于定量检测的沉淀实验是 _____ 和 _____。
9. 检测杀伤细胞活性的细胞毒试验方法主要有 _____、_____、_____ 等。

四、简答题

1. 什么是 T 细胞增殖试验？常用哪些基本方法？
2. 简述单向和双向免疫扩散的原理及用途。
3. 什么叫抗原肽‐MHC 分子四聚体技术？
4. 试述细胞因子的生物学检测法原理,常用的方法有哪些？
5. 试述细胞因子的免疫学检测法的原理？有何优缺点？
6. 用单向扩散试验测定各种蛋白质必须具备哪几个条件？

五、论述题

1. 请论述酶联免疫吸附试验的基本原理和常用方法。

参考答案

一、选择题

A 型题(1~20 题)
1. D 2. C 3. A 4. B 5. C 6. D 7. C 8. C 9. E 10. C
11. D 12. D 13. B 14. B 15. D 16. C 17. B 18. B 19. E 20. A

B 型题(21~40 题)
21. A 22. E 23. C 24. D 25. B 26. D 27. C 28. B 29. E 30. A 31. C
32. D 33. B 34. A 35. E 36. C 37. A 38. E 39. D 40. B

X 型题(41~47 题)
41. CE 42. ABCE 43. ADE 44. ABC 45. ACE 46. ABCD 47. BC

二、名词解释

1. 凝集反应：颗粒性抗原例如细菌、红细胞等与相应的抗体在适量的电解质存在的条件下，经一定时间后凝聚成肉眼可见的凝集物，称为凝集反应。

2. 沉淀反应：可溶性抗原（如毒素、组织浸出液及血清中的蛋白质等）与其相应的抗体相遇后，在电解质参与下，形成肉眼可见的沉淀物，称为沉淀反应。

3. 免疫标记技术（immunolabeling techniques）：是用荧光素、酶或放射性核素等标记物标记抗原或抗体，进行的抗原抗体反应，是目前应用最广泛的免疫学技术。

4. 酶联免疫吸附试验（ELISA）：是酶免疫测定技术中应用最广的技术。基本方法是将已知的抗原或抗体吸附在固相载体表面，使抗原抗体反应在固相表面进行，通过洗涤将固相上的抗原抗体复合物与液相中的游离成分分开。

5. 免疫印迹法（immunoblotting）：又称 Western blotting，是将凝胶电泳与固相免疫结合，把电泳分区的蛋白质转移至固相载体，再用酶免疫、放射免疫等技术测定。

6. 免疫组化技术（immunohichemistry）：是用标记物标记的抗体与组织或细胞的抗原反应，结合形态学检查，对抗原进行定性、定量、定位检测的技术。

7. 酶联免疫斑点试验（ELISPOT）：是用已知细胞因子的抗体包被固相载体，加入待检的效应细胞，温育一定时间后洗去细胞，如待检效应细胞产生相应细胞因子，则与已包被的抗体结合，再加入酶标记抗该细胞因子抗体，加底物显色。该法可用于单一个效应细胞分泌某种细胞因子的检测。

8. 流式细胞术是借助荧光激活细胞分选器（fluorescence activated cell sorter，FACS）：对免疫细胞及其它细胞进行快速准确鉴定和分类的技术。该方法是集光学、流体力学和计算机技术于一体，对细胞多参数定量测定和综合分析，包括细胞大小、表型等。

三、填空题

1. 辣根过氧化物酶　碱性磷酸梅
2. 免疫荧光法　酶免疫测定　放射免疫测定法　化学发光免疫分析　免疫印迹法　免疫PCR
3. 温度　酸碱度　离子强度
4. 异硫氰酸荧光素（FITC）　藻红蛋白（PE）
5. 免疫荧光法　磁珠分离法　淘选法　流式细胞术　抗原肽-MHC分子四聚体技术
6. 双抗体夹心法　间接法　BAS-ELISA　酶联免疫斑点试验　免疫组化技术
7. 免疫学检测法　生物活性测定法
8. 单向免疫扩散　免疫比浊
9. ^{51}Cr释放法　乳酸脱氢酶释放法　凋亡细胞检查法

四、简答题

1. 答：（1）T细胞增殖试验是指植物血凝素（PHA）、刀豆蛋白A（ConA）等丝裂原以及抗CD3单克隆抗体等能非特异地活化培养的T细胞，并使其增殖。在增殖过程中细胞DNA、RNA、蛋白质的合成增加，细胞形态改变，最终细胞分裂。此现象也称淋巴细胞转化。（2）常用方法有^3H-TdR掺入法、MTT法及细胞形态法等。^3H-TdR掺入法是在PBMC中加入PHA共同培养，终止培养前8-15小时加入氚标记得胸腺嘧啶核苷（3HTdR），由于^{3}HTdR能掺入细胞合成的DNA中，细胞增殖水平越高，掺入的放射性核素越多。培养结束后收集细胞，用液体闪烁仪测定样品的放射活性，反映细胞增殖状况。MTT法是在细胞培养终止前数小时加入MTT的，作为细胞内线粒体琥珀酸脱氢酶的底物参与反应，形成紫色的甲臜颗粒并沉淀于细胞内或细胞周围，甲臜可被随后加入的盐酸异丙醇或二甲基亚枫完全溶解，可用酶标测定仪测定细胞培养物的OD值。因甲臜的生成量与细胞增殖水平正相关，故OD值反映细胞增殖水平的高低。细胞形态法是将培养后的细胞涂片，镜下计数细胞转化的百分率。

2. 答：（1）单向免疫扩散是将一定量已知抗体混于琼脂凝胶中制成琼脂板，在适当位置打孔后将抗原加入孔中扩散。抗原在扩散过程中与凝胶中的抗体相遇，形成以抗原孔为中心的沉淀环，环的直径与抗原含量成正相关。常用检测血清IgG、IgA、IgM和补体C3等的含量。

（2）双向免疫扩散是将抗原与抗体分别加于琼脂凝胶的小孔中，二者自由向四周扩散并相遇，在相遇处形成沉淀线。如果反应体系中含两种以上的抗原抗体系统，则小孔间可出现两条以上的沉淀线。本法常用于抗原或抗体的定性、定量检测及组成分析。

3. 答：肽－MHC 分子四聚体技术是用生物素化的抗原肽－MHC 分子复合物与荧光标记的亲和素结合，由于 1 个荧光素标记的亲和素可结合 4 个生物素分子，能使 4 个 MHC、抗原肽复合物形成一个复合体，将该复合体标记荧光素后，即成抗原特异性四聚体。抗原特异性四聚体能与样品中的特异性 T 细胞的 TCR 结合，由于四聚体能同时结合一个 T 细胞表面的 4 个 TCR，亲和力大大提高。用流式细胞术即可确定待检标本中抗原特异性 CTL 细胞的频率。

4. 答：细胞因子的生物学检测法是根据细胞因子特定的生物活性而设计的检测方法，由于各种细胞因子具有不同的生物活性，因此可选择某一细胞因子独特的生物活性，对其进行检测。

生物学检测法又称为生物活性检测法，可分为以下几类：细胞增殖法、靶细胞杀伤法、细胞因子诱导的产物分析法、细胞病变抑制法等。该法比较敏感，并能直接测定生物学功能，属于一种最可靠的方法，是科研部门最常用的技术，需要长期培养依赖性细胞株，步骤繁杂，影响因素多，是这一方法的缺点。

5. 答：细胞因子均为蛋白质或多肽，具有较强的抗原性，可较方便地获得细胞因子的特异性抗血清或单克隆抗体，因此可利用抗原抗体特异性反应的特性，用免疫学技术定量检测细胞因子。

免疫学检测法比较简单、迅速、重复性好，但所测定的只代表相应细胞因子的量而不代表活性，同时敏感度也低于生物活性检测法。

6. 答：用单向扩散试验测定各种蛋白质必须具备以下三个条件：①备有仅对某待测抗原的单价特异抗血清；②备有已知含量的标准品；③待测品含量在 1.25μg/ml 以上（单向扩散技术的敏感度）。

五、论述题

答：酶联免疫吸附试验（ELISA）是酶免疫测定技术中应用最广的技术。基本方法是将已知的抗原或抗体吸附在固相载体表面，使抗原抗体反应在固相表面进行，通过洗涤将固相上的抗原抗体复合物与液相中的游离成分分开。

常用方法：

（1）双抗体夹心法：用已知抗体包被在酶联检测板上，加入待检标本，标本中若含有应抗原即与固相上的抗体结合，洗涤去除未结合成分，加入该抗原特异的酶标记抗体，洗去未结合的酶标记抗体，加底物后显色。

（2）间接法：用已知抗原包被固相，加入待检血清标本，再加酶标记的二抗加底物观察显色反应。

（3）BAS－ELISA：在生物素－亲和素系统（BAS）中利用亲和素－生物素－酶的连接关系，追踪生物素标记抗体所识别的抗原，通过酶催化底物显色，可检测相应抗原或抗体。生物素也可结合核苷酸，因此 BAS 除用于抗原抗体检测外，还用于 DNA 和 RNA 的测定。

（4）ELISPOT 测定法：用已知抗细胞因子的抗体包被固相，加入待检效应细胞，温育一定时间后洗去细胞，如温育过程中产生相应细胞因子，则与已包被的抗体结合，再加入酶标记抗该细胞因子抗体，加底物则显色。该法用于单一效应细胞分泌的某一种细胞因子的测定。

（5）免疫组化技术：是用标记物标记的抗体与组织或细胞的抗原反应，结合形态学检查，对抗原进行定性、定量、定位检测的技术。

（付　强　栾希英）

第二十三章 免疫学防治

掌握：①人工主动免疫和人工被动免疫的概念及主要制剂；②免疫治疗的概念；③疫苗的基本要求。

熟悉：①疫苗的应用；②计划免疫的含义。

了解：①新型疫苗和新型佐剂；②了解免疫治疗的方法。

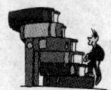

一、免疫预防

特异性免疫预防的获得方式包括自然免疫和人工免疫两种。自然免疫主要指机体感染病原体后建立的特异性免疫，也包括胎儿或新生儿经胎盘或乳汁从母体获得抗体。人工免疫则是人为地使机体获得特异性免疫，包括人工主动免疫和人工被动免疫。

1. 疫苗：是免疫预防的主要措施，习惯上将细菌性制剂、病毒性制剂以及类毒素等人工主动免疫制剂统称为疫苗。疫苗的基本要求包括安全、有效和实用。

2. 人工主动免疫：是用疫苗接种机体，使之产生特异性免疫，从而预防感染的措施。(1)灭活疫苗：是选用免疫原性强的病原体，经人工大量培养后，用理化方法灭活制成；(2)减毒活疫苗：是用减毒或无毒力的活病原微生物制成。制备方法是将病原体在培养基或动物细胞中反复传代，使其失去毒力，但保留免疫原性；(3)类毒素：是用细菌的外毒素经0.3%～0.4%甲醛处理制成。已失去外毒素的毒性，但保留免疫原性，接种后能诱导机体产生抗毒素。

3. 人工被动免疫：是给人体注射含特异性抗体的免疫血清或细胞因子的制剂，以治疗或紧急预防感染的措施。主要制剂包括：(1)抗毒素：是用细菌外毒素或类毒素免疫动物制备的免疫血清，具有中和外毒素毒性的作用；(2)人免疫球蛋白制剂；(3)细胞因子与单克隆抗体。

4. 佐剂：一类与抗原合用时能增强抗原免疫效应的物质。

5. 计划免疫：是根据特定传染病的疫情监测和人群免疫状况分析，按照规定的程序有计划的进行人群免疫接种，达到控制以至消灭相应传染病的目的而采取的重要措施。

6. 新型疫苗及其发展：近年来新发展的疫苗主要有：亚单位疫苗、结合疫苗、合成疫苗、基因工程疫苗（包括重组抗原疫苗、重组载体疫苗、DNA疫苗、转基因植物疫苗）。

7. 疫苗的主要应用范围包括：抗感染、抗肿瘤、计划生育和防治免疫病理损伤。

二、免疫治疗

免疫治疗是指利用免疫学原理，针对疾病的发生机制，人为地调整机体的免疫功能，达到治疗目的所采取的措施。

1. 分子治疗：指给机体输入分子制剂，以调节机体的特异性免疫应答，如抗体、细胞因子及微生物制剂等。

2. 细胞治疗：指给机体输入细胞制剂，以激活或增强机体的特异性免疫应答，如细胞疫苗、干细胞移植及过继免疫治疗等。过继免疫治疗是取自体淋巴细胞经体外激活、增殖后回输患者，直接杀伤肿瘤或激发机体抗肿瘤免疫效应。造血干细胞移植可由骨髓、外周血或脐血中分离获得。

3. 生物应答调节剂与免疫抑制剂：(1)生物应答调节剂：指具有促进或调节免疫功能的制剂，通常对免疫功能正常者无影响。常用制剂包括治疗性疫苗、单克隆抗体、细胞因子、微生物及其产物、人工合成分子等。(2)免疫抑制剂能抑制机体的免疫功能，常用于防治移植排斥反应的发生和自身免疫病的治疗。如属于化学合成药物的糖皮质激素、环磷酰胺和硫唑嘌呤以及属于微生物制剂的环孢菌素A、FK506、雷帕霉素等。

测试题

一、选择题

A型题(1~19题)

1. 治疗粒细胞减少症较为有效的细胞因子是：
   A. G⁻CSF B. TPO C. IFN-γ
   D. EPO E. IFN-β

2. 减毒活疫苗被用于以下哪两种疾病的预防：
   A. 百日咳和乙肝 B. 白喉和脊髓灰质炎
   C. 伤寒和狂犬病 D. 结核病和麻疹
   E. 破伤风和白喉

3. 灭活疫苗所不具备的作用特点是：
   A. 注射的局部和全身反应较重
   B. 比活疫苗方便
   C. 主要诱导细胞免疫应答
   D. 主要诱导体液免疫应答
   E. 需多次接种保存

4. 由编码病原体有效免疫原的基因与细菌质粒构建形成的重组体称为：
   A. 合成肽疫苗 B. 结合疫苗
   C. 重组抗原疫苗 D. 重组载体疫苗
   E. DNA疫苗

5. 基因工程疫苗不包括：
   A. 转基因植物疫苗 B. 结合疫苗
   C. DNA疫苗 D. 重组载体疫苗
   E. 重组抗原疫苗

6. 不属于活疫苗的是：
   A. 乙型脑炎疫苗 B. 脊髓灰质炎疫
   C. 腮腺炎疫苗 D. 麻疹疫苗
   E. 卡介苗苗

7. 用于人工主动免疫的生物制剂是：
   A. 破伤风抗毒素 B. 白细胞介素
   C. 白喉类毒素 D. 免疫球蛋白
   E. 干扰素

8. 抗毒素通常用于治疗：

   A. 过敏反应
   B. 自身免疫疾病
   C. 移植排斥反应
   D. 产生相应外毒素的细菌感染
   E. 产生相应外毒素的病毒感染

9. 属于人工被动免疫的是：
   A. 接种疫苗获得的免疫
   B. 通过胎盘或初乳获得的免疫
   C. 接种类毒素获得的免疫
   D. 传染病后获得的免疫
   E. 注射抗毒素获得的免疫

10. 新生儿不易患传染病，其免疫力的获得是通过：
    A. 隐性感染 B. 自然被动免疫
    C. 潜伏感染 D. 人工主动免疫
    E. 人工被动免疫

11. 治疗肾性贫血较为有效的细胞因子是：
    A. EPO B. TPO C. G⁻CSF
    D. IFN-β E. IFN-γ

12. 提取病原体中有效免疫原制成的抗原称：
    A. 合成肽疫苗 B. 灭活疫苗
    C. 亚单位疫苗 D. 重组抗原疫苗
    E. 结合疫苗

13. 基因工程抗体不包括：
    A. 嵌合抗体 B. 双特异性抗体
    C. 人源化抗体 D. 单克隆抗体
    E. 单链抗体

14. 属于自然主动免疫的是：
    A. 接种类毒素获得的免疫
    B. 患传染病后获得的免疫
    C. 新生儿从母乳中获得的免疫
    D. 注射细胞因子获得的免疫
    E. 注射抗毒素获得的免疫

15. 胎儿经胎盘从母体中获得抗体属于：
    A. 自然主动免疫 B. 人工主动免疫
    C. 人工被动免疫 D. 过继免疫
    E. 自然被动免疫

16. 用于人工被动免疫的生物制剂是：
    A. 百日咳疫苗 B. 脊髓灰质炎疫苗
    C. 白喉类毒素 D. 破伤风抗毒素
    E. 卡介苗

17. 属于主动免疫治疗的是：

第二十三章 免疫学防治

A. 注射 BCG　　　　B. 注射 IFN
C. 注射抗毒素　　　D. 注射 TNF
E. 注射白介素

18. 用于预防病毒感染的活疫苗是：
    A. 流感疫苗　　　　B. 脊髓灰质炎疫苗
    C. 狂犬病疫苗　　　D. 卡介苗
    E. 百日咳疫苗

19. 关于人免疫球蛋白制剂的叙述错误的是：
    A. 一般为多价抗血清
    B. 只可用于病毒性疾病的预防
    C. 从血浆或胎盘血中分离制成
    D. 可用于免疫缺陷病的治疗
    E. 只含 IgG 类抗体

B 型题（20~29 题）

（20~22 题）
A. 注射短小棒状杆菌
B. 传染病后获得的免疫
C. 通过胎盘或初乳获得的免疫
D. 注射抗毒素获得的免疫
E. 接种疫苗，类毒素获得的免疫

20. 属于人工被动免疫的是：
21. 属于人工主动免疫的是：
22. 属于自然主动免疫的是：

（23~26 题）
A. 环磷酰胺　　　　B. 左旋咪唑
C. 两者均否　　　　D. 两者均是

23. 属于免疫增强剂的是：
24. 属于免疫抑制剂的是：
25. 化学合成药物：

（26~29 题）
A. 抗 HIV 血清　　　B. 免疫毒素
C. 抗淋巴细胞丙种球蛋白
D. 丙种球蛋白
E. 抗毒素血清

26. 破伤风的治疗可使用：
27. 麻疹和传染性肝炎的紧急预防可使用：
28. 急性肾移植排斥的治疗可使用：
29. 白喉的治疗可使用：

X 型题（30~35 题）

30. 死疫苗的作用特点是：
    A. 免疫效果优于减毒活疫苗　B. 接种次数多
    C. 接种局部和全身反应重　D. 体液免疫应答为主
    E. 细胞免疫应答为主

31. 与死疫苗相比较，活疫苗的优点包括：
    A. 不适反应较大
    B. 用减毒或无毒的活病原微生物制成
    C. 免疫效果良好、持久
    D. 接种次数少
    E. 不适反应较小

32. 器官移植时可用：
    A. FK506　　B. 环孢菌素 A　　C. 干扰素
    D. 环磷酰胺　　E. 左旋咪唑

33. 免疫抑制疗法可用于治疗：
    A. 免疫缺陷病　　　　B. 红斑狼疮患者
    C. 自身免疫病　　　　D. 超敏反应性疾病
    E. 移植排斥反应

34. 主动免疫包括：
    A. 机体接受细胞因子获得的免疫
    B. 机体注射免疫球蛋白制剂获得的免疫
    C. 机体感染病原体后获得的免疫
    D. 机体接种疫苗获得的免疫
    E. 机体接种类毒素获得的免疫

35. 免疫增强疗法可用于：
    A. 免疫缺陷病　　　　B. 超敏反应性疾病
    C. 病毒或真菌感染　　D. 自身免疫病
    E. 胞内寄生菌感染

二、名词解释

1. 人工主动免疫（artifical active immunization）
2. 减毒活疫苗（live-attenuated vaccine）
3. 类毒素（toxoid）
4. 人工被动免疫（artificial passive immunization）
5. 计划免疫（planed immunization）
6. 免疫治疗（immunotherapy）
7. 抗体靶向治疗
8. 细胞治疗
9. 过继免疫治疗
10. 生物应答调节剂（BRM）
11. 疫苗（vaccine）

三、填空题

1. 特异性免疫的获得方式有_____和_____两种。
2. 疫苗的基本要求包括_____、_____

和_____。

3. 基因工程疫苗主要包括_____、_____、_____和_____。

4. 人工主动免疫的常规疫苗包括_____、_____和_____。

5. 抗毒素是用细菌_____或_____免疫动物制备的免疫血清。

6. 异体造血干细胞移植可通过采集_____、_____和_____分离获得。

7. 疫苗的应用范围包括_____、_____、_____和_____。

8. 自然免疫主要指机体_____后建立的特异性免疫,也包括胎儿或新生儿经_____或_____从母体获得抗体。

9. 人工被动免疫常用的制剂包括_____、_____和_____等。

四、简答题

1. 何谓人工主动免疫? 常用的制剂有哪些?
2. 何谓人工被动免疫? 常用的制剂有哪些?
3. 何谓生物应答调节剂? 常用制剂有哪些?

五、论述题

1. 试述目前抗体在免疫治疗中的应用。

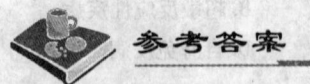
参考答案

一、选择题

A 型题(1~19 题)

1. A 2. D 3. C 4. E 5. B 6. A 7. C 8. D 9. E 10. B 11. A 12. C 13. D 14. B 15. E 16. D 17. A 18. B 19. E

B 型题(20~29 题)

20. D 21. E 22. B 23. B 24. A 25. D 26. E 27. D 28. C 29. E

X 型题(30~35 题)

30. BCD 31. BCDE 32. ABD 33. BCDE 34. CDE 35. ACE

二、名词解释

1. 人工主动免疫:是用疫苗接种机体,使之产生特异性免疫,从而预防感染的措施。

2. 减毒活疫苗:是用减毒或无毒力的活病原微生物制成。制备方法是将病原体在培养基或动物细胞中反复传代,使其失去毒力,但保留免疫原性。

3. 类毒素:是用细菌的外毒素经 0.3%~0.4% 甲醛处理制成。已失去外毒素的毒性,但保留免疫原性,接种后能诱导机体产生抗毒素。

4. 人工被动免疫:是给人体注射含特异性抗体的免疫血清或细胞因子的制剂,以治疗或紧急预防感染的措施。

5. 计划免疫:是根据特定传染病的疫情监测和人群免疫状况分析,按照规定的程序有计划的进行人群免疫接种,达到控制以至消灭相应传染病的目的而采取的重要措施。

6. 免疫治疗:是指利用免疫学原理,针对疾病的发生机制,人为地调整机体的免疫功能,达到治疗目的所采取的措施。

7. 抗体靶向治疗:是用肿瘤特异性单抗为载体,将放射性核素、酪氨酸激酶抑制剂、化疗剂以及毒素等细胞毒性物质靶向携带至肿瘤病灶局部,可特异地杀伤肿瘤细胞,而对正常细胞的损伤较轻。

8. 细胞治疗:给机体输入细胞制剂(细胞疫苗、干细胞移植、过继免疫治疗)以激活或增强机体的特异性免疫应答。

9. 过继免疫治疗:是取自体淋巴细胞经体外激活、增殖后回输患者,直接杀伤肿瘤或激发机体抗肿瘤免疫效应。

10. 生物应答调节剂:具有促进或调节免疫功能的制剂,通常对免疫功能正常者无影响。

11. 疫苗:将细菌性制剂、病毒性制剂以及类毒素等人工主动免疫制剂统称为疫苗。

三、填空题

1. 自然免疫 人工免疫
2. 安全 有效 实用
3. 重组抗原疫苗 重组载体疫苗 DNA 疫苗 转基因植物疫苗
4. 灭活疫苗 减毒活疫苗 类毒素
5. 外毒素 类毒素
6. 骨髓 外周血 脐血
7. 抗感染 抗肿瘤 计划生育 防止免疫病理损伤
8. 感染病原体 胎盘 初乳
9. 抗毒素 人免疫球蛋白制剂 细胞因子与单克隆抗体

四、简答题

1.答：人工主动免疫是用疫苗接种机体,使之产生特异性免疫,从而预防感染的措施。常用的制剂有：

(1)灭活疫苗(死疫苗)：是选用免疫原性强的病原体,经人工大量培养后,用理化方法灭活制成。细菌类有霍乱 百日咳 伤寒疫苗等；病毒类有狂犬病 乙型脑炎 流感疫苗等。

(2)减毒活疫苗：是用减毒或无毒力的活的病原微生物制成的疫苗。细菌类有卡介苗；病毒类有脊髓灰质炎疫苗(口服)、牛痘、麻疹、腮腺炎、风疹、水痘等。

(3)类毒素：类毒素是用细菌外毒素经0.3%~0.4%甲醛处理制成。如破伤风类毒素和白喉类毒素。

2.答：人工被动免疫是给人体注射含特异性抗体的免疫血清或细胞因子等制剂,以治疗或紧急预防感染或其它疾病的措施。常用的制剂有

(1)抗毒素：是用细菌外毒素或类毒素免疫动物制备的免疫血清,具有中和外毒素的作用。如破伤风抗毒素和白喉抗毒素。

(2)人免疫球蛋白制剂：是从大量混合血浆或胎盘血中分离制成的免疫球蛋白浓缩剂。常用的有人血浆丙种球蛋白和胎盘丙种球蛋白。

(3)细胞因子与单克隆抗体：细胞因子制剂是近年来研制的新型免疫治疗剂,主要有 IFN-γ、IFN-α、GM-CSF、IL-2、IL-11 和 EPO 等。

3.答：生物应答调节剂(BRM)指具有促进或调节免疫功能的制剂,通常对免疫功能正常者无影响,而对免疫功能异常,特别是免疫功能低下者有促进或调节作用。BRM 的研究发展迅速,在免疫治疗中占有重要地位,已广泛用于肿瘤、感染、自身免疫病、免疫缺陷病等的治疗。制剂包括治疗性疫苗单克隆抗体、细胞因子、微生物及其产物、合成性分子等。

五、论述题

1.答：抗体用于免疫治疗有多种方法,成熟有效的方法是用免疫血清抗感染治疗,单克隆抗体和基因工程抗体的应用大多处于临床试验阶段。

(1)多克隆抗体：使用传统方法免疫动物制备的血清制剂,包括一下两类：①抗感染的免疫血清：抗毒素血清主要用于治疗和紧急预防细菌外毒素所致的疾病,常用的有白喉抗毒素、破伤风抗毒素；人免疫球蛋白制剂主要用于治疗丙种球蛋白缺乏症和预防麻疹、传染性肝炎。②抗淋巴细胞丙种球蛋白：用人T细胞免疫动物制备的免疫血清,注射人体后可溶解破坏T细胞,使细胞免疫功能下降,可阻止器官移植受者发生移植排斥反应,也可用于某些自身免疫病,如肾小球肾炎、系统性红斑狼疮、重症肌无力和类风湿关节炎的治疗。免疫血清是异种蛋白,使用中应注意超敏反应的发生。

(2)单克隆抗体与基因工程抗体：①抗细胞表面分子的单抗：如抗人 CD3 单抗可溶解破坏T细胞,能阻止心、肝、肾移植后产生的排斥反应；在骨髓移植中可通过消除骨髓中的成熟T细胞,防止移植物抗宿主病的发生。②抗细胞因子的单抗：如抗 IL-1 或抗 TNF-α 单抗可减轻炎症细胞因子引起的炎症反应。③抗体靶向治疗：用肿瘤特异性单抗为载体,将放射性核素、酪氨酸激酶抑制剂、化疗剂以及毒素等细胞毒性物质靶向携带至肿瘤病灶局部,可特异地杀伤肿瘤细胞,而对正常细胞的损伤较轻。

目前,一些单克隆抗体或基因工程抗体已用于肿瘤、感染、自身免疫病、超敏反应性疾病等的治疗。

(孙 萍 宋 伟)

潍坊医学院《医学免疫学》期末考试模拟试题

一、选择题(共45题,A型题每题0.5分,X型题每题1分,共25分)

A型题(单项选择,从ABCD四个选项中选择一个最正确答案)

1. 机体免疫系统识别和清除突变细胞的功能属于:
   A. 免疫监视　　　　B. 免疫自稳
   C. 免疫耐受　　　　D. 免疫防御

2. 能与肥大细胞结合的Ig是:
   A. IgG　　B. IgM　　C. IgA　　D. IgE

3. 引起新生儿溶血症的Rh抗体属于:
   A. IgG　　B. IgM　　C. IgA　　D. IgD

4. 血清中含量最高的抗体是:
   A. IgG　　B. IgE　　C. IgM　　D. IgA

5. 新生儿从母乳中获得的Ig是:
   A. IgA类抗体　　　　B. IgM类抗体
   C. IgG类抗体　　　　D. IgE类抗体

6. 淋巴结的功能以下哪项正确:
   A. B细胞发育分化成熟的部位
   B. NK细胞发育分化成熟的部位
   C. T细胞发育分化成熟的部位
   D. T、B细胞主要定居的部位

7. 人类免疫细胞发育分化成熟的场所是:
   A. 胸腺和淋巴结
   B. 骨髓和粘膜免疫系统
   C. 淋巴结和脾脏
   D. 胸腺和骨髓

8. 下列哪种物质不具有免疫原性:
   A. 白喉抗毒素　　　　B. 青霉素
   C. 结核菌素　　　　　D. 细菌内毒素

9. 人体注射动物来源的抗毒素,你认为注入的是:
   A. 半抗原　　　　　B. 抗体
   C. 抗原　　　　　　D. 既是抗原又是抗体

10. 异嗜性抗原的本质是:
    A. 改变的自身抗原　　B. 半抗原

    C. 共同抗原表位　　　D. 同种异型抗原

11. T细胞非特异性丝裂原常见的为:
    A. PHA　　B. LPS　　C. SPA　　D. IL-2

12. T细胞表面不表达的分子是:
    A. CD2　　B. CD3　　C. CD28　　D. CD80

13. 可表达归巢受体的细胞是:
    A. 树突状细胞　　　B. 记忆T细胞
    C. 红细胞　　　　　D. 巨噬细胞

14. 下列哪种组合可抑制T细胞的活化:
    A. B7-CD28　　　　B. CD7-CD28
    C. B7-CTLA-4　　　D. CD40-CD40L

15. 下列哪种组合是T细胞活化的第二信号:
    A. CD80-CD28　　　B. CD7-CD28
    C. CTLA-4-B7　　　D. CD40-CD40L

16. 能发挥调理作用的补体成分是:
    A. C4a　　B. C3b　　C. C5b　　D. C2b

17. 经典途径中激活补体能力最强的Ig是:
    A. IgG4　　B. IgG2　　C. IgG3　　D. IgM

18. 刺激红细胞产生的细胞因子是:
    A. GM-CSF　　　　B. G-CSF
    C. EPO　　　　　　D. TPO

19. 链球菌感染后肾小球肾炎属于:
    A. I型超敏反应　　　B. II型超敏反应
    C. III型超敏反应　　D. IV型超敏反应

20. 具有IgE Fc受体的细胞是:
    A. 平滑肌细胞　　　B. 嗜碱粒细胞
    C. 中性粒细胞　　　D. 单核细胞

21. 在胎盘滋养层细胞高表达的HLA分子是:
    A. HLA-A　　　　　B. HLA-B
    C. HLA-D　　　　　D. HLA-E

22. B细胞不表达下列哪种CD分子:
    A. CD19　　　　　　B. CD40L
    C. CD79　　　　　　D. CD86

23. MHC-I类分子的配体是:

A. 选择素　　　　　B. CD4
C. CD8　　　　　　D. CD28
24. 对肿瘤细胞具有特异性杀伤作用的细胞是：
A. CTL 细胞　　　　B. NK 细胞
C. 巨噬细胞　　　　D. 中性粒细胞
25. Ⅳ型超敏反应的重要病理学特征为：
A. 淋巴细胞和单核巨噬细胞浸润
B. 嗜酸性粒细胞浸润
C. 中性粒细胞浸润
D. 淋巴细胞浸润
26. 与强直性脊柱炎的发生密切相关的 HLA 分子是：
A. HLA - DR3　　　B. HLA - B8
C. HLA - B27　　　D. HLA - B7
27. 在非特异性和特异性免疫应答各阶段均起重要作用的细胞是：
A. 巨噬细胞　　　　B. 中性粒细胞
C. NK 细胞　　　　D. αT 细胞
28. 脱敏疗法适用于：
A. 青霉素过敏者而又必须使用者
B. 抗毒素过敏而又必须使用者
C. 食物过敏者而又必须食用者
D. 可以避免接触变应原者
29. Rh 血型不符引起的新生儿溶血症多发生于：
A. Rh⁻ 母亲所生 Rh - 胎儿
B. Rh⁺ 母亲所生 Rh + 胎儿
C. Rh⁻ 母亲所生 Rh + 胎儿
D. Rh⁺ 母亲所生 Rh - 胎儿
30. 下列哪项属于Ⅲ型超敏反应：
A. 溶血性贫血　　　B. 接触性皮炎
C. 荨麻疹　　　　　D. 类风湿性关节炎
31. 下列备选答案中，正确的是：
A. 补体经典激活途径在感染早期发挥作用
B. 补体旁路激活途径在感染后期发挥作用
C. 补体旁路途径的 C5 转化酶是 C3bnBb
D. 补体 MBL 激活途径的 C3 转化酶是 C4b2a3b
32. 对中性粒细胞产生趋化作用的细胞因子主要是：
A. MCP　　　　　　B. TGF - β
C. TNF - β　　　　D. IL - 8
33. 诱导 Ig 类别转换，促进 IgE 抗体产生的细胞因子是：

A. IL - 3　　B. IL - 4　　C. IL - 5　　D. IL - 6
34. 抗病毒感染首选的细胞因子是：
A. IFN - γ　　　　　B. TNF - α
C. TGF - β　　　　　D. IL - 2
35. 刺激血小板生成的细胞因子是：
A. TPO　　B. EPO　　C. EGF　　D. G - CSF
36. 通过自分泌效应刺激 T 细胞本身生长的细胞因子是：
A. IL - 1　　B. IL - 2　　C. IL - 4　　D. IL - 5
37. 既可来源于髓系祖细胞，又可来源于淋巴系祖细胞的免疫细胞是：
A. 树突状细胞　　　B. 中性粒细胞
C. NK 细胞　　　　D. T 细胞
38. 以下哪是活化 T 细胞表达的抑制性受体：
A. CTLA - 4　　　　B. CD94/NKG2A
C. TCR - Igα/Igβ　　D. FcεR - Ⅰ
39. 抗体的独特型部位是：
A. VH 与 VL 区　　　B. CH 与 VL 区
C. CH 与 CL 区　　　D. VL 与 CL 区
40. 药物过敏性血细胞减少症属于：
A. Ⅰ型超敏反应　　B. Ⅱ型超敏反应
C. Ⅲ型超敏反应　　D. Ⅳ型超敏反应

X 型题（多项选择，从 ABCDE 五个备选答案中中选出 2 个或 2 个以上的正确答案，多选或少选均不得分）

41. 活化 Th2 细胞分泌的细胞因子主要包括：
A. IL - 2　　B. IL - 4　　C. IL - 7
D. IL - 10　　E. IFN - γ
42. MHCⅡ类分子存在于：
A. 静止 T 细胞　　　B. B 细胞
C. NK 细胞　　　　D. 树突状细胞
E. 巨噬细胞
43. T 细胞介导的细胞免疫作用包括：
A. 抗病毒感染
B. 抗肿瘤
C. 引起移植物抗宿主反应
D. 引起迟发型超敏反应
E. 抗胞内菌感染
44. 对非己抗原发生免疫应答的场所包括：
A. 脾脏　　B. 扁桃体　　C. 胸腺
D. 派氏集合淋巴结　　E. 扁桃体

45. 青霉素可引起：
   A. 过敏性休克
   B. 药物过敏性血细胞减少症
   C. 血清病样反应
   D. 接触性皮炎
   E. Arthus 反应

二、名词解释（共15题，每题2分，共30分）
1. Innate immunity：
2. Antigen：
3. 补体：
4. 单克隆抗体：
5. 异嗜性抗原：
6. ADCC：
7. HLA：
8. 白细胞分化抗原：
9. 细胞粘附分子：
10. 集落刺激因子：
11. Treg：
12. 抗原提呈：
13. AICD：
14. 超敏反应：
15. 免疫耐受：

三、填空题（共40空，每空0.5分，共20分）
1. 人类中枢免疫器官主要包括_____和_____；人T细胞发育成熟的场所是_____，NK细胞发育成熟的场所是_____。
2. 根据抗原刺激B细胞产生抗体是否需要_____细胞的辅助，可将抗原分为_____和_____，只有与载体蛋白结合才具有免疫原性的物质是_____。
3. 根据Ig分子的_____链_____区可将其分为五大类，_____类激活补体能力最强，_____类在粘膜表面发挥抗感染作用。
4. 表达CD3分子的是_____细胞，表达CD8分子的是_____细胞，表达CD34、CD117分子的是_____细胞。
5. CD28的配体是_____分子，CTLA-4的配体是_____分子，HIV的受体是_____分子。
6. T细胞的阳性选择使T细胞获得了_____，阴性选择使T细胞获得了_____。
7. 补体系统的激活途径包括_____、_____和_____三条途径。
8. 细胞因子可通过_____、_____和_____的方式发挥作用。
9. 无补体参与的超敏反应是_____和_____型，无抗体体参与的超敏反应是_____型。
10. 参与Ⅰ型超敏反应的细胞主要是_____、_____和_____；参与Ⅳ型超敏反应的效应性T细胞包括_____细胞和_____细胞，NK细胞参与_____型超敏反应。
11. HLA Ⅰ类分子表达于_____表面，提呈的抗原是给_____细胞。
12. Mφ表面的模式识别受体（PRR）主要包括有_____、_____和_____。

四、简答题（共4题，每题4分，共16分）
1. 补体系统通过何种方式参与机体的抗感染免疫。
2. 按照不同的分类依据，简述T细胞可分为哪些亚群。
3. NK细胞杀伤靶细胞的途径。
4. 在体液免疫应答的规律中，再次应答与初次应答的不同之处有哪些。

五、论述题（共1题，每题9分，共9分）
1. 简述Ⅱ型超敏反应的发生机制和常见疾病。

《医学免疫学》期末考试模拟试题参考答案及评分标准

一、选择题（共45题，A型题每题0.5分，X型题每题1分，共25分）

A型题（单项选择，从ABCD四个选项中选择一个最正确答案）
1. A 2. D 3. A 4. A 5. A 6. D 7. D 8. B 9. D 10. C
11. A 12. D 13. B 14. C 15. A 16. B 17. D 18. C 19. C
20. B 21. D 22. B 23. C 24. A 25. A 26. C 27. A 28. B
29. C 30. D 31. C 32. D 33. B 34. A 35. A 36. B 37. A
38. A 39. A 40. B

X型题（多项选择，从ABCDE五个备选答案中选出2个或2个以上的正确答案，多选或少选均不得分）
41. BD 42. BDE 43. ABCDE 44. ABDE 45. ABCD

二、名词解释（共15题，每题2分，共30分）
1. Innate immunity：固有免疫，亦称非特异性免疫或天然免疫，是生物体在长期种系发育和进化过程中逐渐形成的一系列防卫机制（1.5分）。在个体出生时就具备，可对外来病原体迅速应答，产生非特异性抗感染免疫作用,同时在特异性免疫应答过程中也起重要作用(0.5分)。

2. Antigen:抗原,是指能与T细胞的TCR或B细胞的BCR结合,促使其增殖分化,产生抗体或致敏淋巴细胞(1分),并与之结合,进而发挥免疫效应的物质(1分)。

3. 补体:是存在于血清、组织液和细胞膜表面的一组经活化后具有酶活性的蛋白质,包括30余种可溶性蛋白和膜结合蛋白(2分)。

4. 单克隆抗体:是由一个B细胞克隆产生的(1分)、只作用于单一抗原表位的高度均一的特异性抗体(1分)。

5. 异嗜性抗原:又称Forssman抗原,是一类与种属特异性无关的,存在于人、动物、植物、微生物间的共同抗原(2分)。

6. ADCC:即抗体依赖性细胞介导的细胞毒作用,指具有杀伤活性的细胞通过其表面表达的Fc受体识别结合于靶抗原细胞上IgG的Fc段,直接杀伤抗原靶细胞(2分)。

7. HLA:人类白细胞抗原,是人类的主要组织相容性抗原,广泛分布于人有核细胞及血小板的表面(1分),主要功能是提呈抗原肽,启动和调节免疫应答(1分)。

8. 白细胞分化抗原:是指在血细胞分化成熟为不同谱系、分化不同阶段以及细胞活化中,出现或消失的细胞表面标志分子(2分)。

9. 细胞粘附分子:是指众多介导细胞间或细胞与细胞外基质间相互接触和结合的分子的统称(1分),参与细胞的识别与活化、信号转导、细胞的增殖与分化、细胞的伸展与移动等(1分)。

10. 集落刺激因子:指能够刺激多能造血干细胞和不同发育分化阶段的造血祖细胞增殖分化,在半固体培养基中形成相应细胞集落的细胞因子(2分)。

11. Treg:调节性T细胞,是一群表面表达$CD4^+$ $CD25^+$ $Foxp3^+$的细胞(1分),通过抑制$CD4^+$T细胞和$CD8^+$T细胞的激活与增殖,达到免疫抑制的作用,在免疫应答的负调节和免疫耐受中发挥重要的作用(1分)。

12. 抗原提呈:在抗原提呈细胞与T细胞接触的过程中,抗原提呈细胞上的抗原肽-MHC复合物被T细胞识别,从而将抗原信息传递给T细胞的过程称为抗原提呈(2分)。

13. AICD:活化诱导的细胞死亡,活化后的杀伤细胞表达FasL,可通过FasL/Fas途径杀死自身或相邻表达Fas的细胞,即为活化诱导的细胞死亡(1分),这一过程对免疫应答的负调节或维持自身耐受是非常重要的(1分)。

14. 超敏反应:又称变态反应(allergy),指机体受到某些抗原刺激时,出现的以机体生理功能紊乱或组织损伤为主的异常的适应性免疫应答(特异性免疫应答)(2分)。

15. 免疫耐受:是机体对特定抗原刺激表现为"免疫不应答"的现象(2分)。

三、填空题(共40空,每空0.5分,共20分)
1. 胸腺、骨髓、胸腺、骨髓
2. T、TD、TI、半抗原
3. 重(H)、恒定(C)、IgM、IgA(或sIgA)
4. T、CTL(TC)、造血干细胞
5. CD80/ CD86(B7)、CD80/ CD86(B7)、CD4
6. MHC限制性、自身耐受
7. 经典途径、MBL途径、旁路途径
8. 自分泌、旁分泌、内分泌
9. I、IV、IV
10. 肥大细胞、嗜碱性粒细胞、嗜酸性粒细胞、$D4^+$Th1、$CD8^+$T(CTL)、II
11. 有核细胞、$CD8^+$T(CTL)
12. 甘露糖受体、清道夫受体、Toll样受体

四、简答题(共4题,每题4分,共16分)
1. 答:补体系统参与机体抗感染的免疫方式有:(1)溶解细胞、细菌和病毒:补体可通过经典途径、MBL途径和旁路途径的级联反应发挥溶菌作用。补体具有促进中和及溶解病毒作用。抗体和补体与病毒作用后可有效阻止病毒对宿主细胞的吸附和穿入(1.5分);(2)调理作用:补体的C3b可促进吞噬细胞对病原微生物的吞噬作用(1.5分);(3)引起炎症反应:补体活化过程可产生多种具有炎症介质作用的活性片段(如C3a、和C5a),通过吸引炎症细胞侵润等方式引起抗感染性免疫反应(1分)。

2. 答:按照不同的分类依据,T细胞可分为以下几类:(1)按细胞表面CD分子的不同可分为:$CD4^+$T细胞和$CD8^+$T细胞两群(1分);(2)按TCR类型不同

可分为:αβT 细胞和 γδT 细胞(1 分);(3)按免疫效应功能的不同可分为:辅助性 T 细胞(Th)、细胞毒性 T 细胞(CTL)和调节性 T 细胞(Treg)(1 分);(4)按所处活化阶段的不同可分为:初始 T 细胞,效应 T 细胞和记忆 T 细胞(1 分)。

3. NK 细胞杀伤靶细胞的途径包括:(1)穿孔素/颗粒酶作用途径:NK 细胞释放穿孔素,可在靶细胞膜上形成多聚孔道,使水电解质迅速进入胞内,导致靶细胞崩解破坏。NK 细胞可释放颗粒酶进入靶细胞内,通过激活凋亡相关的酶系统导致靶细胞凋亡(1.5 分);(2)Fas/FasL 途径:NK 细胞表达的 FasL 与靶细胞表面的相应受体 Fas 结合后,使其胞浆内的死亡结构域相聚成簇,经 caspase 级联反应,最终导致靶细胞凋亡(1.5 分);(3)TNF-α/TNF-R 作用途径:NK 细胞可分泌 TNF-α,与靶细胞表面相应受体 TNF-R 结合后,导致胞浆内的死亡结构域相聚成簇,进而激活 caspase 级联反应,最终导致靶细胞凋亡(1 分)。

4. 再次应答较初次应答的不同之处包括:(1)潜伏期缩短(0.5 分);(2)抗体浓度增加快,到达平台期快(0.5 分),平台高(0.5 分);(3)抗体维持时间长(1 分);(4)诱导再次应答所需抗原量少(0.5 分);(5)再次应答主要产生高亲和力的 IgG(0.5 分),初次应答主要产生低亲和力的 IgM(0.5 分);

五、论述题(共 1 题,每题 9 分,共 9 分)

1. 答:(1)Ⅱ型超敏反应的发生机制:Ⅱ型超敏反应是由抗体与靶细胞表面相应的抗原结合后,在补体、吞噬细胞和 NK 细胞的参与下,引起的以细胞溶解或组织损伤为主的病理性免疫反应(2 分)。①靶细胞表面抗原:包括正常同种异型的组织细胞抗原、改变的自身组织细胞抗原和被抗原结合在自身组织细胞表面的药物抗原表位或抗原抗体复合物(0.5 分)。②抗体:主要是 IgG 和 IgM 类抗体,该类抗体与靶细胞表面抗原结合后,可通过激活补体使靶细胞溶解破坏或通过补体裂解产物(C3b)介导的调理作用,使靶细胞破坏(1.5 分)。IgG 类抗体与靶细胞特异性结合后,对靶细胞介导调理吞噬和 ADCC 作用,使之溶解破坏(1.5 分)。此外,抗细胞表面受体的自身抗体与相应受体结合,可导致细胞功能紊乱,表现为受体介导的对靶细胞的刺激或阻断作用(0.5 分)。

(2)Ⅱ型超敏反应的常见疾病:输血反应(0.5 分)、新生儿溶血症(0.5 分)、自身免疫性溶血性贫血(0.5 分)、药物过敏性血细胞减少症(0.5 分)、肺出血-肾炎综合症(0.5 分)、甲状腺功能亢进(Graves 病)(0.5 分)。

泰山医学院《医学免疫学》期末考试模拟试题

一、选择题(共25题,A型题每题1分,X型题每题2分,共30分)

A型题(单项选择,从ABCDE五个选项中选择一个最正确答案)

1. 以下不是造血干细胞表面标志的是:
   A. CD117 B. CD28 C. kit
   D. CD34 E. Lin －

2. TD－Ag得名,是因为:
   A. 在胸腺中产生
   B. 相应抗体在胸腺中产生
   C. 对此抗原不产生体液免疫应答
   D. 只引起迟发型超敏反应
   E. 产生相应的抗体需T细胞辅助

3. 免疫对机体:
   A. 有利
   B. 有害
   C. 正常情况下有利,某些条件下有害
   D. 无利也无害
   E. 以上都不对

4. 免疫原性最强的物质是:
   A. 蛋白质 B. 类脂 C. 多糖
   D. 核酸 E. 脂多糖

5. 可诱导产生IgE的细胞因子是:
   A. IL－5 B. IL－4 C. IL－2
   D. IFN－γ E. CSF

6. HLA复合体位于:
   A. 第7号染色体 B. 第17号染色体
   C. 第16号染色体 D. 第6号染色体
   E. 第12号染色体

7. 能与肥大细胞表面FcR结合,并介导Ⅰ型超敏反应的Ig是:
   A. IgA B. IgM C. IgG D. IgD E. IgE

8. B细胞介导的再次免疫应答的APC是:
   A. 巨噬细胞 B. 树突状细胞

   C. B细胞 D. T细胞
   E. 内皮细胞

9. 以下正确的是:
   A. 免疫球蛋白就是抗体
   B. 抗体不等于免疫球蛋白
   C. 抗体是免疫球蛋白,而免疫球蛋白也就是抗体
   D. 免疫球蛋白与抗体两者不同也无关
   E. 所有的抗体都是免疫球蛋白,免疫球蛋白不一定都是抗体

10. 以下属于专职APC的是:
    A. 巨噬细胞和血管内皮细胞
    B. 库普弗细胞和成纤维细胞
    C. 并指状DC和B细胞
    D. 单核细胞和上皮细胞
    E. 血管内皮细胞和单核细胞

11. Tc细胞(CTL)杀伤靶细胞的特点是:
    A. 无须细胞直接接触 B. 无特异性
    C. 不受MHC限制 D. 不需要抗原刺激
    E. 具有特异性

12. IgG与FcR结合的功能区是:
    A. CH1 B. CH2 C. 铰链区
    D. CH3 E. VH、VL

13. 马血清抗毒素对人而言属于:
    A 异种抗原 B. 同种异型抗原
    C. 独特型抗原 D. 共同抗原
    E. 合成抗原

14. 通过经典途径激活补体作用最强的Ig是:
    A. IgM B. IgD C. IgG
    D. IgE E. IgA

15. 可表达CD40L的淋巴细胞是:
    A. 静息T细胞 B. 静息B细胞
    C. 活化B细胞 D. 活化T细胞
    E. 活化NK细胞

16. 与甲状腺功能亢进的发病机理有关的因素是:

A. 抗甲状腺胶质抗原的抗体
B. 抗甲状腺细胞微粒体的抗体
C. 抗甲状腺球蛋白的抗体
D. 抗促甲状腺受体的抗体
E. 以上均不是

17. 参与粘膜局部抗感染的 Ig 是：
A. sIgA　　B. IgM　　C. IgG
D. IgD　　E. IgE

18. 特异性细胞免疫的效应细胞是：
A. Th1 细胞和 Th2 细胞　B. Th1 细胞和 Th0 细胞
C. Th1 细胞和 CTL 细胞　D. Th2 细胞和 CTL 细胞
E. Th2 细胞和 Th3 细胞

19. 固有免疫的特点是：
A. 特异性　　B. 记忆性　　C. 与生俱来的
D. 重叠性　　E. 多效性

20. 病人反复局部注射胰岛素，引起局部红肿、出血、坏死属于：
A. Ⅰ型超敏反应　　B. Ⅱ型超敏反应
C. Ⅲ型超敏反应　　D. Ⅳ型超敏反应
E. 以上均不是

X 型题（多项选择，从 ABCDE 五个备选答案中选出 2 个或 2 个以上的正确答案，多选或少选均不得分）

21. 关于 IgG 的叙述，下列正确的是：
A. 介导 ADCC 作用
B. 唯一能通过胎盘的抗体
C. 有 4 个亚类
D. 是再次免疫应答产生的主要抗体
E. 经木瓜蛋白酶水解后可获得一个 F(ab)2 片段

22. 有关新生儿溶血症以下描述正确的是：
A. 发生于母亲为 Rh+ 而胎儿为 Rh− 的情况下
B. 发生于母亲为 Rh− 而胎儿为 Rh+ 的情况下
C. 是由母体内的天然血型抗体通过胎盘进入胎儿体内引起
D. 是由母体内 IgG 类抗 Rh 抗体通过胎盘进入胎儿体内引起
E. 可于产前 72h 给孕妇注射抗 Rh 抗体进行预防

23. 关于特异性细胞免疫应答的描述，正确的是：
A. 可由 TD 抗原刺激产生
B. 可引起迟发型超敏反应
C. 可分泌细胞因子引起炎症反应
D. 可通过激活补体产生炎症反应
E. 可产生免疫记忆细胞

24. 参与非特异性免疫作用的细胞有：
A. 巨噬细胞　　B. NK 细胞　　C. γδ T 细胞
D. 中性粒细胞　　E. B−2 细胞

25. 对 TD−Ag 的特异性体液免疫应答存在着哪些细胞间的相互作用：
A. 巨噬细胞与内皮细胞
B. 巨噬细胞与 Th 细胞
C. B 细胞与 Th1 细胞
D. B 细胞与 Th2 细胞
E. B 细胞与 TC 细胞

二、名词解释（共 5 题，每题 4 分，共 20 分）
1. HLA 复合体：
2. Monoclonal antibody, McAb：
3. APC(antigen−presenting cell)：
4. 细胞因子：
5. 免疫缺陷病：

三、填空题（共 10 空，每空 1 分，共 10 分）
1. 具有_____和_____的物质称为完全抗原。
2. 属于器官特异性自身免疫病有_____、_____ 等。
3. _____细胞主要识别内源性抗原，并受_____分子限制。
4. IgE 是引起_____超敏反应的抗体，易于与肥大细胞和_____结合。
5. 颗粒性抗原与相应抗体结合后，可以发生_____反应；可溶性抗原与相应抗体结合后，可以发生_____反应。

四、简答题（共 5 题，每题 6 分，共 30 分）
1. Th 细胞如何辅助 B 细胞的活化。
2. 简述自身免疫性疾病的基本特点。
3. 简述抗体的生物学活性。
4. 简述 T 细胞表面重要的表面分子。
5. 简要叙述新生儿溶血症的发生机制。

五、论述题（共 1 题，每题 10 分，共 10 分）
1. 试述抗原提呈细胞对内源性抗原的提呈过程。

《医学免疫学》期末考试模拟试题参考答案及评分标准

一、选择题（共 25 题，A 型题每题 1 分，X 型题每题 2 分，共 30 分）

A 型题(单项选择,从 ABCDE 五个选项中选择一个最正确答案)

1. B 2. E 3. C 4. A 5. B 6. D 7. E 8. C 9. E 10. C 11. E 12. D 13. A 14. A 15. D 16. D 17. A 18. C 19. C 20. C

X 型题(多项选择,从 ABCDE 五个备选答案中中选出 2 个或 2 个以上的正确答案,多选或少选均不得分)

21. ABCD 22. BD 23. ABCE 24. ABCD 25. BD

二、名词解释(共 5 题,每题 4 分,共 20 分)

1. HLA 复合体:即人类主要组织相容性复合体(1分),是存在于人类第六号染色体上的一组紧密连锁的基因群(1分),其编码产物参与细胞间的识别,将抗原肽提呈给 T 细胞并激活 T 细胞,在免疫应答的启动和免疫调节中发挥重要作用(2分)。

2. Monoclonal antibody,McAb:即单克隆抗体(1分),由单个 B 细胞克隆产生的(1分)、只作用于单一抗原表位的均一抗体(1分)。单克隆抗体具有结构均一、纯度高、特异性强、效价高、制备成本低(1分)。

3. APC(antigen-presenting cell):即抗原提呈细胞(1分),是指能够加工、处理抗原并将抗原信息提呈给 T 淋巴细胞的一类细胞,在机体的免疫识别、免疫应答与免疫调节中起重要作用(2分)。APC 分为专职抗原提呈细胞与非专职抗原提呈细胞(1分)。

4. 细胞因子:是由免疫原、丝裂原或其他因子刺激细胞所产生的低分子量可溶性蛋白质(2分),为生物信息分子,具有调节固有免疫和适应性免疫应答,促进造血,以及刺激细胞活化、增殖和分化等功能(2分)。

5. 免疫缺陷病:是免疫系统先天发育不全或后天损害(2分)而使免疫细胞的发育、增殖、分化和代谢异常并导致免疫功能不全所出现的临床综合症(2分)。

三、填空题(共 10 空,每空 1 分,共 10 分)

1. 免疫原性、抗原性(或免疫反应性)
2. 胰岛素依赖性糖尿病、桥本氏甲状腺炎
3. CD8+T 、MHC Ⅰ 类
4. I 、嗜碱性粒细胞
5. 凝集、沉淀

四、简答题(共 5 题,每题 6 分,共 30 分)

1. 答:(1)活化的 Th 细胞可以表达 CD40L,与 B 细胞表面组成性表达的 CD40 结合,产生 B 细胞活化的第二信号(3分);(2)活化的 Th 细胞可以分泌产生多种细胞因子,如 IL-2、IL-4、IL-6 等,诱导活化 B 细胞的分化和 Ig 的产生。(3分)。

2. 答:自身免疫性疾病的基本特点是:(1)患者体内可检测到针对自身抗原的自身抗体(autoimmune antibody)和(或)自身反应性 T 淋巴细胞(autoreactive T lymphoeytes)(2分);(2)自身抗体和(或)自身反应性 T 淋巴细胞介导对自身细胞或自身成分的适应性免疫应答,造成组织损伤或功能障碍(2分);(3)疾病的转归与自身免疫反应强度密切相关(1分);(4)易反复发作,慢性迁延(1分)。

3. 答:(1)与抗原特异性结合(2分);(2)激活补体(1分);(3)与细胞表面的 Fc 受体结合:调理作用、ADCC、介导I型超敏反应(2分);(4)穿过胎盘和黏膜(1分)。

4. 答:(任答以下6条,每条1分)(1)TCR:T 细胞抗原受体,功能是识别抗原;(2)CD3:功能是转导 TCR 识别抗原所产生的活化信号;(3)CD4/CD8:辅助 TCR 识别抗原参与 T 细胞活化信号转导;(4)CD28:共刺激信号,提供 T 活化的第二信号;(5)CTLA-4:与 B7 分子结合,产生抑制性信号;(6)CD40L:促进抗原提呈细胞活化;(7)CD2:绵羊红细胞受体,EB 病毒受体。

5. 答:常发生于 Rh- 的母亲(2分),由于输血、流产或分娩等原因接受红细胞表面的 Rh 抗原的刺激,产生 Rh 抗体(2分),为 IgG 类抗体,可通过胎盘。当其再次妊娠时,且胎儿血型为 Rh+ 时,母体内的 Rh 抗体便可通过胎盘进入胎儿体内,与其红细胞表面的 Rh 抗原结合,发生新生儿溶血症(2分)。

五、论述题(共 1 题,每题 10 分,共 10 分)

1. 答:内源性抗原:指病毒感染细胞后,细胞合成的病毒蛋白、肿瘤细胞合成的肿瘤蛋白等(1分),主要通过 MHC Ⅰ 类分子呈递给 CD8+T 细胞(1分)。

(1)内源性抗原的加工、处理与转运:靶细胞内,内源性抗原进入蛋白酶体(LMP),在蛋白酶体中被降解为氨基酸长度不等的多肽,后被释放到胞浆,被内质网(ER)上的 TAP(抗原处理相关转运体)选择性结合,并转运至内质网中。TAP 可选择性的转运适合与 MHC Ⅰ 类分子结合的含 8-12 个氨基酸的抗

原肽(3分)。

(2)MHC I 类分子的生成与组装：MHC I 类分子 α 链和 β2m 在内质网中合成，

MHC I 类分子 α 链与 ER 中的伴侣蛋白（钙粘蛋白）结合，有助于 α 链的折叠和 β2m 的组装(3分)。

(3)抗原多肽 – MHC I 类分子复合物的形成与多肽的提呈：多肽片段与 MHC I 类分子结合（结合部位：MHC I 类分子的 α1 和 α2 功能区），形成抗原肽 – MHC I 类分子复合物，后移行到高尔基体，再通过分泌囊泡移行到细胞表面，将抗原肽 – MHC I 类分子提呈给 CD8 + T 细胞识别和结合，此即靶细胞对内源性抗原的呈递和识别过程(2分)。

滨州医学院《医学免疫学》期末考试模拟试题

一、选择题(共42题,A型题每题1分,共30分;B型题每题1分,共10分;X型题每题2分,共4分)

A型题(单项选择,从ABCDE五个选项中选择一个最正确答案)

1. 免疫是指:
   A. 机体排除病原微生物的功能
   B. 机体清除损伤和衰老细胞的功能
   C. 机体识别"自身"和"非己"排除抗原性异物的功能
   D. 机体识别和清除自身突变细胞的功能
   E. 以上都对

2. 机体免疫监视功能低下时易发生:
   A. 肿瘤　　　　　　B. 超敏反应
   C. 移植排斥反应　　D. 免疫耐受
   E. 慢性感染

3. 针对特定抗原的免疫应答过强易导致:
   A. 反复感染　　　　B. 超敏反应
   C. 免疫耐受　　　　D. 免疫缺陷病
   E. 自身免疫病

(以下4-7题.是通过有效的免疫途径将5%的绵羊红细胞(M)注射入家兔体内,2周后分离其血清(N)经56℃30分钟水浴后用生理盐水适当稀释,请根据学过的免疫学知识回答下列4-7题的问题)

4. M与N在玻片上混合后会发生:
   A. 沉淀反应　　　　B. 凝集反应
   C. 中和反应　　　　D. 无现象发生
   E. 发生溶血

5. N的产生需要家兔体内几种细胞的相互协同:
   A. 巨噬细胞+树突状细胞+T细胞+B细胞
   B. 树突状细胞+成熟的B细胞
   C. B1-B细胞+T细胞
   D. 巨噬细胞+树突状细胞+T细胞
   E. B2-B细胞+T细胞

6. 将M与N放入1号试管中再加入新鲜的豚鼠血清,37℃30分钟后观察结果:
   A. 发生凝集　　　　B. 出现沉淀
   C. 发生溶血　　　　D. 无溶血现象
   E. 无现象发生

7. 在试题6中参与1号试管反应过程的主要成分包括:
   A. C4b2a,C4b2a3b,MBL
   B. C4b2a,C4b2a3b,MAC
   C. C4b2a,C4b2a3b,MBL,MAC
   D. B因子,D因子,MASP
   E. B因子,C4b2a,MASP

8. 分离外周血单个核细胞的常用方法:
   A. 葡聚糖-泛影葡胺密度梯度离心法
   B. E花环试验
   C. 尼龙毛法
   D. 流式细胞术
   E. ELISA法

9. 要定量检测人血清中的IL-2,临床常用的免疫检测法是:
   A. 免疫荧光法　　　B. ELISA
   C. 细胞毒试验　　　D. 淋巴细胞转化试验
   E. MTT法

10. 抗原的免疫原性是指:
    A. 刺激机体免疫系统,产生抗体的性能
    B. 刺激机体免疫系统,产生致敏淋巴细胞的性能
    C. 与相应抗体在体内外特异性结合的性能
    D. 刺激机体免疫系统,产生抗体和(或)致敏淋巴细胞的性能
    E. 以上各项都正确

11. 接触牛痘疫苗后产生对天花的抵抗性,这反映了:
    A. 抗原的特异性　　B. 先天免疫
    C. 病毒的超感染　　D. 抗原的交叉反应
    E. 人工被动免疫

12. 从抗原化学性质来讲,一般免疫原性最强的是:
    A. 脂多糖　　　　　　B. 多糖类
    C. 蛋白质　　　　　　D. DNA
    E. RNA
13. 关于MHC-Ⅰ类分子和MHC-Ⅱ类分子的叙述错误的是:
    A. 两者都是共显性表达
    B. 两者都存在于所有有核细胞
    C. 活化的B细胞具有MHC-Ⅰ类分子和MHC-Ⅱ类分子
    D. 巨噬细胞既表达MHC-Ⅰ类分子又表达MHC-Ⅱ类分子
    E. 两者均作为抗原提呈分子参与适应性免疫应答
14. 抗体分子中与相应抗原特异结合的部位是:
    A. VH　　　　　　　B. VH和VL中的高变区
    C. CH和CL　　　　　D. VL E. 铰链区
15. ELISA中通常使用的酶是:
    A. 蛋白酪氨酸激酶　　B. 葡萄糖6磷酸酶
    C. 核酸末端转移酶　　D. 辣根过氧化物酶
    E. 胰蛋白酶
16. 容易导致耐受的抗原注射途径顺序是:
    A. 静脉注射 > 腹腔注射 > 皮下、皮内注射
    B. 腹腔注射 > 静脉注射 > 皮下、皮内注射
    C. 静脉注射 > 皮下、皮内注射 > 腹腔注射
    D. 皮下、皮内注射 > 腹腔注射 > 静脉注射
    E. 腹腔注射 > 皮下、皮内注射 > 静脉注射
17. 对免疫耐受生理学意义的描述,不正确的是:
    A. 病理性的免疫耐受下,机体可能易感染或对肿瘤不产生特异性免疫应答
    B. 生理性耐受对自身组织抗原不应答,常发生自身免疫病
    C. 生理性耐受打破将可能导致自身免疫病的发生
    D. 病理性耐受打破有助于恢复机体抗肿瘤、抗感染的免疫功能
    E. 有目的地建立免疫耐受可用于自身免疫病的治疗
18. 早早孕试纸利用的免疫学技术是:
    A. 酶标技术　　　　　B. 胶体金标技术
    C. 免疫荧光技术　　　D. 放免技术
    E. 流式细胞术
19. Graves´病属于:
    A. Ⅰ型超敏反应　　　B. Ⅱ型超敏反应
    C. Ⅲ型超敏反应　　　D. Ⅳ型超敏反应
    E. 免疫缺陷病
20. TCR识别抗原的信号转导至细胞内是通过:
    A. CD3　　B. CD2　　C. CD4
    D. Igα、Igβ　　E. CD8
21. 与Th细胞表面CD4分子结合的部位是:
    A. HLA-Ⅰ类分子的β链
    B. HLA-Ⅱ类分子α1β1区
    C. HLA-Ⅱ类分子β2区
    D. HLA-Ⅰ类分子α链α1、α2区
    E. HLA-Ⅱ类分子α1区
22. 下列哪些细胞间作用受MHC-Ⅰ类分子限制:
    A. APC与CD4⁺T细胞　B. Th细胞与Treg细胞
    C. Tc细胞与靶细胞　　D. 巨噬细胞与靶细胞
    E. 上皮细胞与CD4⁺T细胞
23. 与IgE合成无关的因素是:
    A. 变应原的种类　　　B. IL-4
    C. IgE Fc受体　　　　D. 肥大细胞
    E. Th2细胞
24. 以下哪项不是T细胞活化的表现:
    A. 分泌多种细胞因子
    B. 表达多种细胞因子受体
    C. 表达CD40L
    D. 表达CD19/CD21/CD81分子
    E. A+C
25. 三条补体激活途径的共同点是:
    A. 参与的补体成分相同
    B. C3转化酶的成分相同
    C. 攻膜复合体的组成及其溶解细胞的作用相同
    D. 激活物相同
    E. C5转化酶的成分相同
26. 与致敏Tc细胞杀伤靶细胞无关的物质是:
    A. 穿孔素
    B. 丝氨酸蛋白酶(颗粒酶)
    C. 溶菌酶
    D. FasL
    E. 穿孔素+FasL
27. T细胞在胸腺发育过程中,通过阳性选择获得

A. 自身 MHC 限制性　　B. 自身耐受
C. BCR 的表达　　　　D. BCRα 链基因重排
E. TCRβ 链基因重排

28. 无抗体参与的超敏反应是：
A. Ⅰ型超敏反应　　　B. Ⅲ型超敏反应
C. Ⅱ型超敏反应　　　D. Ⅳ型超敏反应
E. Ⅱ型和Ⅲ型超敏反应

29. 下列那种受体是 B 细胞的活化辅助受体：
A. CD4　　B. CD8　　C. CD40
D. CD19/CD21/CD81　　E. CD28

30. 下列哪项不是初次应答的特点：
A. 抗体亲和力低
B. 产生的抗体主要是 IgM 类
C. 用少量的抗原即可诱发
D. 产生抗体的潜伏期长
E. 以上都是

B 型题(31~35 题)
A. 玻片凝集法　　　B. 试管凝集法
C. 间接 Coomb's 试验　D. 间接乳胶凝集试验
E. 免疫比浊法

31. 新生儿溶血症(Rh 溶血)的诊断：
32. 类风湿因子测定：
33. 伤寒病诊断：
34. ABO 血型鉴定：
35. 免疫球蛋白含量测定：

(36~40 题)
A. IgG　　B. IgA　　C. IgE　　D. IgD　　E. IgM

36. 天然 ABO 血型抗体属于：
37. 介导 I 型超敏反应：
38. 能通过胎盘的是：
39. 血清中含量最高：
40. 黏膜免疫中发挥主要作用：

X 型题(多项选择，从 ABCDE 五个备选答案中中选出 2 个或 2 个以上的正确答案，多选或少选均不得分)

41. 下列不是抗原抗体反应的特点：
A. 具有特异性
B. 为可逆性结合
C. 为不可逆结合
D. 比例适当时出现可见反应
E. 不受温度影响

42. 关于补体系统的叙述，下列哪项是正确的：
A. 补体成分大多数以非活性的酶前体形式存在于血清中
B. 补体系统激活的三条途径均是酶的级联反应
C. 补体系统在固有免疫和适应性免疫中发挥作用
D. 激活的补体具有生理作用和病理作用
E. 三条补体激活途径均需要 B 因子参加

二、名词解释(共 5 题，每题 3 分，共 15 分)
1. Epitope：
2. MHC：
3. PRR：
4. professional APC：
5. CD：

三、填空题(共 14 空，每空 1 分，共 14 分)
1. 免疫系统由_____、_____、_____组成，其功能主要是_____、_____和_____。
2. 适应性免疫应答可分为_____、_____、_____三个阶段。
3. Ⅰ型超敏反应的发生过程可分为三个阶段：_____、_____。
4. 参与Ⅱ型超敏反应的抗体，主要属于_____和_____类抗体。

四、简答题(共 3 题，每题 5 分，共 15 分)
1. 简述免疫球蛋白的主要功能。
2. 简述 $CD8^+$ 杀伤性 T 细胞的功能。
3. 简述固有免疫应答与适应性免疫应答的关系。

五、论述题(共 1 题，每题 12 分，共 12 分)
1. Th 细胞如何辅助 B 细胞的免疫应答，涉及哪些重要的膜表面分子。

《医学免疫学》期末考试模拟试题参考答案及评分标准

一、选择题(共 42 题，A 型题每题 1 分，共 30 分；B 型题每题 1 分，共 10 分；X 型题每题 2 分，共 4 分)

A 型题(单项选择，从 ABCDE 五个选项中选择一个最正确答案)
1. C 2. A 3. B 4. B 5. A 6. C 7. B 8. A 9. B 10. D
11. D 12. C 13. B 14. B 15. D 16. A 17. B 18. B 19. B
20. A 21. C 22. C 23. D 24. C 25. C 26. C 27. A 28. D
29. D 30. C

B 型题
31. C 32. D 33. B 34. A 35. E 36. E 37. C 38. A

39. A 40. B

X 型题(多项选择,从 ABCDE 五个备选答案中选出2个或2个以上的正确答案,多选或少选均不得分)

41. CE 42. ABCD

二、名词解释(共5题,每题3分,共15分)

1. Epitope:即抗原表位(1分),是抗原分子中决定抗原特异性的特殊化学基团,又称抗原决定基(1分),是 TCR/BCR 及抗体特异结合的基本单位(1分)。

2. MHC:major histocompatibility complex,主要组织相容性复合体(1分),一组位于某号染色体上紧密连锁的基因群(0.5分),编码主要组织相容性抗原(0.5分),以其产物提呈抗原肽进而激活T淋巴细胞,从而启动适应性免疫应答(1分)。

3. PRR:pattern recognition receptor,模式识别受体(1分),可分为膜型与分泌型两种,前者主要包括甘露糖受体、清道夫受体、Toll 样受体(1分),是一类主要表达于天然免疫细胞表面、非克隆性分布、可识别一种或多种病原相关分子模式或宿主凋亡细胞表面某些共有的特定分子结构的受体(1分)。

4. professional APC:专职性抗原提成细胞(1分),组成性表达 MHC-II 类分子和T细胞活化所需共刺激分子及黏附分子,具有显著的抗原提呈功能(1分),包括巨噬细胞、B 细胞和 DC(1分)。

5. CD:分化群(1分),应用以单克隆抗体鉴定为主的方法(1分),将来自不同实验室的单克隆抗体所识别的同一分化抗原称为 CD(cluster of differentiation)(1分)。

三、填空题(共14空,每空1分,共14分)

1. 免疫器官和组织 免疫细胞 免疫分子 免疫防御 免疫监视 免疫自稳

2. 识别抗原阶段 活化、增殖阶段 效应阶段

3. 致敏阶段 激发阶段 效应阶段

4. IgG IgM

四、简答题(共3题,每题5分,共15分)

1. 答:Ig 的生物学功能包括:(1)与抗原发生特异性结合:在体内表现为抗菌、抗病毒、抗毒素等免疫效应;在体外可出现抗原抗体反应(1分)。(2)激活补体:IgG、IgM 类抗体与抗原结合后,可通过经典途径激活补体;聚合的 IgA 或细菌脂多糖可经旁路途径激活补体(1分)。(3)结合 Fc 受体:IgG、IgE 可通过其 Fc 段与表面具有 Fc 受体的细胞结合,发挥调理吞噬、粘附、介导 ADCC 及超敏反应等(1分)。(4)穿过胎盘:IgG 可穿过胎盘进入胎儿体内,对于新生儿抗感染具有重要意义(1分)。(5)免疫调节:抗体对免疫应答具有正、负两方面的调节作用(1分)。

2. 答:CD8+ 杀伤性 T 细胞的主要功能是:(1)特异性直接杀伤靶细胞(1.5分);(2)分泌穿孔素、颗粒酶等物质直接杀伤靶细胞(2分);(3)通过 Fas/FasL 途径诱导靶细胞凋亡(1.5分)。

3. 答:(1)固有免疫应答启动适应性免疫应答:巨噬细胞既是固有免疫细胞,又是 APC,在发挥固有免疫时,同时也启动了抗原加工提呈过程(2分);(2)固有免疫应答影响适应性免疫应答的类型:通过不同的细胞因子调节特异性免疫细胞的分化方向(1.5分);(3)固有免疫应答协助适应性免疫应答发挥免疫效应。在体液免疫应答中:固有免疫细胞通过抗体、补体的调理作用和 ADCC 作用帮助特异性免疫实现特异性免疫应答效应。在细胞免疫中:通过释放细胞因子活化 NK、吞噬细胞发挥吞噬杀伤效应清除病原体(1.5分)。

五、论述题(共1题,每题12分,共12分)

1. 答:B 细胞对 TD 抗原的应答需要 Th 细胞的辅助,活化的 Th 提供 B 细胞活化的第二信号(1分)。(1)Th 活化需要两个信号,TCR 识别/pMHC-II,经由 CD3 传递第一信号(2分);协同刺激分子,CD28/B7、ICAM-1/LFA-1、CD2/CD58 传递第二信号(2分);活化的 Th 表达 CD40L、IL-2R(1分)。(2)B 细胞活化需要两个信号;BCR 识别结合抗原导致受体交联,产生第一信号,Igα/Igβ 参与信号传导(2分);CD40/CD40L 提供 B 细胞活化的第二信号;活化的 B 提呈抗原给 T 细胞(2分)。细胞因子参与抗体类别转换(1分)。(3)活化 Th 表达 CTLA4 竞争结合 B7 对 Th 细胞活化具有抑制作用(1分)。